内科疾病治疗与临床营养学研究

董静　吕西香　许洪美　郑伟　李春蕾　丁秀霞 ◎主编

吉林科学技术出版社

图书在版编目（ＣＩＰ）数据

内科疾病治疗与临床营养学研究/董静等主编.
长春：吉林科学技术出版社,2024. 5. -- ISBN 978-7
-5744-1386-3
I.R5；R459.3
中国国家版本馆 CIP 数据核字第 202411FF89 号

内科疾病治疗与临床营养学研究

NEIKE JIBING ZHILIAO YU LINCHUANG YINGYANGXUE YANJIU

主　　编　董　静
出 版 人　宛　霞
责任编辑　李　征
封面设计　皓麒图书
制　　版　皓麒图书
幅面尺寸　185mm×260mm
开　　本　16
字　　数　290 千字
印　　张　12.75
印　　数　1-1500 册
版　　次　2024 年 5 月第 1 版
印　　次　2024 年 12 月第 1 次印刷

出　　版　吉林科学技术出版社
发　　行　吉林科学技术出版社
地　　址　长春市南关区福祉大路 5788 号出版大厦 A 座
邮　　编　130118
发行部电话/传真　0431-81629529　　81629530　　81629531
　　　　　　　　　　　81629532　　81629533　　81629534
储运部电话　0431-86059116
编辑部电话　0431-81629510
印　　刷　三河市嵩川印刷有限公司

书　　号　ISBN 978-7-5744-1386-3
定　　价　80.00 元

编委会

主　编　董　静（济南市长清区人民医院）

　　　　吕西香（泰安八十八医院）

　　　　许洪美（滕州市东郭中心卫生院）

　　　　郑　伟（青州市黄楼卫生院）

　　　　李春蕾（冠县桑阿镇中心卫生院）

　　　　丁秀霞（五莲县康复医院〈日照市康复医院〉）

目　　录

第一章　神经内科疾病

第一节　短暂性脑缺血发作

短暂性脑缺血发作(TIA)经典的定义是1964年第四届普林斯顿会议上确定的,由于大脑局灶性或区域性缺血产生相应区域的神经功能缺失症状,并在24h内症状完全缓解。这个定义近年来随着影像学的发展越来越受到质疑。以弥散加权磁共振(DWI)为基础的多中心TIA研究报告中,10个研究中心共808例TIA患者进行的综合分析显示,60%的TIA发作时间持续不足1h,发作超过6h的患者仅占14%;33%的患者DWI存在新发梗死灶,如果发作持续超过6h,近一半的患者在DWI上存在高信号。因此,2009年,美国心脏/卒中协会提出新的TIA定义:TIA是由于局部脑、脊髓、视网膜缺血导致一过性神经功能障碍,且无急性梗死证据。还有提出以急性神经血管综合征或脑发作代替TIA来表述这种急性的尚未定性的脑血管事件。

一、病因与发病机制

(一)病因

任何导致缺血性脑梗死的疾病都可诱发TIA,两者的病因基本一致。

(二)发病机制

TIA发病机制主要分为血流动力学型和微栓塞型。

血流动力学型TIA是在动脉严重狭窄基础上因血压波动而导致远端一过性脑缺血,血压低于脑灌注代偿的阈值时发生TIA,血压升高脑灌注恢复时症状缓解。

微栓塞型TIA又分为动脉-动脉源性和心源性。其发病基础主要是动脉或心脏来源的栓子进入脑动脉系统引起血管阻塞,如栓子自溶则形成微栓塞型TIA。如果栓子移动,阻塞远端血管由于侧支循环的代偿或者处于亚功能区,则表现为DWI高信号但无临床神经功能缺损现象的TIA。

二、临床表现、分类及评估

TIA总的特点是,起病突然,持续时间短,可反复发作,能完全缓解。根据不同的发病机制,TIA的临床表现有不同的特点。血流动力学型TIA的表现较为刻板,因为系同一个血管供血区发生缺血,所以每次 TIA 的发病形式基本一致。微栓塞型 TIA 的表现较为多样,与每次发作时栓子的大小、栓塞的部位、侧支循环代偿的状态等因素有关。

根据受累血管的不同,TIA 又分颈内动脉系统 TIA 和椎-基底动脉系统 TIA,前者多表现为偏瘫、偏身麻木或者一过性黑矇、失语等,后者以头晕、复视、共济失调或吞咽困难等脑干和小脑受损表现为主,可有跌倒发作或一过性意识障碍。

急诊和专科医生应重视 TIA,2010 年 Stroke 发表的关于 TIA 近期和远期缺血性卒中事件发生风险的一个综合性分析结果表明,TIA 患者短期内再发缺血性卒中事件的风险很高,TIA 发生 1 个月内再发风险是无 TIA 病史者的 30.4 倍;1~3 个月内再发风险是 18.9 倍,由此可见,TIA 应该作为一个紧急的缺血性事件及早处置。对 TIA 进行评估预判就显得极为重要。

三、影像学检查

原则是,对待 TIA 应该同脑梗死一样进行充分的影像学和实验室方面的评估,尤其 TIA 患者如果及时解决潜在的导致卒中的危险因素,可以避免或减轻未来发生严重卒中,必须予以充分的重视和及时的诊治。

不仅能够帮助医生明确诊断,而且对预后的判断和治疗方法的选择也有很重要的意义,因此 AHA 和英国皇家医师协会都推荐对 TIA,尤其是 $ABCD^2$ 评分 4 分以上的患者进行充分的影像学评估。

评估内容包括:病灶性质的确定(包括头颅 CT 扫描、MRI 尤其是 DWI 的检查),血管及血流状态的检查(包括颈动脉超声、TCD、CTA、MRA 和 DSA),心脏超声以及经食管心脏超声等。

2009 年美国 AHA 推荐意见:

(1)TIA 患者应尽早进行影像学评估。

(2)发病 24h 内须进行 MRI 包括 DWI 的检查,如果无条件,必须做 CT 检查。

(3)疑似 TIA 患者必须进行颅内外血管的无创检查,以确定有无血管狭窄,如果发现血管狭窄,应该进行 DSA 检查。

四、发病后的管理和治疗

(一)及早治疗和入院治疗

对 TIA 的早期管理和治疗与其预后密切相关,英国现行卒中预防策略(EXPRESS)研究表明,延迟诊治会明显增加缺血事件再发的风险以及增加预后不良事件的发生。2009 美国 AHA 建议,发病 72h 内的 TIA 患者如果 $ABCD^2$ 评分≥3 或者 $ABCD^2$ 评分在 0~2 分,但预计 2d 内无法确诊的患者均应入院诊治。

(二)卒中单元的作用

TIA 患者的病情虽然较轻,但是仍需要神经科医生、影像科医生和血管介入医生的专业评估和治疗。

(三)一般治疗

包括 TIA 危险因素的控制和并发症的治疗。主要是血压、血糖、血脂的管理,心律失常的治疗等,原则与缺血性卒中相同。这里仅介绍一些特殊之处。

1.血压的管理

由于 TIA 持续时间短暂,患者很快恢复正常,那么是否在恢复正常后,就马上恢复原有的降压治疗或者给予充分的降压治疗,让血压很快达到二级预防的目标值呢?目前并没有针对这一问题的准确答案,根据缺血性卒中的诊治经验,首先应该分析 TIA 的原因,如果是血流动力学性 TIA,即存在血管狭窄的可能,就不应该马上降压治疗,而是在充分的血管评估和解决血管狭窄或者使用了具有针对性的抗栓治疗之后,逐步将血压降到目标值。除非患者的血压在 220/120mmHg 以上,并存在紧急降压的适应证,而这种情况在 TIA 患者中是十分罕见的。

2.血糖和血脂等其他危险因素的处理

均应该尽快达到二级预防的目标值。

(四)抗栓治疗

抗栓治疗原则为:有明确栓子来源的栓塞性 TIA 应该首选抗凝治疗,血流动力学性 TIA 首选抗血小板治疗,频繁发作的 TIA 可选择静脉抗凝治疗,待病情稳定,明确原因后选择口服抗凝或抗血小板治疗,药物的选择和治疗方案与缺血性卒中相同。

第二节 脑梗死

因脑动脉急性闭塞所致的脑组织坏死称为脑梗死。脑梗死不是一类同质性的疾病,因为导致脑梗死的疾病可以完全不相同,譬如心脏疾病、脑动脉自身疾病以及血液系统疾病都可以导致脑梗死。因此,在脑梗死发生之前心脏、脑动脉或血液系统已经有异常改变,尽早发现这些异常改变可更有效地采取预防卒中的措施。在急性脑梗死发生后,也要尽快采取相应检查进行病因学诊断,才能更好地进行急性期治疗和采取更适宜的二级预防措施。

一、病理生理机制

1.造成脑组织缺血损伤的血管壁及血管内病理

造成脑组织缺血损伤的血管壁及血管内病理改变包括动脉粥样硬化、小动脉玻璃样变(也称小动脉硬化)、其他原因的血管壁改变以及血栓形成。颅外颈部动脉的粥样硬化好发于主动脉弓、颈内动脉起始处、椎动脉起始和锁骨下动脉起始处。颅内动脉粥样硬化好发生于大脑中动脉、颈内动脉虹吸、椎动脉颅内段、基底动脉和大脑后动脉起始处。发出穿支的载体动脉的粥样斑块可堵塞穿支动脉。穿支动脉口也可发生微小粥样斑块并会堵塞穿支动脉。高血压引起的脂质玻璃样变或纤维玻璃样变主要累及穿支动脉,造成中膜增生和纤维样物质沉积,致使原本很小的管腔更加狭窄。还可以有其他原因导致的血管壁改变,如外伤性或自发性血管壁撕裂引起的动脉夹层、动脉炎、肌纤维营养不良(内膜与中膜过度增生)、烟雾病(内膜层状增厚中层变薄)、感染等。

血栓形成发生在血管壁和血管内,损伤血管的表面可继发血栓形成,如上述提到的动脉粥样硬化性、动脉夹层、动脉炎、肌纤维营养不良、烟雾病、感染等所致的动脉病变处都可继发血栓形成;血管明显狭窄或收缩会继发血栓形成(极度狭窄处血流紊乱,可引起血流缓慢,尤其在系统性低灌注时,局部血流更加缓慢,更易导致血栓形成);血管局部扩张也会导致血栓形成(局部扩张处血流缓慢);凝血系统改变可继发血管内血栓形成(红细胞增多症、血小板增多症或全身高凝状态)。

动脉粥样硬化性血管损害是最常见的血管壁损害类型,其基本损害是大中型动脉内膜局部呈斑块状增厚,由于动脉内膜积聚的脂质外观呈黄色粥样,因此称为动脉粥样硬化。脑动脉粥样硬化的进展是一个动态的病理过程,从内中膜增厚、粥样斑块形成、血管重塑、斑块破裂、斑块表面或腔内血栓形成、斑块体积间断增加至最终形成重度狭窄。动脉粥样硬化斑块有稳定和易损斑块两种类型,易损斑块指的是将会变成"罪犯斑块"的斑块。颈动脉易损斑块的病理特点主要包括薄纤维帽、大脂核、斑块表面溃疡、破裂、血栓形成、斑块内出血、炎症浸润等。管腔狭窄、大脂核以及斑块内新生血管床形成可能是颅内动脉粥样易损斑块的病理特点。

2.导致脑组织损伤的心脏病理

心脏的很多疾病都有导致脑栓塞的风险,临床上称作心源性栓塞或心源性卒中。心源性栓塞是来源于心脏的栓子或经过心脏异常分流的栓子随血流进入脑循环阻塞脑动脉而导致梗死。这些可能已经存在的心脏疾病包括:①心律失常,特别是心房颤动和病态窦房结综合征;②心脏瓣膜疾病,特别是二尖瓣狭窄、人工心脏瓣膜、感染性心内膜炎和非细菌性心内膜炎;③心肌疾病或心内膜病,特别是心肌梗死、心内膜炎和扩张性心肌病;④心内病变如黏液瘤、左心室室壁瘤、左心室附壁血栓;⑤右向左分流,特别是房间隔缺损和卵圆孔未闭,来源于深静脉的栓子可经此通道进入体循环引起反常栓塞。

3.导致脑组织缺血损伤的机制

导致脑组织缺血损伤的机制有栓塞及低灌注。栓塞可来源于心脏(心源性)和动脉(动脉源性)。心脏的栓子脱落后随血液循环进入到脑动脉,栓塞了脑部的某一条或多条动脉导致脑组织损伤。起源于大动脉的栓子,譬如主动脉弓、颅外颈部动脉、颅内大动脉的栓子,顺血流脱落到远端堵塞脑部的一条或多条动脉导致脑组织损伤。栓塞还可来源于静脉系统,但静脉系统的血凝块常在心脏有右向左分流,譬如房间隔缺损或卵圆孔未闭时才有可能入脑。由于栓塞而堵塞的脑动脉本身可以没有病变,如心源性栓塞堵塞了右侧大脑中动脉导致大面积梗死,被栓塞的大脑中动脉本身没有病变。如由于颈内动脉或大脑中动脉粥样硬化斑块表面形成的血栓、斑块碎片、胆固醇结晶等脱落堵塞了同侧大脑中动脉分支导致该分支供血区梗死,被堵塞的这条大脑中动脉分支本身没有病变。还有一些比较少见的栓子,譬如空气、脂肪、肿瘤细胞等进入心脏然后栓塞到脑动脉。不同大小、性质和来源的栓子可堵塞不同动脉。来源于心脏的大栓子可栓塞颅外大动脉,来源于心脏或外周血管中形成的较小栓子,以及来自于主动脉弓和颈动脉的较小栓子常栓塞颅内主干动脉和（或）其分支,如大脑中动脉、大脑前动脉、大脑后动脉、椎动脉和基底动脉。最常栓塞的动脉是大脑中动脉及其分支。来源于颅内主干动脉如大脑中动脉、椎动脉和基底动脉的较小栓子可栓塞其远端的分支动脉。更微小的栓子可栓塞小穿支动脉、眼动脉及视网膜动脉。

低灌注性脑缺血包括两种,一种是系统性低灌注,即全身灌注压下降导致脑组织的血流减少,常见的原因为心脏泵衰竭（心肌梗死或严重心律失常）和低血压。另一种是颈部或颅内大动脉严重狭窄或闭塞后低灌注导致的脑缺血。动脉支配的交界区低灌注更明显,因此,低灌注梗死常发生在上述区域,称为分水岭梗死。

在动脉粥样硬化性狭窄导致脑梗死的发病机制中,斑块不稳定导致的动脉到动脉栓塞较单纯低灌注导致的梗死更常见。在一些发生在分水岭区的梗死灶还有可能是微小栓子栓塞与低灌注协同作用所致。

对于颈内动脉起始和椎动脉颅外段病变而言,斑块表面的血栓形成会加重狭窄程度,继而可能导致完全闭塞。颈动脉粥样硬化血栓形成性狭窄或闭塞有以下几个特点:①如果斑块碎片或血栓形成不脱落,而且 Willis 环侧支代偿良好的话,则不出现梗死灶;②如果斑块碎片或血栓形成不脱落,但 Willis 环侧支代偿不好,在血压下降等诱发血流灌注不足因素存在的情况下,可能会导致分水岭梗死;③如果斑块碎片或血栓形成脱落至远端,则可能导致该动脉供血区域内各种梗死类型的发生,包括皮质、区域性梗死、分水岭区梗死或多发梗死。椎动脉病变梗死的发病机制类似颈内动脉颅外段。

对于颅内大动脉而言,譬如大脑中动脉,斑块表面形成的血栓会加重狭窄程度,继而可能导致完全闭塞。大脑中动脉粥样硬化血栓形成性狭窄或闭塞有以下几个特点:①如果斑块碎片或血栓不脱落,也没有堵塞穿支动脉,而且皮质软脑膜侧支代偿良好,供应穿支动脉区的新生侧支血管丰富,整个大脑中动脉供血区经历了长时间缺血耐受,因此,即使完全闭塞,在其供血区可以不出现梗死灶;②如果斑块碎片或血栓不脱落,也没有堵塞穿支动脉,但侧支代偿不够丰富,在血压下降等诱发血流灌注降低因素存在的情况下,可能会导致分水岭区梗死;③如果血栓形成堵塞穿支动脉口,则造成穿支动脉区梗死灶;④如果斑块碎片或血栓脱落到远端,则可能导致该动脉供血区域内各种梗死类型的发生,包括皮质、区域性梗死、分水岭区梗死或多发梗死。基底动脉病变梗死的发病机制类似大脑中动脉。

4.脑组织缺血损伤的组织病理

（1）梗死灶病理改变:当局部脑组织血流下降时,受累脑组织能否存活取决于缺血的程度、持续时间和侧支循环的代偿能力。动物实验提供了以下脑缺血阈值:CBF 降至 $20mL/(100g \cdot min)$ 脑组织时脑电活动开始受到影响,降至 $10mL/(100g \cdot min)$ 脑组织以下时,细胞膜与细胞正常功能受到严重影响,降至 $5mL/(100g \cdot min)$ 脑组织以下时,神经元会在短时间内死亡。脑组织缺血后会发生一系列代谢改变,钾离子到细胞外,钙离子进入细胞内并导致线粒体功能衰竭,缺氧导致的氧自由基生成可使细胞内或细胞膜中的脂肪酸发生过氧化。缺氧还会使葡萄糖发生无氧代谢,从而导致乳酸堆积而引起酸中毒,进一步损伤细胞的代谢功能。此外,缺血脑组织中兴奋性神经递质活性增高加大细胞死亡风险。上述代谢改变引发恶性循环,最终使神经元损伤程度不断加重甚至死亡。当达到某一个阈值时,即使缺血脑组织得到富含氧气和葡萄糖的血液再灌注,缺血脑组织损伤也是不可逆的了。在某些情况下,缺血程度不足以引起神经元坏死,但有可能引起细胞凋亡。

某一动脉供血区血流量下降发生脑缺血后,在供血区域内的不同部位缺血程度不同。血流量最低部位缺血损伤最严重,成为梗死核心。而在梗死核心的周围,由于侧支循环的存在和建立,血流量尽管已经降低到可能导致脑细胞膜电衰竭,但未达到神经元死亡的阈值,此区域称为"缺血半暗带"。

(2)影响缺血事件严重程度有以下因素:血管堵塞的速度、侧支代偿能力、责任动脉或被栓塞动脉内局部变化、血糖、血氧含量、全身灌注情况等。①如果血管闭塞(无论颅外还是颅内动脉)是逐渐缓慢形成的,则往往已建立丰富的侧支循环,接受其供血的脑组织可能不发生严重缺血。如果血管堵塞是突然的,尤其是颅内动脉突然堵塞,往往导致其供血区严重缺血。②Willis环侧支代偿不足(先天发育不良或参与代偿的动脉有病变)、皮质软脑膜侧支建立不好以及穿支小动脉代偿不足(侧支不足或小动脉玻璃样变)会影响缺血程度。③无论责任动脉壁(如动脉粥样硬化或动脉夹层)的血栓形成还是来自于近心端(心源性或动脉源性)的血栓栓塞都可能沿管腔向近端或远端进一步生长,尤其是血栓栓塞不会一直黏附于血管壁,血栓会溶解,如果顺血流继续脱落到远端则造成更多血管床的缺血,进一步生长的血栓还有可能堵塞了潜在的侧支都加重缺血程度。管腔突然被堵塞还可能引起反应性血管痉挛进一步加重狭窄程度。④高血糖会对缺血脑组织造成损伤,但低血糖也会增加脑细胞死亡的风险。⑤低氧血症可使脑损害加重。⑥全身灌注不足,如心力衰竭、低血容量以及血黏度增高均可能降低脑血流量。

二、临床表现

从症候学角度出发,急性脑梗死可以导致运动障碍(如偏瘫)、语言功能障碍(包括各种类型的失语以及构音障碍)、感觉异常、共济失调、头痛、眼动障碍、视物异常、眩晕、不自主运动、癫痫和意识障碍等。急性起病的上述症状需要警惕脑梗死的可能性。反复脑梗死或者慢性期患者可以出现痴呆,精神行为异常及步态异常等症状。

与其他非血管性疾病不同的是,脑梗死的临床表现多数符合血管分布区特点。以下分别从不同供血动脉梗死角度出发,以血管解剖综合征形式描述脑梗死的症状。

1.大脑中动脉供血区梗死

(1)皮质支梗死:完全的皮质支闭塞典型表现为突发起病的偏侧面瘫及肢体瘫痪(上肢重、远端重)、偏身感觉障碍,优势半球可出现失语(混合型失语或者运动型失语)、Gerstmann's syndrome(左右失认、手指失认、失算和书写困难),非优势半球可出现视空间障碍。此外可以出现对侧偏盲、象限盲或者凝视障碍等。根据受累分支不同,上述症状可以单独或者合并出现。

（2）豆纹动脉梗死：也称深穿支动脉梗死，豆纹动脉主要的供血区域包括内囊前肢的上半部、整个内囊和放射冠的上半部、外囊、豆状核以及尾状核头和体的上半部分。因此相应的穿支闭塞可以导致以下腔隙综合征的表现，如纯运动偏瘫、偏身感觉运动障碍、构音障碍——手笨拙综合征、构音障碍——面瘫综合征，少见的还有失语、偏侧忽视以及结构性失用等，后者有时与皮质支梗死不好鉴别，一般来说出现这些症状往往提示病灶范围较大。如果病变位于尾状核，还可以出现舞蹈症等不自主运动。

2.大脑前动脉供血区梗死

肢体瘫痪是 ACA 梗死最常见的症状，下肢突出，上肢症状相对轻，一般不出现面瘫。如果 ACA 的分支 Heubner 动脉梗死累及尾状核头，壳核以及内囊前部时，临床症状也可以面瘫和上肢瘫痪突出，不同于常见的 ACA 梗死。亦可出现偏身感觉异常，此外皮质分支受累尚可以表现额叶的部分症状，如无动性缄默症、精神行为异常、遗忘、病理性抓握现象以及言语障碍等，后者临床上因为无肢体瘫痪等症状，急性起病时常需要与脑炎等其他疾病鉴别。此外 ACA 梗死可以累及旁中央小叶从而导致尿失禁或尿潴留。

3.脉络膜前动脉梗死

起源及解剖走行和供血区域变异较大，常见供血区域包括视束、视放射、外侧膝状体、内囊后肢的后 2/3、苍白球以及大脑脚的中 1/3 部分。另外也供应侧脑室后角旁的放射冠区域。经典的临床症状三联征包括偏瘫、偏身感觉障碍和同向偏盲，但是多数患者仅表现为上述症状的一部分，临床并无特异性，以不伴失语、意识改变等与 MCA 梗死鉴别。尽管不多见，有时还可以表现皮质受累的症状。多数脉络膜前动脉梗死临床仅表现单一的腔隙综合征。少见的症状包括偏瘫对侧的上睑下垂，眼球上下视障碍等（累及中脑）。

4.大脑后动脉及分支梗死

临床症状依赖于 PCA 闭塞部位。PCA 起始部闭塞可以累及中脑、颞顶枕叶及丘脑，临床表现为不同程度的意识改变、不自主运动、动眼神经麻痹，对侧偏瘫、偏身感觉障碍和偏盲，后者如果单独出现似 MCA 梗死，临床需要鉴别。PCA 后交通动脉发出以远闭塞时，临床常无偏瘫出现（因中脑未受累），以此与近端病变鉴别。大脑后动脉远端闭塞累及皮质时最常见的症状是对侧视野缺损，多为同向偏盲，亦可为象限盲，症状轻重取决于梗死范围，黄斑区保留，因此视力常不受累。双侧 PCA 梗死临床少见，表现为双侧颞枕叶症状如皮质盲，言语障碍或者认知行为异常等。

丘脑梗死临床常见，血供主要来源于 PCA。外侧丘脑梗死最常见（丘脑膝状体动脉梗死），临床常表现 3 组征：单纯对侧偏身感觉障碍，症状较轻；偏身感觉（包括深感觉）及运动障碍；症状广泛时可以同时出现异常运动如舞蹈——手足徐动症及共济失调（累及锥体外系及小脑束），但是认知和行为能力相对保留。丘脑旁中央梗死（丘脑穿动脉供血）临床表现急性起病的意识障碍、精神异常及眼球垂直凝视障碍。脉络膜后动脉梗死常见的症状是累及外侧膝状体所致的视野缺损。

5.椎基底动脉及其分支梗死

后循环梗死特征性的临床症状包括眼球垂直运动障碍、复视、脑神经症状及交叉瘫等。急性椎-基底动脉闭塞可表现意识障碍、四肢瘫痪、共济失调、高热及眩晕呕吐等,临床出现上述症状时要高度警惕危及生命的后循环梗死可能。

(1)基底动脉穿支闭塞可以出现中脑或脑桥梗死,中脑旁中央动脉梗死临床常出现动眼神经麻痹或者眼球垂直运动障碍,可表现以下综合征:①Weber 综合征表现为同侧动眼神经麻痹和对侧肢体的偏瘫。②Claude综合征表现为同侧动眼神经麻痹和对侧小脑症状。③Benedikt综合征表现为同侧动眼神经麻痹和对侧不自主运动(震颤或者舞蹈症)。脑桥旁中央梗死,常累及皮质脊髓束,皮质-桥-小脑束以及皮质-核束,临床表现包括构音障碍-手笨拙综合征、纯运动偏瘫、共济失调性偏瘫、凝视障碍(双眼凝视向偏瘫侧)等。脑桥梗死可出现以下综合征:①Millard-Gubler 综合征表现为同侧外展和面神经瘫痪,对侧偏瘫;②Foville综合征表现为同侧凝视麻痹、周围性面瘫和对侧偏瘫。针尖样瞳孔是脑桥病变特征性的体征。

(2)基底动脉尖端综合征,1980 年 Caplan 首次报道,基底动脉末端分出双侧小脑上动脉和大脑后动脉。基底动脉尖端综合征临床症状与累及部位(包括中脑、小脑上部、丘脑、颞叶内侧及枕叶)有关,可表现为眼球垂直运动障碍及瞳孔异常,动眼神经麻痹,核间性眼肌麻痹,意识水平下降,病变对侧偏盲或者皮质盲以及严重的记忆障碍。临床上急性出现上述部分症状时需要高度警惕基底动脉尖端综合征的可能性,及时的诊断有利于及时的治疗。

(3)小脑及其供血动脉梗死。小脑上动脉梗死,常同时合并脑干受累,常见症状包括同侧辨距不良、同侧 Horner 征、对侧偏身痛温觉减退及对侧滑车神经麻痹;小脑前下动脉供应脑桥背侧、小脑和小脑中脚等,可表现眩晕、呕吐、耳鸣和构音障碍,查体可发现同侧面瘫、听力减退、三叉神经感觉障碍、Horner 征、辨距不良和对侧躯干肢体痛温觉减退。小脑后下动脉闭塞综合征,也称延髓背外侧综合征,临床最常见表现眩晕、呕吐和眼球震颤(前庭神经核)、交叉性感觉障碍(三叉神经脊束核及交叉过来的脊髓丘脑束)、同侧 Horner 征(下行的交感神经纤维受累)、饮水呛咳、吞咽困难和声音嘶哑(疑核)、同侧小脑性共济失调。但是临床常见的多为不全延髓背外侧综合征,因为小脑后下动脉解剖变异很多。

三、诊断和鉴别诊断

脑梗死的诊断主要依据临床表现和影像检查两方面。急性起病,迅速达高峰的局灶性神经功能缺损,后者符合血管分布特征,头颅 CT 或 MRI(特别是 DWI)未见出血改变,或者出现典型的低密度责任病灶,除外其他疾病,基本可以诊断。头颅磁共振+弥散加权成像(DWI)对于早期脑梗死的诊断具有特异性,即 DWI 显示病灶处高信号,相应的表观弥散系数(ADC)值减低的影像特征。因此临床表现不典型,或疑诊后循环脑梗死时,及时的 DWI 成像检查非常必要。

需要分析梗死灶类型及关注受累血管分布,并最终做出脑梗死的病因诊断。梗死灶类型:皮质梗死或区域性梗死、分水岭梗死和穿支动脉区梗死。梗死灶还应区分为单一或多发梗死。头颅 CT 对皮质微小梗死灶以及某些内分水岭区梗死灶不敏感,因此,头颅 CT 仅发现穿支动脉区梗死灶,未必表示其他部位没有梗死灶,因为梗死灶类型和分布对于造成梗死灶的源头及最终的病因诊断很重要。受累血管分布是否仅限于前循环、仅限于后循环或前后循环均累及。受累血管分布不同也往往有提示病变源头的价值。

脑梗死不是一种病，而是由多种疾病导致的综合征，因此，对于每一个脑梗死患者，都应尽可能找到导致卒中的病因。病因学分型中应用最广的依然是 TOAST 分型以及在此基础上的改良分型。脑梗死病因区分为：大动脉粥样硬化性、心源性栓塞、小动脉闭塞、其他病因和病因不明。以下从不同病因学角度出发，分析不同病因导致脑梗死的临床特点、梗死灶分布特点、诊断依据、注意要点等。

1.大动脉粥样硬化性脑梗死

因主动脉弓和颅内外大动脉粥样硬化性狭窄或粥样硬化斑块不稳定而导致的脑梗死，是缺血性卒中最常见的亚型。以下分别阐述主动脉弓、颈内动脉、大脑中动脉和椎-基底动脉粥样硬化性脑梗死的诊断。

(1)主动脉弓粥样硬化性：主动脉弓相关脑梗死有时容易忽视，临床表现无特异性，有时表现同颈部或颅内动脉粥样硬化性梗死，症状出现在一侧颈内动脉供血区或仅限于后循环，有时表现同心源性栓塞，可同时出现前后循环受累的临床表现。如果影像学检查病灶仅累及单一系统动脉的分布区，譬如仅累及一侧颈内动脉分布区或仅累及后循环分布区，梗死灶为皮质、流域性或多发梗死，但其近端相应颅内外大动脉未发现能解释病灶的严重狭窄性病变，且已排除心房颤动等心源性栓塞的潜在原因，此时应高度怀疑主动脉弓病变。或者病灶同时累及双侧前循环或前后循环均累及，而且已排除心房颤动等心源性栓塞的潜在原因，此时也应高度怀疑主动脉弓病变。经食管超声、高分辨磁共振及多排 CT 发现主动脉弓粥样硬化易损斑块(斑块≥4mm，或有血栓形成)可以帮助诊断。研究发现隐源性卒中患者主动脉弓发现溃疡斑块的概率明显高于已知病因的卒中及对照组，提示临床上隐源性卒中患者需要注意主动脉弓的筛查。

(2)颈内动脉粥样硬化性狭窄导致脑梗死：临床可表现为累及该动脉供血区的 TIA 或脑梗死，临床表现多样，症状与被堵塞的颅内动脉有关，最常见的是累及大脑中动脉供血区的某个或数个分支供血区所导致的症状。影像学上梗死病灶的分布可以是大脑中或大脑前动脉的皮质或流域性梗死、分水岭区梗死(内分水岭、前分水岭或后分水岭)或包括穿支动脉区梗死在内的多发梗死灶。在基底节区(深穿支动脉区)出现孤立梗死灶也有，但相对较少。当同侧 PCA 属于胚胎型时，即 PCA 起源于颈内动脉，病灶尚可位于同侧 PCA 分布区，此时就可能表现为前后循环都有梗死病灶，临床需要注意与心源性栓塞鉴别。此外如果病史中存在偏瘫肢体对侧单眼发作性黑矇时，需要高度警惕 ICA 狭窄可能，及时的血管评估非常必要。颈动脉超声、CTA、MRA 或 DSA 等检查发现病灶同侧的 ICA 狭窄或有明确的易损斑块，结合上述症状及梗死灶分布基本可以诊断。当病灶仅分布于 MCA 供血区且合并存在同侧 MCA 狭窄时则需要鉴别责任动脉是 ICA 还是 MCA。如果梗死灶仅位于深穿支动脉区，则 MCA 为责任动脉的可能性比较大，如果梗死灶为其他类型，ICA 与 MCA 斑块部位的高分辨磁共振及 TCD 多深度微栓子监测(如果 MCA 狭窄前和狭窄后都有微栓子信号则提示 ICA 是责任动脉，如果仅在狭窄后监测到微栓子信号而狭窄前没有微栓子信号,则 MCA 是责任动脉的可能性更大)可能有助于鉴别,但有时鉴别还是非常困难。

(3)大脑中动脉粥样硬化狭窄导致脑梗死:临床主要表现为该供血区某一分支或某几个分支受累的症状。病灶分布有以下多种可能:基底节区或侧脑室旁的单发梗死灶(穿支动脉区梗死)、半卵圆中心或放射冠的内分水岭梗死、还可以出现前分水岭和后分水岭梗死,也可以出现上述类型混合的多发梗死灶,但一般不会出现包括整个大脑中动脉供血区的大面积脑梗死,以区别于近端栓塞源如颈内动脉、主动脉弓或心源性所致的大脑中动脉主干栓塞。血管影像检查证实梗死病灶同侧 MCA 粥样硬化性狭窄,结合以上特征可以考虑 MCA 狭窄所致脑梗死。在大脑中动脉粥样硬化性病变所致脑梗死中,穿支动脉孤立梗死灶是一常见类型,未做血管影像检查之前根据梗死病灶的大小是无法与穿支动脉自身病变所导致的梗死(也称作小动脉闭塞或腔梗)鉴别的,因此,即使梗死灶仅发生在穿支动脉区,即使头颅 CT 或 MRI 或 DWI 报告"腔梗",也不能因此而不做血管检查,因为这样的梗死灶完全有可能是这条深穿支动脉的载体动脉(大脑中动脉)粥样病变所致。另外需要注意的是当病灶位于内囊后肢外侧时,需要与脉络膜前动脉梗死鉴别。

(4)椎和基底动脉:临床表现为椎或基底动脉的某一分支或数个分支或主干闭塞的症状和体征。影像学病灶符合以下情况:双侧中脑、丘脑,枕叶及颞叶内侧多发梗死;单侧枕叶皮质大面积梗死;单侧或双侧丘脑梗死;单侧或双侧小脑半球梗死、脑桥梗死等。血管检查发现相应的 BA 或 VA 动脉粥样硬化性狭窄可以诊断。但如果仅为一侧椎动脉闭塞,对侧椎动脉和基底动脉都正常,而梗死灶发生在基底动脉供血区,则需要考虑是否为其他源头所致,譬如主动脉弓或心源性栓塞。与大脑中动脉粥样硬化性狭窄相似,基底动脉粥样硬化性狭窄也可导致穿支动脉孤立梗死灶(脑桥梗死),未做血管影像检查之前根据梗死病灶的大小是无法与穿支动脉自身病变所导致的梗死鉴别的,因此,即使梗死灶仅发生在脑桥,即使头颅 CT 或 MRI 或 DWI 报告"腔梗",也不能因此而不做血管检查,因为这样的梗死灶完全有可能是这条深穿支动脉的载体动脉(基底动脉)粥样病变所致。锁骨下动脉狭窄及椎锁骨下动脉盗血现象的存在有可能会导致后循环 TIA,但不容易导致后循环梗死,当患者发生后循环梗死,但后循环动脉检查如果仅仅发现一侧锁骨下动脉狭窄而椎及基底动脉均正常时,该狭窄动脉未必是导致梗死灶的原因,尚需要进一步查其他源头,譬如主动脉弓或心源性。

2.心源性栓塞

因心脏的各种疾病而导致的脑梗死。起病急骤,病情相对重。临床表现为累及一侧前循环、累及一侧后循环或前后循环均累及的相应症状和体征。影像学病灶分布:多为 MCA 供血区流域性梗死,易出现梗死后出血;皮质多发小梗死灶亦可见到;如果出现整个大脑中动脉区域的大面积梗死或双侧半球/前后循环同时出现多发病灶时要高度怀疑心源性栓塞。如果同时伴随其他部位的栓塞,则心源性栓塞的可能性更大。患者既往有心房颤动病史或病后心电图发现心房颤动,根据临床表现及上述梗死灶影像学检查基本可以诊断为心房颤动所致心源性栓塞。心源性栓塞的梗死灶也可仅累及一侧颈内动脉或仅限于后循环分布区,此时需要与颈内动脉系统或后循环系统大动脉病变所致脑梗死鉴别。如果梗死灶的供血动脉无明确狭窄性病变,则倾向于心源性栓塞。由于心源性栓塞除最常见的心房颤动之外还有其他原因,以及心源性栓塞还要与主动脉弓栓塞鉴别,因为两者在梗死灶分布上并无区别,因此当疑诊心源性栓塞,常规心电图又未发现有心房颤动,此时进行以下检查有助于检出更多潜在的心源性栓塞疾病或主动脉弓病变:心电监测、延长心电监测时间、经胸超声心动图、经食管超声心动图等。

3.小动脉闭塞

因为小动脉或深穿支动脉自身病变导致的梗死。临床多表现各种类型的腔隙综合征,如偏瘫、偏身感觉障碍、构音障碍——手笨拙综合征及共济失调性轻偏瘫等,影像学病灶单发,常位于 MCA、ACA、PCA 及 BA 穿支动脉供血区,如基底核、脑桥和丘脑等,血管检查显示发出该穿支动脉的载体动脉无狭窄或无动脉粥样硬化斑块,可以考虑小动脉闭塞的诊断。颈内动脉狭窄有可能导致同侧基底节孤立梗死灶,椎动脉狭窄也有可能导致脑桥孤立梗死灶,或心源性栓塞也有可能导致上述孤立梗死灶,但这样的机会不大。当临床上反复刻板发作的一侧肢体无力且大血管检查完全正常时,需要警惕内囊或脑桥预警综合征的可能,因为进一步内囊单发梗死的概率高。

4.其他病因

这类疾病的特点是种类繁多,发病率低,治疗上缺少循证医学证据,但却是儿童和青年人卒中的重要原因。由于种类繁多,各种疾病又都有其特殊性,难以一一描述。以下仅对动脉夹层和烟雾病的特点进行简单描述。动脉夹层:急性起病,近期有外伤史,伴头痛或颈痛的局灶性神经功能缺损,尤其无高危因素的青年患者,需要高度警惕夹层所致梗死的可能。颈内动脉夹层常见大脑中动脉分布区梗死,椎动脉夹层常见延髓梗死,多表现延髓背外侧综合征,急性期 CTA 和 DSA 可以辅助诊断。烟雾病:儿童、青年和成年人都可发病,血管造影显示双侧颈内动脉末端/大脑中/前动脉狭窄或闭塞,伴颅底烟雾血管形成,临床可表现为缺血也可表现为出血,诊断主要依据特征性的血管影像改变,DSA、MRA 和 CTA 均有助于诊断。

尽管经过了详细的心脏、血管、血液化验等一系列检查,仍然有一部分脑梗死的病因得不到诊断,属于病因不明的脑梗死。

脑梗死急性期需要与其他急性起病,表现类似的疾病进行鉴别,如脑出血、脑肿瘤、脑炎、代谢性脑病等,尤其当临床症状以皮质受累为主时需要注意,如脑梗死以癫痫发作、精神症状或者头痛起病时,有时临床很难与脑炎等疾病鉴别,需要详细询问病史,包括既往史及进一步的影像检查来鉴别。另外心脏疾病如阿-斯综合征,严重心律失常如室上性心动过速、室性心动过速、多源性室性期前收缩、病态窦房结综合征等,可以因为阵发性全脑供血不足,出现意识丧失有时需要与急性后循环梗死鉴别,后者常常伴有神经系统局灶性症状和体征,进一步行心电图和超声心动图检查有助于鉴别。

5.治疗

(1)急性期的治疗:

①一般治疗:卒中一般支持治疗的主要目的是尽量维持患者的内环境稳定,为卒中的特异

性治疗和卒中康复创造条件。卒中的所有早期治疗可以在卒中单元中进行。目前认为,它是组织化卒中管理较好的形式。常规的一般治疗包括:纠正低氧血症、及时处理心脏病变、积极控制感染和体温升高(>38℃给予降温)、重视营养支持等。

卒中早期的高血压处理仍没有定论,普遍认为急骤降压有可能加重卒中。作为溶栓前准备,应使收缩压<180mmHg、舒张压<100mmHg。血压持续升高,收缩压≥200mmHg或舒张压≥110mmHg,或伴有严重心功能不全、主动脉夹层、高血压脑病,可予以谨慎降压治疗,并严密观察血压变化,必要时可静脉使用短效药物(如拉贝洛尔、尼卡地平等)。

约40%的患者存在脑卒中后高血糖,预后不良。在血糖超过11.1mmol/L时给予胰岛素治疗。低血糖可直接导致脑缺血损伤和水肿加重,同样对预后不利。因此,血糖低于2.8mmol/L时给予10%～20%葡萄糖口服或注射治疗。

②溶栓治疗:从1995年NINDS实验开始,到2008年ECASSⅢ研究,国际上多项随机、双盲、对照研究证实了超早期t-PA静脉溶栓治疗(0.9mg/kg,最大剂量90mg,其中10%在最初1分钟内静脉推注,其余持续滴注1小时)的有效性,时间窗由3小时延长到了4.5小时。我国"九五"攻关课题"急性缺血性脑卒中6小时内的尿激酶静脉溶栓治疗"证实了尿激酶(100～150WU,溶于生理盐水100～200mL,持续静脉滴注30分钟)的治疗作用,并已在国内广泛应用。在有条件的医院,介入动脉溶栓可以将t-PA的溶栓时间延长到6小时,尽管这还需要更大规模的临床研究来验证:溶栓治疗的主要风险是颅内出血,约占6%。溶栓适应证的严格把握有助于减少这一并发症。

③抗血小板治疗:多项大样本研究证实了脑卒中后48小时内口服阿司匹林(150～300mg/d)的疗效。阿司匹林能显著降低随访期末的病死率或残疾率,减少复发,但会轻度增加症状性颅内出血的风险。对不能耐受阿司匹林者,可考虑选用氯吡格雷等抗血小板治疗。

④恶性大面积脑梗死的减压治疗:严重脑水肿和颅内压增高是急性重症脑梗死的常见并发症。对于发病48小时内,60岁以下的恶性大脑中动脉梗死伴严重颅内压增高、外科减压术可以降低死亡率和致残程度。对压迫脑干的大面积小脑梗患者也可考虑积极外科干预。

⑤其他治疗:多项抗凝治疗的研究发现,它不能降低卒中病死率和致残率,但对于严重偏瘫的患者,抗凝治疗可以用于防治下肢静脉血栓形成和肺栓塞。有关降纤、扩容、神经保护、中医药的卒中治疗研究正在进行,但目前还没有足够的证据广泛应用于临床。

(2)卒中的二级预防:即卒中复发的预防,应该从急性期就开始实施。卒中二级预防的关键在于对卒中病因的诊断及危险因素的认识,针对不同病因,对不同复发风险的患者进行分层,制订出具有针对性的个体化的治疗方案。

①危险因素控制:主要包括:a.对于高血压患者,在参考高龄、基础血压、平时用药、可耐受性的情况下,降压目标一般应该达到≤140/90mmHg,理想应达到≤130/80mmHg。b.糖尿病血糖控制的靶目标为HbA1c<6.5%,但对于高危2型糖尿病患者要注意血糖不能降得过低,以免增加死亡率。c.胆固醇水平升高或动脉粥样硬化性患者,应使用他汀类药物,目标LDL-C水平降至2.07mmol/L(80mg/dL)以下或使LDL-C下降幅度达到30%～40%。d.戒烟限酒、

增加体育活动、改良生活方式。

②大动脉粥样硬化患者的非药物治疗：这种卒中是复发率最高的分型。尽管高危因素的药物控制可以降低该类卒中的复发，但是部分内科治疗无效的患者需要考虑介入或者外科干预治疗。主要包括：a.症状性颈动脉狭窄 70%～99% 的患者，可考虑颈动脉内膜剥脱术（CEA），术后继续抗血小板治疗。b.对于无条件做 CEA 时、有 CEA 禁忌或手术不能到达、CEA 后早期再狭窄、放疗后狭窄可考虑行颈动脉支架置入术（CAS）。支架置入术前给予氯吡格雷和阿司匹林联用，持续至术后至少 1 个月。

③心源性栓塞的抗栓治疗：心源性栓塞所致卒中的二级预防基础是抗凝，从传统的口服华法林到凝血酶抑制药（如 dabigatran），依从性好的患者可以将卒中复发的概率降低 2/3。华法林的目标剂量是维持 INR 在 2.0～3.0，而凝血酶抑制药则可以不必检查 INR。对于不能接受抗凝治疗的患者，可以使用抗血小板治疗。

④非心源性卒中的抗栓治疗：大多数情况均给予抗血小板药物进行二级预防。药物的选择以单药治疗为主，氯吡格雷（75mg/d）、阿司匹林（50～325mg/d）都可以作为首选药物；有证据表明氯吡格雷优于阿司匹林，尤其对于高危患者获益更显著，但是会大幅度增加治疗花费。长期应用双重抗血小板药物（＞3 个月），可能会增加出血风险，但对于有急性冠状动脉疾病（例如不稳定型心绞痛，无 Q 波心肌梗死）或近期有支架成形术的患者，可以联合应用氯吡格雷和阿司匹林。

⑤其他特殊情况：一些卒中具有非常见的病因，此类患者需要根据具体病因学进行处理。动脉夹层患者发生缺血性卒中后，可以选择抗凝治疗血小板或抗血小板治疗。常用抗凝治疗的方法为：静脉肝素，维持 APTT 50～70s 或低分子肝素治疗；随后改为口服华法林抗凝治疗（INR 2.0～3.0），通常使用 3～6 个月。药物规范治疗后仍有复发的患者可以考虑血管内治疗或者外科手术治疗。

不明原因的缺血性卒中/TIA 合并卵圆孔未闭的患者，多使用抗血小板治疗。如果合并存在下肢静脉血栓形成、房间隔瘤或者存在抗凝治疗的其他指征，如心房颤动、高凝状态，可以华法林治疗（目标 INR 2.0～3.0）。

伴有高同型半胱氨酸血症（空腹血浆水平≥16μmol/L）的卒中患者，每日给予维生素 B_6、维生素 B_{12} 和叶酸口服可以降低同型半胱氨酸水平。尽管降低同型半胱氨酸水平在卒中一级预防中的证据较充分，其是否可以降低卒中复发证据仍需进一步研究。

（3）康复：原则上在卒中稳定后 48 小时就可以由专业康复医生进行。有条件的医院可以在脑卒中早期阶段应用运动再学习方案来促进脑卒中运动功能恢复。亚急性期或者慢性期的卒中患者可以使用强制性运动疗法（CIMT）。减重步行训练可以用于脑卒中后 3 个月后轻到中度步行障碍的患者。卒中后进行有效的康复能够减轻功能上的残疾，是脑卒中组织化管理中不可或缺的关键环节。

第三节 脑出血

近年来我国脑卒中的发患者数不断增加,根据 1991—2000 年世界卫生组织 MONICA 方案对我国 15 组人群(每组包括 10 万人口)脑卒中事件的监测,脑出血年发病率由 20 世纪 90 年代初期的 98.5/10 万逐渐上升至 2000 年的 138.2/10 万,排除年龄增长因素,结果亦十分惊人。

中国人出血性卒中的比例远高于欧美人群,据"九五"研究结果,国人出血性卒中约占全部卒中的32.9%,而在欧美人群仅占 10%~15%,其中自发性脑出血(SICH)是最为常见的出血性卒中类型,占出血性卒中总数的 70%~80%,而且随着年龄的增长,发病率不断增高,与长期高血压及高龄患者脑血管淀粉样变有关。其中大约 50% 为深部出血,35% 为脑叶出血,10% 为小脑内出血,6% 为脑干出血。

脑出血对社会生产力破坏极大,严重威胁人群的健康。其中自发性脑出血预后甚差,发病 30 天内的死亡率为 35%~52%,且 50% 的死亡发生在发病 48 小时内。据美国对 67000 例脑内出血患者的调查结果表明:发病 6 个月后仅 20% 的患者具有独立的生活能力。

一、病因及发病机制

脑内出血的原因较多,最常见的是高血压。其他病因包括:脑动脉粥样硬化,血液病(白血病、再生障碍性贫血、血小板减少性紫癜、血友病、红细胞增多症和镰状细胞病等),以及动脉瘤、动静脉畸形、Moyamoya 病、脑动脉炎、硬膜静脉窦血栓形成、夹层动脉瘤、脑梗死继发脑出血、抗凝或溶栓治疗等。脑淀粉样血管病是脑出血的罕见原因,本病在老年患者(平均年龄 70 岁)最常见,典型病例为多灶性脑叶出血。偶见原发性或转移性脑肿瘤性出血。伴发出血的肿瘤包括多形性胶质母细胞瘤、黑色素瘤、绒毛膜癌、肾细胞癌及支气管源性癌等。

长期慢性高血压,会使脑血管发生一系列的病理变化。

1.脑内小动脉玻璃样变、纤维素样坏死和动脉瘤形成

脑动脉的外膜和中膜在结构上较其他脏器血管的结构要薄弱,在长期血压逐渐升高的患者中,脑内小动脉可发生玻璃样变和纤维素样坏死,这些病变使脑动脉管壁内发育完好的内膜受到损伤。高血压可促使这种被损伤的小动脉内膜破裂,形成夹层动脉瘤,动脉瘤破裂即可引起出血。在慢性高血压时,小动脉上还可间断地发生直径约 1mm 的微动脉瘤,这种动脉瘤是经薄弱的中层膨出的内膜。当血压骤然升高,微动脉瘤或纤维素样坏死的细小动脉直接破裂,引起出血性卒中。

2.脑内小动脉痉挛

在高血压过程中,若平均动脉压迅速增高,可引起血管自动调节过强或不足,当血压超过自动调节上限而且持续时间较长,可导致弥散性血管痉挛,使进入微循环的血流量减少,引起毛细血管和神经元缺血,可使液体漏至细胞外间隙,发生脑水肿,同时毛细血管由于缺血、缺氧

可导致破裂,发生点状出血,若病变广泛或呈多灶性,则可引起大片脑内出血。

二、病理

1.血肿扩大

血肿体积增大超过首次 CT 血肿体积的 33% 或 20mL 为血肿扩大。血肿扩大是脑内出血病情进行性恶化的首要原因。血肿扩大的机制尚不清楚,目前的观点是血肿扩大是由于血管已破裂部位的持续出血或再次出血,但有证据表明血肿扩大可以是出血灶周围坏死和水肿组织内的继发性出血。这一观点与 Fujii 等观察到外形不规则的血肿更容易扩大的现象吻合,因为血肿形状不规则提示多根血管的活动性出血。

2.血肿周围脑组织损伤

脑出血后血肿周围脑组织内存在复杂的病理生理变化过程,可引起血肿周围脑组织损伤和水肿形成。

(1)血肿周围脑组织缺血:脑出血后血肿周围脑组织局部血流量下降的原因有以下几种:①血肿直接压迫周围脑组织使血管床缩小;②血肿占位效应激活脑血流——容积自我调节系统,局部血流量下降;③血肿或血肿周围组织释放的血管活性物质引起血管痉挛等。该区域内的病理改变在一定时间内是可逆性的,如果能在此时间窗内给予适当的治疗措施,可使受损组织恢复功能,因此该区域称血肿周边半影区或半暗带。

(2)血肿周围脑组织水肿:主要有间质性和细胞性两种。其产生原因分别为缺血性、渗透性、代谢性和神经内分泌性。

缺血性水肿与机械压迫和血管活性物质异常升高有关。

血肿形成后很快开始溶解,血浆中的各种蛋白质、细胞膜性成分降解物即由细胞内逸出的各种大分子物质,可经组织间隙向脑组织渗透,引起细胞外间隙的胶体渗透压升高,造成渗透性水肿。

血肿溶解可以释放细胞毒性物质引起细胞代谢紊乱,最终导致细胞死亡或细胞水肿,主要有血红蛋白、自由基、蛋白酶等。蛋白酶中以凝血酶和基质金属蛋白酶(MMPs)最重要。凝血酶可诱发脑水肿形成,凝血酶抑制剂则可阻止凝血酶诱发脑水肿形成。脑内出血后 MMPs 活性增高,血管基质破坏增加,血-脑屏障完整性破坏,通透性增加,引起血管源性水肿,使用 MMPs 抑制剂可减轻水肿。

高血压性脑内出血后血管升压素与心房利钠肽的水平失衡及由此产生的脑细胞体积调节障碍,也可能引起细胞或组织水肿。

(3)颅内压增高:脑内出血后因血肿的占位效应使颅内压增高,而且由于血肿压迫周围组织及血液中血管活性物质的释放引起的继发性脑缺血、脑水肿,可进一步使颅内压升高。

三、病理改变

新鲜的脑出血标本可见出血侧半球肿胀,体积增大,脑回变宽,脑沟变浅。中线结构向病灶对侧移位,颅内压增高,病灶侧脑组织可疝出至大脑镰下或疝入小脑幕切迹。切面可见出血灶和病灶周围脑组织水肿、软化。镜下可分 3 期:①出血期,可见大片新鲜的红细胞。出血灶边缘脑组织坏死、软化,神经细胞消失或呈局部缺血改变,常有多核细胞浸润。②吸收期,出血后 24～36 小时即可出现胶质细胞增生,小胶质细胞及来自血管外膜的细胞形成格子细胞,少数格子细胞含有含铁血黄素。星形胶质细胞增生及肥胖变性。③修复期,血液及坏死组织逐渐被清除,组织缺损部分由胶质细胞、胶质纤维及胶原纤维代替。出血量小的可完全修复,出血量大的形成囊腔。血红蛋白代谢产物高铁血红蛋白长久残存于瘢痕组织中,呈现棕黄色。

四、临床表现

脑出血好发于 50～70 岁,男性略多见,多在冬春季发病。患者多有高血压病史。在情绪激动或活动时易发生,发病前多无预兆,少数可有头痛、头晕、肢体麻木等前驱症状。临床症状常在数分钟到数小时内达到高峰,临床特点可因出血部位及出血量不同而异。

1.基底核内囊区出血

基底核内囊区是高血压颅内出血最常见的部位,约占全部脑内出血的 60%,该区域由众多动脉供血。

(1)前部型:占 12% 左右,由 Heubner 返动脉供血(包括尾状核),主要累及尾状核头和(或)体(均称为尾状核出血),易破入侧脑室前角,严重者可同时累及第Ⅲ、Ⅳ脑室,血肿可向后外侧延伸,损伤内囊前肢与壳核前部。

临床特征:严重头痛和明显的脑膜刺激症状,类似蛛网膜下腔出血,多无意识障碍,个别患者可出现病初一过性嗜睡。若血肿向后外侧延伸累及内囊前肢和(或)壳核前部可出现程度较轻的语言障碍、对侧偏身运动、感觉功能缺损,通常预后较好。无精神异常、眼球分离、凝视、眼震、癫痫发作等症状。50% 患者完全恢复正常,70% 患者预后良好。

(2)中间型:占 7% 左右,最为罕见,由内侧豆-纹动脉供血,血肿累及苍白球及壳核中部,可向后累及内囊膝部或向前外侧破入侧脑室。

临床特征:患者意识多不受影响,可有一过性嗜睡,但几天后恢复正常。该型出血虽死亡率极低,但常导致较严重的失语和(或)偏身症状,无精神异常、眼球分离、患侧忽视、癫痫发作等症状。预后差,患者多留有较明显后遗症,50% 以上存在严重残障。

(3)后中间型:占 10% 左右,由脉络膜前动脉供血,通常位于内囊后肢前半部分,常向内囊膝部扩展,可导致壳核中部或丘脑外侧受压。若血肿较大可破入第Ⅲ、Ⅳ脑室并导致昏迷。

临床特征:多数患者神志清楚,50% 患者存在语言障碍,几乎所有患者均不同程度出现对侧面部、肢体运动障碍,60% 以上患者存在偏身感觉缺失。无精神异常、眼球分离、癫痫发作等症状。预后较中间型好,多数恢复良好,近 1/3 患者可遗留中、重度残障,几乎没有死亡病例。

(4)后外侧型:是仅次于外侧型的常见基底核内囊区出血,所占比例近 20%,由外侧豆-纹动脉后内侧支供血,血肿位于豆状核后部的内囊区域,平均出血量 30mL,最大可达 90mL,血肿相对较大,主要向前侧延伸,累及颞叶峡部白质、壳核前部和(或)内囊区豆状核后部,少数可经前角破入侧脑室,严重者可同时累及蛛网膜下腔。

临床特征:多数患者神志清楚或仅有一过性意识障碍,出血量大者可有昏迷及瞳孔改变。30%病例出现共轭凝视,80%以上患者有语言障碍,几乎所有患者存在不同程度对侧面部、肢体感觉及运动障碍。脑疝时有瞳孔改变,无眼球分离。预后较差,20%患者死亡,存活病例多遗留重度残障。

(5)外侧型:最为常见,占40%左右,虽该型出血多被当作壳核出血,但头MRI证实其为介于壳核和岛叶皮质之间的裂隙样出血,不直接累及壳核。由外侧豆-纹动脉的大部分外侧支供血,原发灶位于壳核外部和岛叶皮层,多为凸透镜形和卵圆形,平均出血量20mL,最大80mL。常向前外侧扩展,可向内经前角破入侧脑室。

临床特征:多数患者神志清楚或仅有轻度意识水平下降,血肿较大者可出现昏迷。优势半球出血患者多有失语,非优势半球出血患者近50%出现构音障碍。出血量大患者可出现共轭凝视麻痹、瞳孔改变及癫痫发作。所有患者均存在不同程度偏身麻痹,60%以上患者出现对侧偏身感觉障碍。50%以上患者遗留中至重度残障,近10%患者死亡。

(6)大量出血型:发病率亦较高,血肿占据全部或大部分的基底核内囊区域,血肿极大(最大144mL,平均70mL),仅偶尔尾状核及内囊前肢得以保留,以致不能找到原发出血部位。常向前外侧延伸,50%以上破入侧脑室及第Ⅲ、Ⅳ脑室,严重者可同时破入蛛网膜下腔。

临床特征:意识、言语障碍,中至重度偏身感觉、运动缺失几乎出现于所有患者,共轭凝视或眼位改变(眼球分离或固定)。血肿常导致中线移位并继发Monro孔梗阻导致对侧脑室扩张,严重者常在几分钟或几小时内出现枕大孔疝或颞叶沟回疝,从而引起意识水平进一步下降及四肢瘫和脑干损伤所致的眼动障碍等脑疝症状,甚至错过住院治疗时机。几乎所有患者预后差,近50%患者死亡。

2.丘脑出血

由丘脑膝状动脉和丘脑穿通动脉破裂所致,在脑出血中较常见,占全部脑出血的15%~24%,致残率、病死率均高。高龄、高血压是丘脑出血的主要因素,高脂血症、糖尿病、吸烟、饮酒是相关因素。

临床表现为突发对侧偏瘫、偏身感觉障碍,甚至偏盲等内囊性三偏症状,CT扫描呈圆形、椭圆形或不规则形境界比较清楚的高密度血肿影,意识障碍多见且较重,出血波及丘脑下部或破入第三脑室则出现昏迷加深、瞳孔缩小、去皮质强直等中线症状。

由于丘脑复杂的结构功能与毗邻关系,其临床表现复杂多样。如为小量出血或出血局限于丘脑内侧则症状较轻;丘脑中间腹侧核受累可出现运动性震颤、帕金森综合征表现;累及丘脑底核或纹状体可呈偏身舞蹈——投掷样运动。

3.脑桥出血

约占全部脑内出血的10%,主要由基底动脉的脑桥支破裂出血引起,出血灶多位于脑桥基底与被盖部之间。

原发性脑桥出血患者中以大量出血型和基底被盖型死亡率最高,但两者之间无明显差异,单侧被盖型死亡率最低。在实际工作中要注意：①技术上采用薄层、小间隔扫描手段；②充分重视患者症状，特别是那些无法用 CT 特征来解释的脑桥损害症状，必要时可做 MR 扫描，以提高小病灶的检出率。

4.中脑出血

罕见。但应用 CT 及 MRI 检查并结合临床已可确诊，轻症表现为一侧或双侧动眼神经不全瘫痪或 Weber 综合征；重症表现为深昏迷，四肢弛缓性瘫痪，可迅速死亡。

5.小脑内血

多由小脑齿状核动脉破裂所致，约占脑出血的 10%。自发性小脑出血的常见病因是高血压动脉硬化、脑血管畸形、脑动脉瘤、血液病及应用抗凝药，在成年人高血压动脉硬化是小脑出血的最常见原因，占 50%～70%。

发病初期大多意识清楚或有轻度意识障碍，表现眩晕、频繁呕吐、枕部剧烈头痛和平衡障碍等，但无肢体瘫痪是其常见的临床特点；轻症者表现出一侧肢体笨拙、行动不稳、共济失调和眼球震颤，无瘫痪；两眼向病灶对侧凝视，吞咽及发音困难，四肢锥体束征，病侧或对侧瞳孔缩小、对光反应减弱，晚期瞳孔散大，中枢性呼吸障碍，最后枕大孔疝死亡；暴发型则常突然昏迷，在数小时内迅速死亡。如出血量较大，病情迅速进展，发病时或发病后 12～24 小时出现昏迷及脑干受压征象，可有面神经麻痹、两眼凝视病灶对侧、肢体瘫痪及病理反射出现等。

由于小脑的代偿能力较强，小脑出血的临床征象变化多样，缺乏特异性，早期临床诊断较为困难，故临床上遇下列情况应注意小脑出血的可能：①40 岁以上并有高血压病史；②以眩晕、呕吐、头痛起病；③有眼震、共济失调、脑膜刺激征阳性；④发病后迅速或渐进入昏迷，伴瞳孔缩小、凝视、麻痹、双侧病理征、偏瘫或四肢瘫。

6.脑叶出血

约占脑出血的 10%，常由脑动静脉畸形、Moyamoya 病、血管淀粉样病变、肿瘤等所致。出血以顶叶最常见，其次为颞叶、枕叶、额叶，也可有多发脑叶出血。常表现头痛、呕吐、脑膜刺激征及出血脑叶的局灶定位症状，如额叶出血可有偏瘫、Broca 失语、摸索等；颞叶可有 Wernicke 失语、精神症状；枕叶可有视野缺损；顶叶可有偏身感觉障碍、空间构象障碍。抽搐较其他部位出血常见，昏迷较少见；部分病例缺乏脑叶的定位症状。

7.脑室出血

占脑出血的 3%～5%，由脑室内脉络丛动脉或室管膜下动脉破裂出血，血液直流入脑室内所致，又称原发性脑室出血。原发性脑室内出血最常见的部位是侧脑室，其次是第Ⅲ脑室和第Ⅳ脑室，在中间罕见。目前未见有文献报道透明隔腔（第 V 脑室）内原发出血。

多数病例为小量脑室出血，常有头痛、呕吐、脑膜刺激征，一般无意识障碍及局灶性神经缺损症状，血性 CSF，酷似蛛网膜下腔出血，可完全恢复，预后良好。大量脑室出血造成脑室铸型或引起急性梗阻性脑积水未及时解除者，其临床过程符合传统描述的脑室出血表现：起病急骤，迅速出现昏迷、频繁呕吐、针尖样瞳孔、眼球分离斜视或浮动、四肢弛缓性瘫痪及去脑强直发作等，病情危笃，预后不良，多在 24 小时内死亡。而大多数原发性脑室出血不具备这些"典型"的表现。

由于原发性脑室出血没有脑实质损害或损害较轻,若无脑积水或及时解除,其预后要比继发性脑室出血好。与继发性脑室出血相比,原发性脑室出血有以下临床特点:高发年龄分布两极化;意识障碍较轻或无;可亚急性或慢性起病;定位体征不明显,即运动障碍轻或缺如,脑神经受累及瞳孔异常少见;多以认知功能障碍或精神症状为常见表现。

五、诊断

1.病史询问

为了及时地发现和诊断脑出血,详细的病史询问是必不可少的。

(1)对症状的询问:了解发病时间,是白天起病还是晨起发病。如果患者是睡醒后发病,那么发病时间要从最后看似正常的时间算起。如果患者出现瘫痪,要了解瘫痪的发病形式,如是否急性起病,起病的诱因:如病史中有无导致全身血压下降的情况、由坐位或卧位变为直立位后发病等,肢体无力的进展和波动情况,有无麻木、疼痛、肌肉萎缩等伴随症状。如果合并头痛,要询问头痛的性质、部位、发作频率。如果出现眩晕,则要询问有无恶心、呕吐、出汗、耳鸣、听力减退、血压和脉搏的改变,以及发作的诱因和持续时间,以帮助鉴别周围性眩晕和中枢性眩晕。

(2)对既往病史的询问:对于来诊的患者要询问患者的既往病史,如有无高血压、心脏病、糖尿病等相关病史;同时了解患者既往有无类似短暂性脑缺血发作的症状,尤其要注意易被患者忽略的单眼黑矇;如果是中青年女性,还要询问有无避孕药服用史、多次自然流产史。除了个人既往病史以外,还要简要询问患者的家族中有无类似的病史。

2.体格检查

病史采集完成后,要对患者进行神经系统体格检查和全身检查。对于脑出血患者,除了重要的神经系统检查外,还须着重检查以下几个方面。

(1)双侧颈动脉和桡动脉扪诊:检查双侧动脉搏动是否对称,同时可以初步了解心律是否齐整。

(2)测量双上肢血压。

(3)体表血管听诊:选择钟形听诊器,放在各个动脉在体表的标志。

①颈动脉听诊区:胸锁乳突肌外缘与甲状软骨连线的交点。

②椎动脉听诊区:胸锁乳突肌后缘上方,颈2、颈3横突水平。

③锁骨下动脉听诊区:锁骨上窝内侧。

④眼动脉听诊区:嘱患者轻闭双眼,将听诊器放在眼部上方。

3.结构影像学检查

影像学检查方法包括CT和MRI成像。随着CT、MRI成像技术的不断提高,以及密度分辨力和空间分辨力的进一步完善,CT和MRI已成为脑血管病的主要检查方法之一。

(1)头部CT检查:头颅CT是诊断脑出血的首选检查。急性脑内出血的CT检查以平扫为主,一般不需强化检查。急性脑实质内出血在 CT 平扫图像上表现为高密度影,病灶边缘清楚。当血肿破入脑室后常常可以观察到脑室内的血液平面。

(2)头部磁共振成像:超急性期血肿发病 2～3 小时,很难产生异常信号,此时 CT 可显示血肿存在。急性期血肿发病数小时至数天,稍长 T_1,短 T_2。亚急性期血肿发病数天至数月,短 T_1,长 T_2。慢性期血肿发病数月至不定期,长 T_1,短 T_2。

梯度回波序列也称为场回波序列,是非常基本的磁共振成像序列。由于具有许多优点,在各个系统都得到了广泛的应用。发病 6 小时内急性卒中的多中心研究表明,梯度回波 MRI 在发现急性出血方面与 CT 检查一样精确,但在发现慢性出血方面优于 CT。MRI 在发现相关的血管畸形尤其是海绵状血管瘤方面也优于 CT,但是 MRI 并不像 CT 一样适于全部患者。

4.血管影像学检查

(1)头部 CTA:是一种静脉注射含碘造影剂后,利用计算机三维重建方法合成的无创性血管造影术,可以三维显示颅内血管系统。CTA 对 Willis 环周围＞4mm 的颅内动脉瘤可达到与 DSA 相同的检出率,而且可以明确 DSA 显示不理想的动脉瘤的瘤颈和载瘤动脉的情况。对血栓性动脉瘤的检测 CTA 明显优于 DSA。CTA 对动静脉畸形(AVM)血管团的显示率达 100%,其中供血动脉的显示率为 93.9%,引流静脉的显示率为 87.8%。CTA 对脑动脉狭窄的显示基本达到与 DSA 相同的效果。CTA 是有效的无创伤性血管成像技术,在很大程度上可替代有创性 DSA。

(2)头部 MRA(V):可以很好地显示颅内大动脉的形态,以及动脉发生病变时的一些侧支循环。

MRA 对正常脑动静脉的显示和对异常血管的显示有很好的效果,除对显示前交通动脉和后交通动脉的敏感性和特异性稍低外,对显示大脑前、中、后动脉、基底动脉和颈内动脉的敏感性和特异性均接近 100%。MRA 可以显示脑 AVM 的供血动脉、血管团和引流静脉,可以显示动静脉瘘的动脉、瘘口的位置和大小、静脉的扩张程度和引流方向。对于＞5mm 的动脉瘤,MRA 的显示率可达 100%,并且结合源图像可以显示那些 DSA 不能显示的有血栓形成的动脉瘤。MRA 对＜5mm 直径的脑动脉瘤漏诊率较高,对发生颅内出血的脑动脉瘤患者 MRA 不能替代常规脑血管造影做介入治疗。MRA 对脑动脉狭窄显示直观,与 DSA 的相关性较好,但当动脉狭窄严重程度达 75% 以上时,有过高评价的倾向。

MRV 对上下静脉窦、直窦、横窦、乙状窦、大脑内和大脑大静脉的显示率达 100%,对岩上窦和岩下窦的显示率也达 85%。MRV 可显示脑静脉血栓的范围、是否完全闭塞和侧支引流的情况等。

(3)颈部 MRA:磁共振对比增强血管三维成像(3DCE-MRA)可从任一角度观察血管的 3D 血管图像。与传统非增强 MRA 相比,该技术与血液的流动增强无关,不需空间予饱和,对平行于扫描平面的血管也能很好显示,因此可通过冠状位激发扫描,显示包括颈部大血管根部至颅内 Willis 环的颈部血管全程。3DCE-MRA 可同时显示两侧头、颈部所有血管的受累情况,即受累血管段及其范围以及狭窄程度或闭塞后侧支循环血管情况。3DCE-MRA 上动脉闭塞表现为动脉血流中断和远端动脉不显影;动脉狭窄表现为动脉腔节段性狭窄,其远端动脉分支减少,或显影差,有的动脉表现为该段动脉血流中断,但其远端动脉仍显影;明显的动脉硬化表现为动脉管腔粗细不均,呈"串珠状"。因此,3DCE-MRA 可为临床血管性病变的筛选检查、制订治疗方案提供依据。

(4)血管造影:数字减影血管造影(DSA)具有很好的空间分辨率,可以显示 0.5mm 的脑血管,清晰显示脑血管各级分支的大小、位置、形态和变异。主要用于需要造影确诊或是否适合介入治疗的脑血管病。DSA 可以用于了解脑动脉狭窄的部位程度;明确脑血栓形成时血管闭塞的部位和动脉溶栓;可以显示颅内动脉瘤的情况;显示 AVM 供血动脉的来源和引流静脉的方向等,为手术和介入治疗提供详细的资料。

目前认为 DSA 是诊断脑供血动脉狭窄的金标准,同时也是判断狭窄程度的有效方法,为临床治疗提供可靠依据。

血管造影的指征包括出血伴有 SAH、局部异常钙化影、明显的血管畸形、异常的出血部位等,不明原因的出血,如孤立的脑室出血也须行血管造影。患高血压和深部出血的老年患者尽量避免血管造影检查。行血管造影检查的时间需依据患者病情平衡诊断的需要及外科手术干预的潜在时间。脑疝患者在血管造影检查前需紧急手术,病情稳定的动脉瘤或血管畸形的患者在任何干预之前应行血管造影检查。

5.头部 CT 灌注影像

是脑功能成像方法之一,通过研究脑组织的血流灌注状态以及组织血管化程度来揭示脑组织的病理解剖和病理生理改变的一种检查手段。

CT 灌注成像是临床脑出血周围组织损伤研究较为理想的方法,一次检查可同时产生有关血肿体积的解剖学信息,以及有关血肿周围组织脑血流动力学变化的功能信息。CT 灌注成像空间分辨率高,成像速度快,可对血肿周围组织脑血流动力学参数进行定量测量,有助于脑出血患者个体化救治和预后评估。

在 CT 灌注成像所用的参数中,TTP 较为敏感,所有被观察对象均清晰地显示出血肿周围 TTP 延长区,TTP 持续延长提示由血肿占位效应引起的脑微循环障碍在脑内出血慢性期可依然存在。MTT 可以敏感地显示出血管远端局部灌注压的降低,对脑组织灌注异常具有良好的预测性。rCBF 和 rCBV 可以准确地反映出脑出血后血肿周围组织的灌注状态,对于判断血肿周围组织缺血性损伤有重要的价值。

6.实验室检查

脑出血患者常规实验室检查包括血常规、电解质、BUN、肌酐、血糖、心电图、X 线胸片、凝血功能,青中年患者应行药物筛查排除可卡因的应用,育龄女性应行妊娠试验。

血糖升高可能是机体的应激反应或脑出血严重性的反应。华法林的应用,反映在凝血酶原时间或国际标准化比值(INR)的升高,是血肿扩大的一个危险因素(OR=6.2),且较未应用华法林患者血肿扩大的持续时间长。

近来研究表明,检测血清生物学标志物有助于判断 ICH 患者的预后,且能提供病理生理学线索。金属蛋白酶是降解细胞外基质的酶,脑出血发生后此酶被炎症因子激活。脑出血发生 24 小时后基质金属蛋白酶-9(MMP-9)水平与血肿相关,而 MMP-3 在卒中发生后的 24～48 小时与死亡相关,两者的水平与残腔体积相关。细胞纤维连接蛋白(c-Fn)是一种糖蛋白,具有黏附血小板至纤维蛋白的作用,是血管损伤的标志。一项研究表明:c-Fn 高于 $6\mu g/mL$ 或 IL-6 高于 24pg/mL 与血肿扩大独立相关。另一项研究表明,肿瘤坏死因子-α(TNF-α)与血肿周围水肿相关,而谷氨酸盐水平则与血肿的残腔体积相关。这些血清标志物的临床应用需要进一步研究。

六、鉴别诊断

(1)壳核、丘脑及脑叶的高血压性脑出血与脑梗死难以鉴别。在某种程度上,严重的头痛、恶心、呕吐,以及意识障碍可能是发生脑出血的有用线索,CT 检查可以识别病变。脑干卒中或小脑梗死可似小脑出血,CT 扫描或 MRI 是最有用的诊断方法。

(2)外伤性脑出血是闭合性头部外伤的常见后果。这类出血可发生于受冲击处颅骨下或冲击直接相对的部位(对冲伤),最常见的部位是额极和颞极。外伤史可提供诊断线索。外伤性脑出血的 CT 扫描表现可延迟至伤后 24 小时显影,MRI 可早期发现异常。

(3)突然发病、迅速陷入昏迷的脑出血患者须与全身性中毒(酒精、药物、CO)及代谢性疾病(糖尿病、低血糖、肝性昏迷、尿毒症)鉴别,病史、相关实验室检查和头部 CT 检查可提供诊断线索。

(4)急性周围性前庭病可引起恶心、呕吐及步态共济失调等症与小脑出血极为相似。然而,发病时严重头痛、意识障碍、血压升高或高龄等均强烈支持为小脑出血。

七、治疗

脑出血病情凶险,经常有血压和颅内压升高,经常需要气管插管和辅助通气,所以脑出血患者的监测与管理应在重症监护室进行。

需要监测神经功能状态、脉搏、血压、体温和氧饱和度。氧饱和度＜95％,需要吸氧;意识水平下降或气道阻塞时,应进行气道支持和辅助通气。

1.血压的管理

脑出血的急性期血压会明显升高,血压的升高会加剧脑出血量,增加死亡风险、神经功能恶化及残疾率,因此血压的控制尤为重要。脑出血急性期后,如无明显禁忌,建议良好控制血压,尤其对于出血位于高血压性血管病变部位者。脑出血急性期后,推荐的血压控制目标是＜140/90mmHg,合并糖尿病和慢性肾损害者＜130/80mmHg。脑出血急性期高血压的药物治疗,推荐的一线降压药物为口服卡托普利(6.25～12.5mg),但是其作用短暂,且降压迅速。静脉用药的一线选择为半衰期短的降压药物。在美国和加拿大推荐使用静脉注射拉贝洛尔,或者盐酸艾司洛尔、尼卡地平、依那普利。静脉注射乌拉地尔的应用也日益广泛。最后,必要时应用硝普钠,但是其主要不良反应有反射性心动过速、冠状动脉缺血、抗血小板活性、增高颅内压和降低脑灌注压。静脉注射治疗高血压需要对血压进行连续监测。

2.血糖的管理

在脑出血后最初24小时内持续高血糖（＞140mg/dL）提示预后不良。血清葡萄糖＞185mg/dL时，建议静脉滴注胰岛素治疗，并密切监测血糖浓度并调整胰岛素剂量，以避免发生低血糖。

3.颅内压增高的治疗

颅内压增高、脑水肿和血肿占位效应都会使脑出血后的致残率和死亡率升高。对于怀疑颅内压增高和意识水平持续下降的患者，需要进行连续有创颅内压监测，但是其应用价值是否优于临床和放射学监测仍未被证实。

对于脑出血后颅内压增高的治疗应当是一个平衡和逐步的过程。抬高床头、镇痛和镇静，渗透性利尿药（甘露醇和高张盐水）、经脑室导管引流脑脊液、过度通气，目前仍不推荐使用类固醇激素。同步监测颅内压和血压，以使脑灌注压＞70mmHg。

4.脑出血并发症预防和治疗

病情不严重的患者采取措施预防亚急性并发症，如吸入性肺炎、深静脉血栓形成和压力性溃疡等。脑出血患者临床稳定后，应进行早期活动和康复治疗。

发热：查找感染证据。治疗发热源，给发热的患者使用退热药以降低体温。

控制感染：应用适当的抗生素治疗脑出血后感染。不建议预防性应用抗生素。

预防深静脉血栓形成：有轻偏瘫或偏瘫患者使用间歇充气加压装置预防静脉血栓栓塞。如果脑出血停止，发病3～4天后，可以考虑给偏瘫患者皮下注射低剂量低分子肝素或普通肝素治疗。

痫性发作：脑出血患者有临床痫性发作时，给予适当抗癫痫药物治疗；脑叶出血的患者在发病后立即短期预防性应用抗癫痫药，可能降低其早期痫性发作的风险。

5.治疗凝血异常和纤维蛋白溶解引起的脑出血

使用鱼精蛋白逆转肝素引起的脑出血；华法林引起的脑出血，静脉给予维生素K以逆转华法林的效应，并给予凝血因子替代治疗；溶栓引起的脑出血使用凝血因子和血小板替代。合并严重凝血因子缺陷或严重血小板减少的患者，应该适当补充凝血因子或输注血小板。

6.脑出血的外科治疗

外科治疗的意义：对于大多数脑出血患者而言，手术的作用尚不确定；对于有手术指征的脑出血患者。血肿的清除减少了血肿量，降低颅内压，提高了受损半球的灌注压及减少神经细胞毒性水肿。

外科治疗指征：小脑出血伴神经功能继续恶化或脑干受压或脑室梗阻引起脑积水，应尽快手术清除血肿；脑叶出血超过30mL且血肿距皮质表面1cm以内者，可以考虑血肿清除术。

手术时机：超早期开颅术能改善功能结局或降低死亡率。极早期开颅术可能使再出血的风险加大。严密监测病情，及时进行手术评估。

八、预后

脑出血急性期的死亡率为 $35\%\sim52\%$，脑出血的预后与血肿的大小、GCS 评分、脑水肿、破入脑室、出血部位、中线移位、意识水平、年龄、发热、高血糖及血压等相关。脑出血的 10 年存活率约为 24.1%。

九、康复

多数脑出血患者会发生功能残疾，因此所有的 ICH 患者都应当接受多方面的康复训练。如果可能的话，康复应该尽早开始并于出院后在社区继续进行，并形成良好协作的项目以实现早期出院和以家庭为基础的康复促进恢复。

第二章　心血管内科疾病

第一节　高血压

一、高血压的定义

大量的流行病学调查和临床研究证实,高血压是引起致死性和致残性心脑血管事件的最主要危险因素,例如脑卒中、心肌梗死、心力衰竭、肾功能衰竭等,血压水平越高,心血管不良事件的危险也越大。

有关高血压的诊断标准,国内外的学者已经争论了许多年。在自然人群中,动脉血压水平是随着年龄的增加而升高的,在正常和血压升高之间很难划出一个明确的界限。"正常血压"和"高血压"的分界线,只能人为地以一种实用的方法加以规定,理论上这个分界线应该是能区别有病和无病的最佳血压水平。目前主要是将流行病学调查资料、高血压人群的治疗随访数据,以及严格实施的降压药物临床随机对照试验结果,进行综合评估和相互印证,确定出在某一血压水平,高于此血压水平的人群接受降压治疗后,可以减少人群的心脑肾并发症,改善其预后,则这种血压水平就是高血压。因此,高血压的诊断标准并不是一成不变的。随着流行病学和临床研究不断发展与进步,在若干年后,再来评价原先采用的高血压诊断标准是否完善,常常重新修订血压分类的标准。目前国际和国内对血压的分类标准见表 2-1～表 2-2。

表 2-1　2007 年欧洲高血压学会(ESH)/欧洲心脏病学会(ESC)血压水平的定义和分类

单位:mmHg

类别	收缩压	舒张压
理想血压	<120	<80
正常血压	120～129	80～84
正常高值血压	130～139	85～89
1 级高血压(轻度)	140～159	90～99
2 级高血压(中度)	160～179	100～109
3 级高血压(重度)	≥180	≥110
单纯收缩期高血压	≥140	<90

注:若患者的收缩压和舒张压分属不同级别时,则以较高的分级为准。舒张压<90mmHg 的单纯性收缩期高血压也可按照收缩压水平分为 1、2、3 级。

表 2-2　2003 年美国 JNC7 成人（≥18 岁）血压水平的定义和分类

单位：mmHg

血压分类	收缩压		舒张压
正常	<120	和	<80
高血压前期	120～139	或	80～89
1 期高血压	140～159	或	90～99
2 期高血压	≥160	或	≥100

血压水平从 115/75mmHg 开始，心脏病和脑卒中的危险随着收缩压和舒张压的增高呈连续且几何级数的增加。当血压数值超过 140/90mmHg 时，治疗的获益将大于风险。《中国高血压防治指南》中的"正常高值"与美国 JNC7 中的"高血压病前期"相同，是对血压的一种新划分，指的是血压轻度升高达到 120/80mmHg 至 139/89mmHg 的状态，这种血压水平的患者今后发展到高血压的可能是血压低于 120/80mmHg 者的 2 倍，并且与较低血压者相比，其心血管危险仍然呈连续的对数线性增加的关系。血压 120/80mmHg 的心血管病死率低于 140/90mmHg 者，大约为后者的一半。

2009 年 11 月，美国高血压学会高血压写作组更新了高血压的定义及分类，提出按有高血压性心血管病（CVD）标志物及靶器官损害证据将高血压病划分为正常、1 期、2 期及 3 期，而无须考虑血压水平。该新定义认为高血压病是一种由多种病因相互作用所致、复杂的、进行性的心血管综合征，血压本质上是高血压病的一个生物标志。由于心脏、血管的功能与结构重塑，肾脏、脑组织损伤等脏器亚临床或临床表现，均可能发生在血压升高之前，若仅仅根据血压数值判断疾病的严重程度存在很大缺陷。新定义是对以往过度强调血压水平在高血压诊断和预后评估中意义的纠偏，是对高血压疾病本质的深入认识。但这种分期的目的在于病理生理上评价疾病的进展程度，提示未来高血压的防治趋势必定是越早越好。但在现实世界的临床实践中实用性不如高血压分级中的总体心血管危险评估，后者基于血压水平，结合靶器官损害或临床疾病状态，预测患者未来 10 年或更长时期内的心血管事件风险，并指导降压治疗策略选择以及其他危险因素的处理。

二、高血压病因及病理生理学

对 90%～95% 的高血压患者来说，无法明确存在单一的、可逆性致血压升高的病因，这些高血压患者即为原发性高血压。然而，绝大多数原发性高血压患者可确认存在稳定的行为因素——习惯性过多摄入能量、盐分和酒精，促进血压升高。其余 5%～10% 的高血压患者中，可确诊一种少见而明确的机制，即为继发性高血压。在器官系统水平，高血压是有关促进血管收缩和肾脏钠潴留的功能机制增强或血管舒张和肾脏钠排除的功能机制逐步丧失的结果。神经、激素以及血管等诸多机制均参与其中。越来越多的证据表明，神经激素的活化削弱血管功能（如内皮依赖的血管舒张）和结构（如内向重构），在高血压出现之前的早期发病中具有重要意义。

影响血压的最重要行为因素与饮食摄入热量和盐分有关。在各种人群中，高血压的患病率随体重指数呈线性增加。由于在发达国家和不发达国家均出现明显的肥胖流行,人们越来越多地关注代谢综合征,而代谢综合征常常合并高血压。代谢综合征指一组常见的临床表现簇:以高血压和腹部肥胖(男性肥胖类型)、胰岛素抵抗和葡萄糖耐量异常,以及以三酰甘油(甘油三酯)升高和高密度脂蛋白胆固醇低下为特点的血脂异常类型。Franungham 心脏研究中,新发高血压患者中肥胖高达 60%。体重增加导致高血压的机制尚未完全阐明,但是,已有大量证据显示,体重增加可致血浆容量扩张以及交感神经过度活化。一般认为,交感神经过度活化是为了代偿性消耗脂肪,但是,却引起周围血管收缩,肾脏的水钠潴留,以及血压升高。某些肥胖患者,睡眠呼吸暂停是高血压的重要原因。此类人群即使在清醒时段,由于反复的动脉血氧饱和度低下,使颈动脉窦化学感受器敏感性增高,导致持续性交感神经过度活化而致血压升高。

饮食中钠盐摄入是人类高血压的另一个关键行为因素。在全球 52 个不同地点完成 INTERSALT 研究显示,30 年里成人高血压发病与饮食中钠盐摄入量呈紧密的线性相关。然而,不同个体间的血压对饮食钠盐负荷和限钠饮食的反应存在显著的差别,提示遗传背景在钠盐与血压关系中的重要性。

遗传学研究已经明确了数十个孟德尔型遗传基因可导致高血压或低血压。这些基因均与肾脏处理水盐代谢的机制相关,因而强烈提示肾素-血管紧张素-醛固酮系统在人体血压调控中至关重要的地位。然而,所有确认的高血压孟德尔型仅占高血压患者中的极少数。目前几乎没有证据表明,任何这些基因单独或联合的微小变异,会对普通人群在日常环境中的血压升高产生增强或削弱的影响。不过,流行病学研究表明,家族内血压的相似性比在无关个体间更为明显,单卵双生子间的血压比双卵双生子间更相似,同一家庭内生物学子嗣间的血压比领养性子嗣间更相近。血压的家族聚集性中 70% 归咎于相同的基因而不是环境。尽管人类基因组图已经完成,但迄今为止,在全人群中有关血压变异的遗传因素尚未明了。

三、高血压的诊断策略

(一)血压测量方法

1.诊所血压

诊所血压是最常用和最基本的血压检测方法,准确地测量诊所血压是高血压诊断以及评估患者心血管危险的基础。正确的测量方法是:患者取靠背坐位,赤裸手臂至于心脏水平,静息 5min 后至少测量 2 次。将袖带充气至桡动脉搏动消失的读数更高 20mmHg 左右,再以 3 ~5mmHg/秒的速度为袖带放气。每次就诊时至少测量 2 次血压值,相隔 1~2min 重复测量,取 2 次读数的平均值记录。如果收缩压或舒张压的 2 次读数相差 5mmHg 以上,应再次测量,取 3 次读数的平均值记录。取其平均值作为本次就诊时的血压水平并记录。在测量血压前 30min 内不能吸烟和饮用咖啡。

由于正常情况下人体血压在整个 24h 内变化明显,因此,高血压的诊断不可基于一次测量的血压水平升高而作出。应根据至少 2 次非同日就诊时血压水平来诊断是否为高血压,根据目前《中国高血压防治指南》,血压分为正常,正常高值,或高血压。当一个人的平均收缩压和舒张压-收缩压落入不同的血压分级时,采纳更高的分级。

2.家庭自测血压

具有独特优点,可重复性较好,且无白大衣效应。可用于评估血压水平及降压治疗的效果,增强患者对治疗的主动参与,改善治疗的依从性。在诊所外自我监测血压能使患者更关心自己的健康,并为医疗决策提供更好的日常血压估计。家庭自测血压在评价血压水平和指导降压治疗上已经成为诊所血压的重要补充。

推荐使用符合国际标准(BHS 和 AAMI)的上臂式全自动或半自动电子血压计,每个患者的家庭血压测量仪均须在诊所检查以确认其准确性。为了减少测量误差,还应该告知患者固定时段测量血压,并记录所有的测量值。当采用家庭血压自我监测时,血压读数的报告方式可采用每周或每月的平均值。绝大多数患者在诊所血压常常比家庭自测血压或家外日常生活中测量的血压更高一些。家庭自测血压 135/85mmHg 相当于诊所血压 140/90mmHg。

3.动态血压监测

自动测量患者在日常活动中整个 24h 的血压,包括睡眠的时候。应使用符合国际标准(BHS 和 AAMI)的监测仪。可用于诊断白大衣性高血压、隐蔽性高血压、顽固难治性高血压、发作性高血压或低血压,评估血压升高的严重程度。前瞻性转归研究证实,在不论是接受治疗的还是未接受治疗的高血压患者中,对预测致死和非致死性心肌梗死和脑卒中,动态血压监测优越于标准诊所血压测量。但是目前仍主要用于临床研究,例如评估心血管调节机制、预后意义、新药或治疗方案疗效考核等,不能取代诊所血压测量。

动态血压监测是发现夜间高血压的唯一方法。正常人血压在夜间睡眠时降低而在清晨唤醒开始活动后急剧升高。持续夜间高血压进一步增加了已经积聚于心血管系统上的血压负荷。与白天高血压或诊所高血压相比,夜间高血压预测心血管转归的能力更强。清晨血压急剧升高与脑卒中、心肌梗死和心脏猝死的发病高峰密切相关。因此,理想的降压药物治疗应该精确地将整个 24h 血压水平调整到正常状态,尤其是对那些高危患者。

诊所血压升高的患者中,家庭自测血压或动态血压监测正常者多达 1/3。“单纯诊所高血压”或“白大衣高血压”指的是:24h 血压测量完全正常(包括平均白天动态血压低于 130/80mmHg),而诊所血压升高且无靶器官损害。这种血压升高被认为是由于在诊所测量血压时一过性肾上腺反应的结果。多个大规模研究表明,在这样严格定义的白大衣高血压患者中,其 5 年病死率与诊所血压正常者无显著差别。

然而,很多患者并非纯粹的白大衣高血压。相反,常常表现为“白大衣加剧”了患者需要治疗的原有持续性动态或夜间高血压。另外一些患者,由于日常生活中的工作或家庭应激、吸烟或其他肾上腺刺激引起交感神经过度活化,导致日常血压升高,而当患者到诊所就诊时这些刺激已经消失,故而诊所血压会低估动态血压水平。动态血压监测可以防止对这种“蒙面高血压”的漏诊和漏治,目前,高血压患者中 10% 为蒙面高血压,并且心血管危险明显增加(尽管诊所血压正常)。此外,在多达 30% 接受治疗的持续诊所血压升高患者中,动态血压监测如实记录血压足够或过度血压控制,避免过度治疗。

(二)高血压患者的心血管危险分层

绝大多数血压水平处于高血压病前期或高血压病诊断范围的患者均同时存在一种或更多的其他动脉粥样硬化危险因素。其他危险因素的合并存在可大大加剧收缩压水平升高导致心血管危险增加的强度。

《中国高血压防治指南》根据国际高血压流行病学资料以及可获得的我国心血管流行病学数据,总结了适合我国高血压患者心血管风险评估的危险分层。建议按危险度将高血压患者分为以下 4 组。

低危组:男性年龄<55 岁、女性年龄<65 岁,高血压 1 级、无其他危险因素者,属低危组。典型情况下,10 年随访中患者发生主要心血管事件的危险<15%。

中危组:高血压 2 级或 1～2 级同时有 1～2 个危险因素,患者应给予药物治疗,开始药物治疗前应经多长时间的观察,医生须予十分缜密的判断。典型情况下,该组患者随后 10 年内发生主要心血管事件的危险为 15%～20%,若患者属高血压 1 级,兼有一种危险因素,10 年内发生心血管事件危险约 15%。

高危组:高血压水平属 1 级或 2 级,兼有 3 种或更多危险因素、兼患糖尿病或靶器官损害或高血压水平属 3 级但无其他危险因素患者属高危组。典型情况下,他们随后 10 年间发生主要心血管事件的危险为 20%～30%。

很高危组:高血压 3 级同时有 1 种以上危险因素或兼患糖尿病或靶器官损害,或高血压 1～3 级并有临床相关疾病。典型情况下,随后 10 年间发生主要心血管事件的危险最高,达≥30%,应迅速开始最积极的治疗。

(三)排查继发性高血压(表 2-3)

对 90%～95% 的高血压患者来说,无法明确存在单一的可逆性致血压升高的病因,即继发性高血压患者在高血压人群中只是少数。因此,如果对每个高血压患者均彻底排查继发性高血压的病因,耗费巨大,且效益/成本比很低。但是在两种情况下却是至关重要:①初次评估时发现患者存在必须进一步检查的线索。②高血压进展严重以至于多种药物强化治疗无效或者需要住院处理。

表 2-3 继发性高血压的评估指南

疑似诊断	临床线索	诊断性检测
肾实质性高血压	估测的 GFR<60mL/(min · 1.73m^2)尿白蛋白/肌酐比值≥30mg/g	肾脏超声影像检查
肾血管疾病	新近血清肌酐升高,初次使用 ACEI 或 ARB 后血清肌酐显著升高,顽固性高血压,急性肺水肿,腹部杂音	磁共振成像或 CT 血管造影,介入性血管造影
主动脉缩窄	上肢脉搏>下肢脉搏,上肢血压>下肢血压,胸部杂音,胸部 X 线片肋骨凹陷	磁共振成像,主动脉造影

续表

疑似诊断	临床线索	诊断性检测
原发性醛固酮增生症	低血钾,顽固性高血压	血浆肾素和醛固酮、24h 尿钾、盐负荷后 24h 尿醛固酮和钾、肾上腺 CT、肾上腺静脉取血
库欣综合征	中心性肥胖,广泛的皮肤淡紫纹,肌肉无力	血浆可的松,地塞米松使用后检测尿可的松,肾上腺 CT
嗜铬细胞瘤	头痛,阵发性高血压,心悸,冷汗,面色苍白,糖尿病	血浆间羟肾上腺素和去甲肾上腺素,24h 尿儿茶酚胺,肾上腺 CT
呼吸睡眠暂停	响亮的鼾声,白昼嗜睡,肥胖,项颈肥大	睡眠检查

CT:计算机断层扫描;GFR:肾小球滤过率。

四、高血压的治疗策略

治疗高血压的主要目的是最大限度地降低心血管发病和死亡的总危险。因此,在治疗高血压的同时,应全面干预患者所有可逆性危险因素(如吸烟、血脂异常或糖尿病),并适当处理患者同时存在的各种临床情况。危险因素越多,其程度越严重,若还兼有临床情况,主要心血管病的绝对危险就更高,干预和治疗这些危险因素的力度应越大。

(一)降压治疗的启动

对绝大多数高血压患者,一般接受终身抗高血压治疗的起始血压水平为 140/90mmHg;对合并糖尿病或慢性肾病的高危患者,更低的血压水平 130/80mmHg 就应开始接受降压治疗;老年单纯收缩压>150mmHg。

1.无并发症的高血压

目标血压<140/90mmHg。

2.目标血<130/80mmHg 的适应证

(1)糖尿病。

(2)慢性肾病:①肾小球滤过率<60mL/(min · 1.73m^2)。②尿白蛋白/肌酐比值≥30mg/g。

3.其他应考虑目标血压<130/80mmHg 的状况

(1)稳定性冠状动脉疾病。

(2)脑卒中或一过性脑缺血的二级预防。

(3)左心室肥厚。

(二)生活方式改变

在血压水平达到高血压出现之前,如果能够早期采取生活方式改变并持之以恒,那么肯定能预防数以百万计的新发高血压患者。然而,一旦高血压出现,那么终身服药即为有效治疗的基石,生活方式改变只能作为附加措施,而不能替代药物治疗。生活方式改变可以减少需要使用的药物,获得对相关心血管危险因素控制有益的影响,强化患者在控制血压中的主观能动性。

改善生活方式在任何时候对任何患者(包括血压为正常高值和需要药物治疗的患者)都是一种合理的治疗,其目的是降低血压、控制其他危险因素和并存临床情况。改善生活方式对降低血压和心血管危险的作用已得到广泛认可,所有患者都应采用,这些措施包括:戒烟;减轻体重,体重指数(kg/m^2)应控制在 24 以下;节制饮酒,每日酒精摄入<25g;减少钠盐摄入,每人每日食盐量不超过 6g;适当运动,每周 3~5 次,每次持续 20~60min 即可;多吃水果和蔬菜,减少食物中饱和脂肪酸的含量和脂肪总量,注意补充钾和钙;减轻精神压力,保持心理平衡。

(三)药物治疗

高血压的降压治疗目的是通过充分降低血压和减少相关代谢异常,以降低心血管事件和终末期肾病的危险,而不影响患者的生活质量。常常需要采取二药、三药或者更多不同种类药物的多药联合治疗方案,以达到目前推荐的血压控制目标,特别是在那些高危的患者中。低剂量固定药物联合可以发挥协同降压作用,最大程度减少副作用,并且降低药片数量以及药物费用。对大部分高血压患者,小剂量阿司匹林和降脂治疗应作为全面降低心血管危险策略的组成部分。

常用降压药物:目前推荐常用于初始降压并长期维持血压控制的药物主要有以下 5 类,即利尿药、β受体阻滞剂、血管紧张素转换酶抑制剂(ACEI)、血管紧张素Ⅱ受体阻滞剂(ARB)、长效钙离子拮抗剂。

其他可用于降压的药物种类还有直接肾素抑制剂(阿利吉伦),α肾上腺素能阻滞剂(哌唑嗪,多沙唑嗪、特拉唑嗪),中枢交感神经抑制剂(胍法辛,可乐定,甲基多巴)和直接血管扩张剂(米诺地尔和肼屈嗪)等。

大多数慢性高血压患者应该在 1~3 个月内逐渐降低血压至目标水平,这样对远期事件的减低有益。推荐应用长作用制剂,其作用可长达 24h,每日服用一次,这样可以减少血压的波动、降低主要心血管事件的发生危险和防治靶器官损害,并提高用药的依从性。强调长期有规律的抗高血压治疗,达到有效、平稳、长期控制的要求。临床实践中,给特定的患者选择最适合的降压药物应该基于两方面的考虑:①有效降低血压并能预防高血压并发症,同时副作用最少和花费最小。②同时治疗合并存在的心血管疾病(如心绞痛,心力衰竭)。

1.根据病情选择药物

(1)单纯高血压患者:人们一直期望能够给特定高血压患者以降压疗效最好而不良反应最少,并能最大幅度降低心血管危险的降压药物。目前仅有少量的资料提示可根据 DNA 顺序变化来确定某个个体患者的血压对某种特定药物特别敏感。然而,任何这些报道的作用均尚未足够有力来改变目前临床决策的制定。

根据血浆肾素(PRA)水平将高血压患者分为高、低肾素和中间肾素水平 3 组,并将降压药物分为两类,一类是 R 型降压药物,以拮抗肾素-血管紧张素-醛固酮系统为主要作用机制(包括 ACEI 和 β受体阻滞剂);另一类为 V 型药物,以缩减血容量为主要作用机制的药物(包括

CCB 和利尿剂）。Alderman 等的研究显示，与 V 型降压药物相比，R 型降压药物对低 PRA 患者的降压疗效明显较弱，发生升压反应（收缩压升高＞10mmHg）的比例较高（11％对 5％）；无论低、中和高 PRA 水平的患者，V 型降压药物治疗的降压效果均一致，而 R 型药物仅对高 PRA 水平的高血压患者降压反应较好。另有研究表明，高血压患者的血浆肾素水平与不同种类药物降压效果有关，较高肾素水平者对 β 受体阻滞剂的降压效应明显，而较低肾素水平者对利尿剂的降压效应明显强于 β 受体阻滞剂。英国高血压学会主张对年轻高血压患者（年龄＜55 岁）以一种 ACE 抑制剂、ARB 或 β 受体阻滞剂（"A"或"B"药物）为起始治疗，因为他们常常是高肾素型高血压；对老年或黑人高血压患者，选择一种 CCB 或利尿剂（"C"或"D"药物），这些患者常常为低肾素型高血压。

目前由于检测 PRA 的可及性以及重复性存在相当大问题，尚无法用于临床高血压患者初始药物的选择依据。但是，考虑年龄、地域饮食、疾病等特点，鉴于 CCB 或利尿剂类降压药物适用于各类 PRA 水平的患者，因此，V 型降压药物可作为常规初始治疗选择，在此基础上增加其他类型降压药物，疗效可能更好。

根据临床观察的结果，JNC7 建议噻嗪类利尿剂作为对大多数高血压患者效益/成本比最好的一线降压药物。对 2 级高血压患者起始即以两种药物治疗（其中一种必须为噻嗪类）。相比之下，欧洲高血压学会和《中国高血压防治指南》没有提出特定某类药物的推荐，其观点是最有效的药物是患者能耐受并坚持服用的那些药物。

（2）特殊高血压患者

①老年人：HYVET 研究证实，即使年龄超过 80 岁的高血压患者接受利尿剂或（和）ACE 抑制剂治疗，以收缩压降低至＜150mmHg 为目标血压水平，结果显示，降压治疗显著降低心血管不良事件的风险：致死或非致死性卒中减少 30％，卒中所致的死亡下降 39％，全因死亡下降 21％，心源性死亡下降 23％，心力衰竭减少 64％。

②冠心病：稳定型心绞痛时首选 β 受体阻滞剂或长作用钙拮抗剂或 ACE 抑制剂；急性冠脉综合征时选用 β 受体阻滞剂和 ACE 抑制剂；心肌梗死后患者用 ACE 抑制剂、β 受体阻滞剂和醛固酮拮抗剂。

③心力衰竭：首选 ACE 抑制剂和 β 受体阻滞剂；亦可将 ACE 抑制剂、β 受体阻滞剂、ARB 和醛固酮受体拮抗剂与祥利尿剂合用。

④糖尿病：首选 ACEI 或 ARB，必要时用钙拮抗剂、噻嗪类利尿剂、β 受体阻滞剂。

⑤慢性肾病：ACEI、ARB 有利于防止肾病进展，为了最大程度保护肾功能，CCB 不应作为起始的降压药物，而应该在 ACE 抑制剂或 ARB 作为起始治疗后一起使用。重度患者可能须合用襻利尿剂。

2.血压水平过低的标准

以血管事件或死亡为终点的随机临床试验及有关降压试验的汇总分析，为高血压治疗提供了一系列证据。与安慰剂对照组比较，降压药治疗高血压患者，使血压降低 10～12mmHg/4～6mmHg 可使脑卒中相对危险减少 42％，冠脉事件减少 14％，总死亡减少 14％。降压治疗单纯收缩期高血压患者可使上述事件分别减少 30%、23% 和 13%。FEVER 研究是在中国完成的大规模随机临床试验,入选伴高危因素的高血压患者,在利尿剂应用基础上,随机用非洛地平或安慰剂治疗随访 4 年,结果非洛地平缓释片治疗组脑卒中事件相对危险明显下降;进一步证明降压目标应小于 140/90mmHg。在一定的范围内,降压治疗所能达到的血压水平越低,总的心脑血管事件的风险减少越显著。

　　2 型糖尿病患者血压高于 130/80mmHg 时,不良心血管事件发生率明显增高。HOT 研究表明,以分别舒张压＜90mmHg,＜85mmHg,＜80mmHg 为降压目标值,三组患者间总体心血管事件危险降低相似,但在合并糖尿病患者中,舒张压＜80mmHg 组的心血管事件发生率比舒张压＜90mmHg 组降低 51%。因此,现行多种指南均推荐将 2 型糖尿病患者血压控制在 130/80mmHg 以下。ACCORD 研究降压试验是一项明确强化降压治疗能否减少糖尿病患者严重 CVD 事件风险性的随机对照研究,研究纳入 4733 例伴有临床 CVD 或 CVD 危险因素的 2 型糖尿病患者,并将其随机分至强化降压治疗(目标血压＜120mmHg 组,n=2362)或常规降压治疗(目标血压＜140mmHg 组,n=2371)。结果表明,在平均随访 5 年的研究期间,强化治疗组的平均血压为 119mmHg,标准治疗组为 134mmHg。在平均随访 5 年后,与常规降压治疗组相比,强化治疗组不仅不能降低 2 型糖尿病患者主要复合终点事件发生率,强化治疗组的 77 例患者出现由血压降低所致的严重并发症,标准治疗组为 30 例。此外,强化治疗组的部分肾功能指标较差。强化治疗组脑卒中风险相对较低。ACCORD 降压试验结果提示试图将 2 型糖尿病患者血压降低至正常或接近正常水平并不会更多获益。

　　INVEST 研究事后分析入选 6400 例高血压合并冠心病和糖尿病的患者,依据收缩压水平不同将患者分为极严格控制组(≤110mmHg)、严格控制组(110~129mmHg)、标准控制组(130~140mmHg)和未控制组(＞140mmHg)。结果显示,与标准控制组相比,未控制组和极严格控制组的心肌梗死性死亡或脑卒中风险显著升高(OR 1.5;P＜0.0001;OR 2.1;P=0.005),而严格控制组不良心血管预后风险与标准控制组相似(OR 1.08;P=0.39)。这一结果显示,对糖尿病患者过度强化降压治疗并不能较标准治疗进一步降低心肌梗死和脑卒中,反而有增加全因死亡的风险。强烈提示高危高血压患者的降压治疗并非血压水平越低越好。

　　2009 年欧洲高血压学会对其高血压指南的再评价中反思了既往过度强调降压治疗追求更低血压水平的趋势,对降压范围进行了新的界定,提出对于高危人群,血压应控制在 130/80mmHg 以下,而且不应低于 120/70mmHg。

　　3.如何优化降压——降低血压变异性

　　血压变异性是指一定时间内血压波动的程度。通常以不同时间多次血压读数的标准差、变异系数,或独立于均值的变异系数等来表示。根据观察周期的长短,血压变异分为短时血压变异和长时血压变异,前者指 24h 内(通过动态血压监测)的血压变异性,后者指数周(家庭血压监测)或数月乃至数年(随访问)内的血压变异性。近期发表的 ASCOT-BPLA 研究 19257 例高血压患者的血压数据分析考察了长时血压变异性,结果显示钙拮抗剂氨氯地平和 β 受体阻滞剂阿替洛尔对 BPV 具有截然不同的作用,至少部分地诠释了两种基础降压药物对脑卒中风险作用的差异。对受试对象为既往有短暂性脑缺血发作患者的 TIA 和 UK-TIA 研究数据分析显示,收缩压变异性越大,脑卒中风险越高。ASCOT-BPLA 研究的 BPV 分析同样显示,降压治疗后,相对于血压水平平均值,血压变异性具有更强的脑卒中和冠脉事件风险预测价值,随访期间收缩压变异性和最大收缩压是独立于平均收缩压的强预测因子。不同类降压药物对血压变异性的作用亦不同。另一项荟萃分析比较不同类别的降压药物对于收缩压变异性的影响,纳入了钙拮抗剂、ACE 抑制剂、血管紧张素受体拮抗剂及 β 受体阻滞剂、利尿剂等各种降压药物对收缩压标准差影响的所有 389 项随机对照研究进行汇总分析,与其他药物相比,钙拮抗剂可降低收缩压变异性:变异比为 0.81,95% 可信区间为 0.76～0.86,P＜0.0001;与安慰剂相比,钙拮抗剂减少收缩压波动的作用最大。结果表明,钙拮抗剂组收缩压变异性最小,脑卒中风险最低,而几类药物的收缩压变异性无显著差异。

血压变异性有可能成为新的高血压诊断指标,亦可能成为预测心血管风险的另一指标,对心脑血管事件进行风险预测,并且还可用来选择降压药物。鉴于 CCB 类药物在降低血压变异性方面的优越性,建议＜55 岁的高血压患者也应将 CCB 类药物作为初始降压治疗药物的选择之一。

ASCOT-BPLA 研究针对高血压患者选用 2 种降压方案:一组给予钙拮抗剂氨氯地平联合血管紧张素转化酶抑制剂(ACEI)培哚普利;另一组给予 β 受体阻滞剂阿替洛尔联合利尿剂苄噻嗪。随访 5.5 年结果显示:β 受体阻滞剂联合利尿剂方案在血压的稳定性、预防脑卒中和心血管事件方面均劣于钙拮抗剂联合 ACEI。钙拮抗剂优于 β 受体阻滞剂,这可能相当大程度上归益于钙拮抗剂组患者血压变异性的降低。血压变异性与心肌梗死和其他冠状动脉事件的风险有直接关联。研究者最后提出今后降低血压变异性将成为治疗高血压病的主要目标,更多关注血压控制的平稳性,而不是仅仅关注血压降低的平均水平。

4.联合降压药物的优化选择

目前临床使用的抗高血压药物单独治疗所可能获得降压达标率不足 50%。在新近发表的 ASCOT 研究中,分别仅有 15% 和 9% 的高血压患者在接受单一钙拮抗剂氨氯地平或 β 受体阻滞剂阿替洛尔后达到血压控制目标。根据已有的临床资料,超过 60% 的高血压患者需要 2 种以上的抗高血压药物联合治疗才能达到血压控制。

联合抗高血压药物治疗能够以分别较小的剂量获得与单一药物加倍剂量相似或更大的降压幅度,因而大大提高抗高血压药物治疗的降压达标率。在多个抗高血压药物的临床试验中,对轻中度(一级和二级)高血压患者,联合抗高血压药物的降压达标率均达到 70% 以上;对重度(三级)高血压患者,能获得更好的疗效,降压幅度更大,血压控制达标率更高。同时,由于使用分别较小的剂量以及药物作用机制不同,临床不良反应发生率降低,长期接受治疗的安全性和耐受性显著提高。

ACCOMPLISH 研究是第一项研究联合药物在高血压初始治疗中疗效随机双盲前瞻性研究(n＝10704),该研究比较了贝那普利/氨氯地平和贝那普利/氢氯噻嗪联合治疗的降压效果及其对临床转归终点事件的影响。其初始剂量分别为 20mg/5mg 和 20mg/12.5mg,最大剂量为 40mg/10mg 和 40mg/25mg,比较了两组间的降压效果和心血管事件发病率和死亡率。

在接受研究规定的联合药物治疗 6 个月后,平均收缩压和基线时相比出现了较大幅度的下降,从145.5/80.2mmHg降至 132.5/74.3mmHg,血压达标率高达 73%,与之相对应的是基线时有高达 61.1% 的患者收缩压≥140mmHg。近 92% 的受试患者需要较大剂量的联合药物治疗。

可见,无论是 ACE 抑制剂联合利尿剂还是 ACE 抑制剂联合钙拮抗剂,均能获得良好的降压效果。即使对基线血压并不很高或已得到一定程度控制的高血压患者,在以 ACE 抑制剂为基础的联合降压治疗中,都能进一步获得更好的血压控制,降压达标率显著提高。

ASCOT 降压研究比较了阿替洛尔＋苄氟噻嗪(噻嗪类利尿剂)与氨氯地平＋培哚普利两种不同降压药物联合治疗策略对高血压患者的影响。研究结果显示,与阿替洛尔＋苄氟噻嗪组患者相比,氨氯地平＋培哚普利的降压作用更强,该组患者平均收缩压和舒张压分别比前者降低了 2.7mmHg 和 1.9mmHg;心脑血管死亡、心肌梗死和脑卒中减少了 23%,心血管原因的死亡减少了 24%;所有原因死亡率减少了 11%(P＝0.025)。与既往降压药物临床研究中显示的平均收缩压降低 1mmHg 可使病死率降低 1% 相比,ASCOT 研究中氨氯地平＋培哚普利组总病死率减少 11% 显然不是完全由平均收缩压降低 2.7mmHg 引起的。该研究提示,不同降压药物的联合治疗可带来临床转归获益的显著差别。ASCOT 研究中,各亚组患者,无论年龄、性别、是否吸烟、肥胖,是否存在左心室肥厚、糖尿病、血管疾病史、肾功能异常,以及是否有代谢综合征表现,都能从钙拮抗剂＋ACE 抑制剂的联合降压药物治疗中获得一致的、更大的益处。因此,在降压药物的长期治疗过程中,在获得相似降压效果的基础上,使用 ACEI 或 ARB 进一步抑制 RAS 系统的活性,可获得更强的保护高血压患者、改善预后、延长患者寿命等重要益处。

无独有偶,ACCOMPLISH 研究结果发现无论是贝那普利＋氢氯噻嗪,还是贝那普利＋氨氯地平,血压控制率较基线的 37.2% 和 37.9% 均有显著大幅度提高,分别达到 72.4% 和 75.4%,而两组间收缩压平均相差仅仅 0.9mmHg 时,钙拮抗剂＋ACE 抑制剂组进一步显著降低心血管事件风险达 20%(P＝0.0002)。ACCOMPLISH 研究中氨氯地平＋贝那普利的联合方案不仅达到了非常卓越的血压控制率,并且为高血压患者采用联合治疗减少心血管事件提供了更佳选择。

目前优先推荐 ACE 抑制剂或 ARB＋钙拮抗剂以及 ACE 抑制剂或 ARB＋利尿剂的联合。亦可采用 β 受体阻滞剂＋利尿剂,钙拮抗剂＋利尿剂,二氢吡啶类钙拮抗剂＋β 受体阻滞剂,肾素抑制剂＋利尿剂,肾素抑制剂＋ARB,利尿剂＋保钾利尿剂等。不建议下列联合:ACE 抑制剂＋ARB,ACE 抑制剂或 ARB＋β 受体阻滞剂,非二氢吡啶类钙拮抗剂＋β 受体阻滞剂,中枢性降压药＋β 受体阻滞剂。

5.高血压患者的调脂和抗血小板治疗

在采取抗高血压药物治疗以及生活方式改变的同时,应考虑使用低剂量阿司匹林(100mg)和降脂药物作为综合降低心血管危险的一部分,以获得更大的心血管危险降低。在接受治疗的高血压患者中,收缩压降低至<150mmHg后,低剂量阿司匹林能降低心肌梗死达36%,而不增加颅内出血的危险。

对存在其他心血管危险因素,并且平均低密度脂蛋白胆固醇为 3.38mmol/L 中度高血压的患者,在抗高血压药物治疗方案的基础上,加用 10mg 阿托伐汀可减少 36%的致死性和非致死性心肌梗死,并且致死性和非致死性脑卒中减少 27%。因此,对此类患者必须给予他汀治疗,将其低密度脂蛋白胆固醇降低至目标值 2.6mmol/L 以下。

6.降压药物与新发糖尿病

肥胖和高血压均为糖尿病的强大危险因素,并且糖尿病进展将急剧增加高血压相关的心血管危险。已经有大量一致的证据表明,新发糖尿病的危险进一步受抗高血压药物种类的选择所影响。这种危险在使用大剂量噻嗪类利尿剂和标准剂量 β 受体阻滞剂,尤其是利尿剂与β 受体阻滞剂联合治疗后显著增大;钙拮抗剂可能不增加新发糖尿病的危险;而 ACE 抑制剂或血管紧张素受体拮抗剂以及 α 受体阻滞剂均能降低此危险。

然而,抗高血压药物相关的糖尿病发病率变化对心血管终点的重要性仍是一个争议颇大的题目。在 ALLHAT 试验里,不同药物治疗组间血糖水平的绝对差异很小,并且对噻嗪类利尿剂的降压所获心血管保护似乎没有不良影响。另一方面,大多数临床试验为期 5 年,而 5 年对考察新发糖尿病的心血管并发症可能为时过短,因为一般需要 20 年或者更长的时间糖尿病的心血管并发症才能表现出来。对高血压合并糖尿病前期的患者以及需要终身服用降压药物的年轻高血压患者,现在已有比传统的 β 受体阻滞剂与噻嗪类利尿剂联合更好的药物可供选用。

与其他降压药物相比,ARB 和 ACE 抑制剂具有更好的改善胰岛素抵抗作用。然而,DREAM 研究表明,与安慰剂相比,大剂量雷米普利(15mg/d)并不能降低糖耐量异常患者新发糖尿病的风险。与此相反,迄今为止规模最大的前瞻性糖尿病预防研究——NAVIGATOR(那格列奈和缬沙坦对糖耐量异常患者预后影响的研究)研究显示,在严格生活方式干预基础上,降压药物缬沙坦进一步降低糖耐量异常人群新发糖尿病风险 14%,显著降低空腹及糖负荷后 2h 血糖水平。NAVIGATOR 研究为缬沙坦改善胰岛素抵抗的作用提供了充分、坚实的循证医学证据。NAVIGATOR 研究证实,在采取了严格的治疗性生活方式改变的基础上,缬沙坦在长期降压治疗的同时,能够显著降低糖耐量异常患者新发糖尿病的风险。

第二节　冠心病

一、概述

心绞痛是由于暂时性心肌缺血引起的以胸痛为主要特征的临床综合征,是冠状动脉粥样硬化性心脏病(冠心病)的最常见表现。通常见于冠状动脉至少一支主要分支管腔直径狭窄在50%以上的患者,当应激时,冠状动脉血流不能满足心肌代谢的需要,导致心肌缺血,而引起心绞痛发作,休息或含服硝酸甘油可缓解。

稳定型心绞痛(SAP)是指心绞痛发作的程度、频度、性质及诱发因素在数周内无显著变化的患者。心绞痛也可发生在瓣膜病(尤其主动脉瓣病变)、肥厚型心肌病和未控制的高血压以及甲状腺功能亢进、严重贫血等患者。冠状动脉"正常"者也可由于冠状动脉痉挛或内皮功能障碍等原因发生心绞痛。某些非心脏性疾病如食管、胸壁或肺部疾病也可引起类似心绞痛的症状,临床上须注意鉴别。

二、流行病学

心绞痛是基于病史的主观诊断,因此它的发病率和患病率很难进行评估,而且评估结果也会因为依据的标准不同产生差异。

一项基于欧洲社区心绞痛患病率的调查研究显示:45～54 岁年龄段女性患病率为 0.1%～1%,男性为 2%～5%;而 65～74 岁年龄段女性高达 10%～15%,男性高达 10%～20%。由此可见,大约每百万个欧洲人中有 2 万～4 万人罹患心绞痛。

最近的一项调查,其标准为静息或运动时胸痛发作伴有动脉造影、运动试验或心电图异常证据,研究结果证实了心绞痛的地域差异性,且其与已知的全球冠心病死亡率的分布平行。例如,心绞痛作为初始冠脉病变的发病率,贝尔法斯特是法国的两倍。

稳定型心绞痛患者有发生急性冠脉综合征的危险,如不稳定型心绞痛、非 ST 段抬高型心肌梗死或 ST 段抬高型心肌梗死。Framingham 研究结果显示,稳定型心绞痛的患者,两年内发生非致死性心肌梗死和充血性心脏病的几率,男性为 14.3% 和 5.5%,女性为 6.2% 和 3.8%。稳定型心绞痛的患者的预后取决于临床、功能和解剖因素,个体差别很大。

左室功能是慢性稳定性冠脉疾病存活率最有力的预测因子。其次是冠脉狭窄的部位和严重程度。左冠状动脉主干病变最为严重,据国外统计,年死亡率可高达 30% 左右。此后依次为三支、二支与一支病变。左前降支病变一般较其他两大支严重。

三、病因和发病机制

稳定型心绞痛是一种以胸、下颌、肩、背或臂的不适感为特征的临床综合征,其典型表现为劳累、情绪波动或应激后发作,休息或服用硝酸甘油后可缓解。有些不典型的稳定型心绞痛以上腹部不适感为临床表现。William Heberden 在 1772 年首次提出"心绞痛的概念",并将之描述为与运动有关的胸区压抑感和焦虑,不过那时还不清楚它的病因和病理机制。现在我们知道它由心肌缺血引起。心肌缺血最常见的原因是粥样硬化性冠状动脉疾病,其他原因还包括肥厚型或扩张型心肌病、动脉硬化以及其他较少见的心脏疾病。

心肌供氧和需氧的不平衡产生了心肌缺血。心肌氧供取决于动脉氧饱和度、心肌氧扩散度和冠脉血流,而冠脉血流又取决于冠脉管腔横断面积和冠脉微血管的调节。管腔横断面积和微血管都受到管壁内粥样硬化斑块的影响,从而因运动时心率增快、心肌收缩增强以及管壁紧张度增加导致心肌需氧增加,最终引起氧的供需不平衡。心肌缺血引起交感激活,产生心肌耗氧增加、冠状动脉收缩等一系列效应从而进一步加重缺血。缺血持续加重,导致心脏代谢紊乱、血流重分配、区域性以至整体性舒张和收缩功能障碍,心电图改变,最终引起心绞痛。缺血心肌释放的腺苷能激活心脏神经末梢的 A1 受体,是导致心绞痛(胸痛)的主要中介。

心肌缺血也可以无症状。无痛性心肌缺血可能因为缺血时间短或不甚严重,或因为心脏传入神经受损,或缺血性疼痛在脊的和脊上的部位受到抑制。患者显示出无痛性缺血证据、气短以及心悸都提示心绞痛存在。

对大多数患者来说,稳定型心绞痛的病理因素是动脉粥样硬化、冠脉狭窄。正常血管床能自我调节,例如在运动时冠脉血流增加为平时的 5～6 倍。动脉粥样化斑块减少了血管腔横断面积,使得运动时冠脉血管床自我调节的能力下降,从而产生不同严重程度的缺血。若管腔径减少>50%,当运动或应激时,冠脉血流不能满足心脏代谢需要从而导致心肌缺血。内皮功能受损也是心绞痛的病因之一。心肌桥是心绞痛的罕见病因。

用血管内超声(IVUS)观察稳定型心绞痛患者的冠状动脉斑块,发现 1/3 的患者至少有 1 个斑块破裂,6% 的患者有多个斑块破裂。合并糖尿病的患者更易发生斑块破裂。临床上应重视稳定型心绞痛患者的治疗,防止其发展为急性冠脉综合征(ACS)。

四、诊断

胸痛患者应根据年龄、性别、心血管危险因素、疼痛的特点来估计冠心病的可能性,并依据病史、体格检查、相关的无创检查及有创检查结果作出诊断及分层危险的评价。

(一)病史及体格检查

1.病史

详尽的病史是诊断心绞痛的基石。在大多数病例中,可以通过病史就能得出心绞痛的诊断。

(1)部位。典型的心绞痛部位是在胸骨后或左前胸,范围常不局限,可以放射到颈部、咽部、颌部、上腹部、肩背部、左臂及左手指侧,也可以放射至其他部位,心绞痛还可以发生在胸部以外如上腹部、咽部、颈部等。每次心绞痛发作部位往往是相似的。

(2)性质。常呈紧缩感、绞榨感、压迫感、烧灼感、胸憋、胸闷或有窒息感、沉重感,有的患者只述为胸部不适,主观感觉个体差异较大,但一般不会是针刺样疼痛,有的表现为乏力、气短。

(3)持续时间。呈阵发性发作,持续数分钟,一般不会超过 10min,也不会转瞬即逝或持续数小时。

(4)诱发因素及缓解方式。慢性稳定型心绞痛的发作与劳力或情绪激动有关,如走快路、爬坡时诱发,停下休息即可缓解,多发生在劳力当时而不是之后。舌下含服硝酸甘油可在 2～5min 内迅速缓解症状。

非心绞痛的胸痛通常无上述特征,疼痛通常局限于左胸的某个部位,持续数个小时甚至数天;不能被硝酸甘油缓解甚至因触诊加重。

2.体格检查

稳定型心绞痛体检常无明显异常,心绞痛发作时可有心率增快、血压升高、焦虑、出汗,有时可闻及第四心音、第三心音或奔马律,或出现心尖部收缩期杂音,第二心音逆分裂,偶闻双肺底啰音。体检尚能发现其他相关情况,如心脏瓣膜病、心肌病等非冠状动脉粥样硬化性疾病,也可发现高血压、脂质代谢障碍所致的黄色瘤等危险因素,颈动脉杂音或周围血管病变有助于动脉粥样硬化的诊断。体检尚须注意肥胖(体重指数及腰围),有助于了解有无代谢综合征。

(二)基本实验室检查

(1)了解冠心病危险因素,空腹血糖、血脂检查,包括血总胆固醇(TC)、高密度脂蛋白胆固醇(HDL-C)、低密度脂蛋白胆固醇(LDL-C)及甘油三酯(TG)。必要时做糖耐量试验。

(2)了解有无贫血(可能诱发心绞痛),检查血红蛋白是否减少。

(3)甲状腺,必要时检查甲状腺功能。

(4)行尿常规、肝肾功能、电解质、肝炎相关抗原、人类免疫缺陷病毒(HIV)检查及梅毒血清试验,须在冠状动脉造影前进行。

(5)胸痛较明显患者,须查血心肌肌钙蛋白(cTnT 或 cTnI)、肌酸激酶(CK)及同工酶(CK-MB),以与急性冠状动脉综合征(ACS)相鉴别。

(三)胸部 X 线检查

胸部 X 线检查常用于可疑心脏病患者的检查,然而,对于稳定型心绞痛患者,该检查并不能提供有效特异的信息。

(四)心电图检查

1.静息心电图

所有可疑心绞痛患者均应常规行静息 12 导心电图。怀疑血管痉挛的患者于疼痛发作时行心电图尤其有意义。心电图同时可以发现诸如左室肥厚、左束支阻滞、预激、心律失常以及传导障碍等情况,这些信息可发现胸痛的可能机制,并能指导治疗措施。静息心电图对危险分层也有意义。但不主张重复此项检查除非当时胸痛发作或功能分级有改变。

2.心绞痛发作时心电图

在胸痛发作时争取心电图检查,缓解后立即复查。静息心电图正常不能排除冠心病心绞痛的诊断,但如果有 ST-T 改变符合心肌缺血时,特别是在疼痛发作时检出,则支持心绞痛的诊断。心电图显示陈旧性心肌梗死时,则心绞痛可能性增加。静息心电图有 ST 段压低或 T 波倒置但胸痛发作时呈"假性正常化",也有利于冠心病心绞痛的诊断。24h 动态心电图表现如有与症状相一致 ST-T 变化,则对诊断有参考价值。

(五)核素心室造影

1.^{201}TI 心肌显像

铊随冠脉血流被正常心肌细胞摄取,休息时铊显像所示主要见于心肌梗死后瘢痕部位。在冠状动脉供血不足部位的心肌,则明显的灌注缺损仅见于运动后缺血区。变异型心绞痛发作时心肌急性缺血区常显示特别明显的灌注缺损。

2.放射性核素心腔造影

红细胞被标记上放射性核素,得到心腔内血池显影,可测定左心室射血分数及显示室壁局部运动障碍。

3.正电子发射断层心肌显像(PET)

除可判断心肌血流灌注外,还可了解心肌代谢状况,准确评估心肌活力。

(六)负荷试验

1.心电图运动试验

(1)适应证

①有心绞痛症状怀疑冠心病,可进行运动,静息心电图无明显异常的患者,为诊断目的。

②确定稳定型冠心病的患者心绞痛症状明显改变者。

③确诊的稳定型冠心病患者用于危险分层。

(2)禁忌证:急性心肌梗死早期、未经治疗稳定的急性冠状动脉综合征、未控制的严重心律失常或高度房室传导阻滞、未控制的心力衰竭、急性肺动脉栓塞或肺梗死、主动脉夹层、已知左冠状动脉主干狭窄、重度主动脉瓣狭窄、肥厚型梗阻性心肌病、严重高血压、活动性心肌炎、心包炎、电解质异常等。

(3)方案(Burce方案):运动试验的阳性标准为运动中出现典型心绞痛,运动中或运动后出现 ST 段水平或下斜型下降≥1mm(J 点后 60ms～80ms),或运动中出现血压下降者。

(4)须终止运动试验的情况:包括:①出现明显症状(如胸痛、乏力、气短、跛行);症状伴有意义的 ST 段变化;②ST 段明显压低(压低>2mm 为终止运动相对指征;≥4mm 为终止运动绝对指征);③ST 段抬高≥1mm;④出现有意义的心律失常;收缩压持续降低 10mmHg(1mmHg=0.133kPa)或血压明显升高(收缩压>250mmHg 或舒张压>115mmHg);⑤已达目标心率者。有上述情况一项者须终止运动试验。

2.核素负荷试验(心肌负荷显像)

(1)核素负荷试验的适应证

①静息心电图异常、LBBB、ST 段下降>1mm、起搏心律、预激综合征等心电图运动试验难以精确评估者。

②心电图运动试验不能下结论,而冠状动脉疾病可能性较大者。

(2)药物负荷试验:包括双嘧达莫、腺苷或多巴酚丁胺药物负荷试验,用于不能运动的患者。

(七)多层 CT 或电子束 CT

多层 CT 或电子束 CT 平扫可检出冠状动脉钙化并进行积分。人群研究显示钙化与冠状动脉病变的高危人群相联系,但钙化程度与冠状动脉狭窄程度却并不相关,因此,不推荐将钙化积分常规用于心绞痛患者的诊断评价。

CT 造影为显示冠状动脉病变及形态的无创检查方法。有较高阴性预测价值,若 CT 冠状动脉造影未见狭窄病变,一般可不进行有创检查。但 CT 冠状动脉造影对狭窄病变及程度的判断仍有一定限度,特别当钙化存在时会显著影响狭窄程度的判断,而钙化在冠心病患者中相当普遍,因此,仅能作为参考。

（八）有创性检查

1.冠状动脉造影

冠状动脉造影至今仍是临床上评价冠状动脉粥样硬化和相对较为少见的非冠状动脉粥样硬化性疾病所引起的心绞痛的最精确的检查方法。对糖尿病、>65岁老年患者、>55岁女性的胸痛患者冠状动脉造影更有价值。

（1）适应证

①严重稳定型心绞痛（CCS分级3级或以上者），特别是药物治疗不能很好缓解症状者。

②无创方法评价为高危的患者，不论心绞痛严重程度如何。

③心脏停搏存活者。

④患者有严重的室性心律失常。

⑤血管重建（PCI，CABG）的患者有早期中等或严重的心绞痛复发。

⑥伴有慢性心力衰竭或左室射血分数（LVEF）明显减低的心绞痛患者。

⑦无创评价属中、高危的心绞痛患者须考虑大的非心脏手术，尤其是血管手术（如主动脉瘤修复，颈动脉内膜剥脱术，股动脉搭桥术等）。

（2）不推荐行冠状动脉造影：严重肾功能不全、造影剂过敏、精神异常不能合作者或合并其他严重疾病，血管造影的得益低于风险者。

2.冠状动脉内超声显像

血管内超声检查可较为精确地了解冠状动脉腔径，血管腔内及血管壁粥样硬化病变情况，指导介入治疗操作并评价介入治疗效果，但不是一线的检查方法，只在特殊的临床情况及为科研目的而进行。

五、治疗

（一）治疗目标

1.防止心肌梗死和死亡，改善预后

防止心肌梗死和死亡，主要是减少急性血栓形成的发生率，阻止心室功能障碍的发展。上述目标须通过生活方式的改善和药物干预来实现①减少斑块形成；②稳定斑块，减轻炎症反应，保护内皮功能；③对于已有内皮功能受损和斑块破裂，须阻止血栓形成。

2.减轻或消除症状

改善生活方式、药物干预和血管再通术均是减轻和消除症状的手段，根据患者的个体情况选择合适的治疗方法。

（二）一般治疗

1.戒烟

大量数据表明对于许多患者而言，吸烟是冠心病起源的最重要的可逆性危险因子，因此，强调戒烟是非常必要的。

2.限制饮食和酒精摄入

对确诊的冠心病患者,限制饮食是有效的干预方式。推荐食用水果、蔬菜、谷类、谷物制品、脱脂奶制品、鱼、瘦肉等,也就是所谓的"地中海饮食"。具体食用量须根据患者总胆固醇及低密度脂蛋白胆固醇来制定。超重患者应减轻体重。

适量饮酒是有益的,但大量饮酒肯定有害,尤其对于有高血压和心衰的患者。很难定义适量饮酒的酒精量,因此提倡限酒。稳定的冠心病患者可饮少量(<50g/天)低度酒(如葡萄酒。)

3.ω-3 不饱和脂肪酸

鱼油中富含的 ω-3 不饱和脂肪酸能降低高甘油三酯血症,被证实能降低近期心肌梗死患者的猝死率,同时它也有抗心律失常作用,能降低高危患者的死亡率和危险因素,可用作此类患者的二级预防。但该脂肪酸的治疗只用于高危人群,如近期心梗患者,对于稳定型心绞痛伴高危因素患者较少应用。目前只提倡患者每星期至少吃一次鱼以保证该脂肪酸的正常摄入。

4.维生素和抗氧化剂

目前尚无研究证实维生素的摄入能减少冠心病患者的心血管危险因素,同样,许多大型试验也没有发现抗氧化剂能给患者带来益处。

5.积极治疗高血压,糖尿病及其他疾病

稳定型心绞痛患者也应积极治疗高血压、糖尿病、代谢综合征等疾病,因这些疾病本身有促进冠脉疾病发展的危险性。

确诊冠心病的患者血压应降至 130/85mmHg;如合并糖尿病或肾脏疾病,血压还应降至 130/80mmHg。糖尿病是心血管并发症的危险因子,需多方干预。研究显示:心血管病伴 2 型糖尿病患者在应用降糖药的基础上加用吡格列酮,其非致死性心肌梗死、中风和死亡率减少了 16%。

6.运动

鼓励患者在可耐受范围内进行运动,运动能提高患者运动耐量、减轻症状,对减轻体重、降低血脂和血压、增加糖耐量和胰岛素敏感性都有明显效益。

7.缓解精神压力

精神压力是心绞痛发作的重要促发因素,而心绞痛的诊断又给患者带来更大的精神压力。缓解紧张情绪,适当放松可以减少药物的摄入和手术的必要。

8.开车

稳定型心绞痛患者可以允许开车,但是要限定车载重和避免商业运输。高度紧张的开车是应该避免的。

(三)急性发作时治疗

发作时应立即休息,至少应迅速停止诱发心绞痛的活动。随即舌下含服硝酸甘油以缓解症状。对初次服用硝酸甘油的患者应嘱其坐下或平卧,以防发生低血压,还有诸如头晕,头胀痛、面红等副作用。

应告之患者,若心绞痛发作>10~20min,休息和舌下含服硝酸甘油不能缓解,应警惕发生心梗并及时就医。

(四)药物治疗

1.对症治疗,改善缺血

(1)短效硝酸酯制剂:硝酸酯类药为内皮依赖性血管扩张剂,能减少心肌需氧和改善心肌灌注,从而改善心绞痛症状。快速起效的硝酸甘油能使发作的心绞痛迅速缓解。口服该药因肝脏首过效应,在肝内被有机硝酸酯还原酶降解,生物利用度极低。舌下给药吸收迅速完全,生物利用度高。硝酸甘油片剂暴露在空气中会变质,因而宜在开盖后3月内使用。

硝酸甘油引起剂量依赖性血管舒张副作用,如头痛、面红等。过大剂量会导致低血压和反射性交感神经兴奋引起心动过速。对硝酸甘油无效的心绞痛患者应怀疑心肌梗死的可能。

(2)长效硝酸酯制剂:长效硝酸酯制剂能降低心绞痛发作的频率和严重程度,并能增加运动耐量。长效制剂只是对症治疗,并无研究显示它能改善预后。血管舒张副作用如头痛、面红与短效制剂类似。其代表药有硝酸异山梨酯、单硝酸异山梨酯醇。

当机体内硝酸酯类浓度达到并超过阈值,其对心绞痛的治疗作用减弱,缓解疼痛的作用大打折扣,即发生硝酸酯类耐药。因此,患者服用长效硝酸酯制剂时应有足够长的间歇期以保证治疗的高效。

(3)β受体阻滞剂:β受体阻滞剂能抑制心脏β肾上腺素能受体,从而减慢心率、减弱心肌收缩力、降低血压,以减少心肌耗氧量,可以减少心绞痛发作和增加运动耐量。用药后要求静息心率降至55~60次/分,严重心绞痛患者如无心动过缓症状,可降至50次/分。

只要无禁忌证,β受体阻滞剂应作为稳定型心绞痛的初始治疗药物。β受体阻滞剂能降低心肌梗死后稳定型心绞痛患者死亡和再梗死的风险。目前可用于治疗心绞痛的β受体阻滞剂有很多种,当给予足够剂量时,均能有效预防心绞痛发作。更倾向于使用选择性β_1受体阻滞剂,如美托洛尔、阿替洛尔及比索洛尔。同时具有α和β受体阻滞的药物,在慢性稳定型心绞痛的治疗中也有效。

在有严重心动过缓和高度房室传导阻滞、窦房结功能紊乱、明显的支气管痉挛或支气管哮喘的患者,禁用β受体阻滞剂。外周血管疾病及严重抑郁是应用β受体阻滞剂的相对禁忌证。慢性肺心病的患者可小心使用高度选择性β_1受体阻滞剂。没有固定狭窄的冠状动脉痉挛造成的缺血,如变异性心绞痛,不宜使用β受体阻滞剂,这时钙拮抗剂是首选药物。

推荐使用无内在拟交感活性的β受体阻滞剂。β受体阻滞剂的使用剂量应个体化,从较小剂量开始。

(4)钙拮抗剂:钙拮抗剂通过改善冠状动脉血流和减少心肌耗氧起缓解心绞痛作用,对变异性心绞痛或以冠状动脉痉挛为主的心绞痛,钙拮抗剂是一线药物。地尔硫䓬和维拉帕米能减慢房室传导,常用于伴有心房颤动或心房扑动的心绞痛患者,而不应用于已有严重心动过缓、高度房室传导阻滞和病态窦房结综合征的患者。

长效钙拮抗剂能减少心绞痛的发作。ACTION试验结果显示,硝苯地平控释片没有显著降低一级疗效终点(全因死亡、急性心肌梗死、顽固性心绞痛、新发心力衰竭、致残性脑卒中及外周血管成形术的联合终点)的相对危险,但对于一级疗效终点中的多个单项终点而言,硝苯地平控释片组降低达到统计学差异或有降低趋势。值得注意的是,亚组分析显示,占52%的合并高血压的冠心病患者中,一级终点相对危险下降13%。CAMELOT试验结果显示,氨氯地平组主要终点事件(心血管性死亡、非致死性心肌梗死、冠状血管重建、由于心绞痛而入院治疗、慢性心力衰竭入院、致死或非致死性卒中及新诊断的周围血管疾病)与安慰剂组比较相对危险降低达31%,差异有统计学意义。长期应用长效钙拮抗剂的安全性在ACTION以及大规模降压试验ALLHAT及ASCOT中都得到了证实。

外周水肿、便秘、心悸、面部潮红是所有钙拮抗剂常见的副作用,低血压也时有发生,其他不良反应还包括头痛、头晕、虚弱无力等。

当稳定型心绞痛合并心力衰竭而血压高难以控制者必须应用长效钙拮抗剂时,可选择氨氯地平、硝苯地平控释片或非洛地平。

(5)钾通道开放剂:钾通道开放剂的代表药物为尼克地尔,除了抗心绞痛外,该药还有心脏保护作用。一项针对尼克地尔的试验证实稳定型心绞痛患者服用该药能显著减少主要冠脉事件的发生。但是,尚没有降低治疗后死亡率和非致死性心肌梗死发生率的研究,因此,该药的临床效益还有争议。

(6)联合用药:β受体阻滞剂和长效钙拮抗剂联合用药比单用一种药物更有效。此外,两药联用时,β受体阻滞剂还可减轻二氢吡啶类钙拮抗剂引起的反射性心动过速不良反应。非二氢吡啶类钙拮抗剂地尔硫䓬或维拉帕米可作为对β受体阻滞剂有禁忌的患者的替代治疗。但非二氢吡啶类钙拮抗剂和β受体阻滞剂的联合用药能使传导阻滞和心肌收缩力的减弱更明显,要特别警惕。老年人、已有心动过缓或左室功能不良的患者应尽量避免合用。

2.改善预后的药物治疗

与稳定型心绞痛并发的疾病如糖尿病和高血压应予以积极治疗,同时还应纠正高脂血症。HMC-CoA还原酶抑制剂(他汀类药物)和血管紧张素转换酶抑制剂(ACEI)除各自的降脂和降压作用外,还能改善患者预后。对缺血性心脏病患者,还须加用抗血小板药物。

阿司匹林通过抑制血小板内环氧化酶使血栓素 A_2 合成减少,达到抑制血小板聚集的作用。其应用剂量为每天75～150mg。CURE研究发现每日阿司匹林剂量若＞200mg或＜100mg反而增加心血管事件发生的风险。

所有患者如无禁忌证(活动性胃肠道出血、阿司匹林过敏或既往有阿司匹林不耐受的病史),给予阿司匹林75～100mg qd。不能服用阿司匹林者,则可应用氯吡格雷作为替代。

所有冠心病患者应用他汀类药物。他汀类降脂治疗减少动脉粥样硬化性心脏病并发症,可同时应用于患者的一级和二级预防。他汀类除了降脂作用外,还有抗炎作用和防血栓形成,能降低心血管危险性。血脂控制目标为:总胆固醇(TC)＜4.5mmol/L,低密度脂蛋白胆固醇(LDL-C)至少应＜2.59mmol/L;建议逐步调整他汀类药物剂量以达到上述目标。

ACEI可防止左心室重塑,减少心衰发生的危险,降低死亡率,如无禁忌可常规使用。在稳定型心绞痛患者中,合并糖尿病、心力衰竭或左心室收缩功能不全的高危患者应该使用

ACEI。所有冠心病患者均能从 ACEI 治疗中获益,但低危患者获益可能较小。

(五)非药物治疗(血运重建)

血运重建的主要指征:有冠脉造影指征及冠脉严重狭窄;药物治疗失败,不能满意控制症状;无创检查显示有大量的危险心肌;成功的可能性很大,死亡及并发症危险可接受;患者倾向于介入治疗,并且对这种疗法的危险充分知情。

1.冠状动脉旁路移植手术(CABG)

40 多年来,CABG 逐渐成为了治疗冠心病的最普通的手术,CABG 对冠心病的治疗的价值已进行了较深入的研究。对于低危患者(年死亡率<1%)CABG 并不比药物治疗给患者更多的预后获益。在比较 CABG 和药物治疗的临床试验的荟萃分析中,CABG 可改善中危至高危患者的预后。对观察性研究以及随机对照试验数据的分析表明,某些特定的冠状动脉病变解剖类型手术预后优于药物治疗,这些情况包括:①左主干的明显狭窄;②3 支主要冠状动脉近段的明显狭窄;③2 支主要冠状动脉的明显狭窄,其中包括左前降支(LAD)近段的高度狭窄。

根据研究人群不同,CABC 总的手术死亡率在 1%~4%之间,目前已建立了很好的评估患者个体风险的危险分层工具。尽管左胸廓内动脉的远期通畅率很高,大隐静脉桥发生阻塞的概率仍较高。血栓阻塞可在术后早期发生,大约 10%在术后 1 年发生,5 年以后静脉桥自身会发生粥样硬化改变。静脉桥 10 年通畅率为 50%~60%。

CABC 指征:

(1)心绞痛伴左主干病变(ⅠA)。

(2)心绞痛伴三支血管病变,大面积缺血或心室功能差(ⅠA)。

(3)心绞痛伴双支或 3 支血管病变,包括左前降支(LAD)近端严重病变(ⅠA)。

(4)CCSⅠ~Ⅳ,多支血管病变、糖尿病(症状治疗ⅡaB)(改善预后 IB)。

(5)CCSⅠ~Ⅳ,多支血管病变、非糖尿病(ⅠA)。

(6)药物治疗后心绞痛分级 CCSⅠ~Ⅳ,单支血管病变,包括 LAD 近端严重病变(ⅠB)。

(7)心绞痛经药物治疗分级 CCSⅠ~Ⅳ,单支血管病变,不包括 LAD 近端严重病变(ⅡaB)。

(8)心绞痛经药物治疗症状轻微(CCSⅠ),单支、双支、3 支血管病变,但有大面积缺血的客观证据(ⅡbC)。

2.经皮冠状动脉介入治疗(PCI)

30 多年来,PCI 日益普遍应用于临床,由于创伤小、恢复快、危险性相对较低,易于被医生和患者所接受。PCI 的方法包括单纯球囊扩张、冠状动脉支架术、冠状动脉旋磨术、冠状动脉定向旋切术等。随着经验的积累、器械的进步,特别是支架极为普遍的应用和辅助用药的发展,这一治疗技术的应用范围得到了极大的拓展。近年来冠心病的药物治疗也获较大发展,对于稳定型心绞痛并且冠状动脉解剖适合行 PCI 患者的成功率提高,手术相关的死亡风险为0.3%~1.0%。对于低危的稳定型心绞痛患者,包括强化降脂治疗在内的药物治疗在减少缺血事件方面与 PCI 一样有效。对于相对高危险患者及多支血管病变的稳定型心绞痛患者，PCI 缓解症状更为显著,生存率获益尚不明确。

经皮冠脉血运重建的指征:

(1)药物治疗后心绞痛 CCS 分级 Ⅰ~Ⅳ,单支血管病变(ⅠA)。

(2)药物治疗后心绞痛 CCS 分级 Ⅰ~Ⅳ,多支血管病变,非糖尿病(ⅠA)。

(3)稳定型心绞痛,经药物治疗症状轻微(CCS 分级 Ⅰ),为单支、双支或 3 支血管病变,但有大面积缺血的客观证据(ⅡbC)。

成功的 PCI 使狭窄的管腔减少至 20%~50% 以下,血流达到 TIMI Ⅲ级,心绞痛消除或显著减轻,心电图变化改善;但半年后再狭窄率达 20%~30%。如不成功须紧急行主动脉-冠脉旁路移植手术。

第三章　呼吸内科疾病

第一节　慢性阻塞性肺病

慢性阻塞性肺病(COPD)是一种具有气流受限为特征的可以预防和治疗的疾病。这种气流受限常呈进行性发展,并伴有肺部对有害尘粒或气体(吸烟)呈异常的炎症反应。尽管COPD影响肺,但同时对全身会产生影响,伴有显著的肺外效应,肺外效应与患者疾病的严重性相关。重视对COPD病因的干预可以预防COPD的发生,早期发现COPD和去除病因(如戒烟),可以预防COPD的进展。目前的治疗方法可以改善COPD的症状,也有一些研究的结果显示可以改善COPD的长期预后。

近年来,全球感染性疾病和心脑血管疾病的发病率呈现显著下降,而慢性阻塞性肺病发病率与病死率反而呈上升趋势。COPD是全球的第4位死亡原因,预计到2020年将达到疾病负担第5位,并成为第三大死亡原因,国内外对COPD的研究及临床诊治日益重视。2001年世界卫生组织制定了《关于COPD的全球防治创议(GOLD)》,我国也于2002年制定了《慢性阻塞性肺病诊治规范》,2007年我国又修订了《慢性阻塞性肺病诊治指南》,2009年国际上更新了《慢性阻塞性肺病全球创议(GOLD)修订版》,于2010年6月英国国家卫生与临床优化研究所(NICE)更新《英国慢性阻塞性肺病临床指南》。

COPD与慢性支气管炎和肺气肿关系密切。慢性支气管炎患者每年咳嗽、咳痰3个月以上,并连续2年,并能排除心、肺其他疾患而反复发作而能确诊。肺气肿是一种病理改变,指的是肺部终末细支气管远端气腔出现持久的扩张,包括呼吸性细支气管、肺泡管、肺泡囊和肺泡气腔增大,并伴有腔壁破坏性改变,而无明显的肺纤维化。COPD患者咳嗽、咳痰常先于气流受限许多年出现;但不是所有的咳嗽、咳痰症状的患者均会发展为COPD。当慢性支气管炎、肺气肿患者出现不能完全可逆的气流受限时,则能诊断为COPD。如患者无气流受限,则不能诊断为COPD,只能诊断为"慢性支气管炎"或者"肺气肿"。部分患者仅有不可逆气流受限改变而无慢性咳嗽、咳痰症状,根据肺功能的检测同样可以诊断为COPD。

虽然哮喘与COPD都是慢性气道的炎症性疾病,但两者的发病机制不同,临床表现、治疗方法及其预后均不同。哮喘患者的气流受限具有显著的可逆性,是其鉴别于COPD的一个关键特征;但是,部分哮喘患者随着病程延长,可出现较明显的气道重塑和结构改变,导致气流受限,临床很难与COPD相鉴别。COPD和哮喘常常可以发生于同一位患者。

病因明确或具有特异病理表现的气流受限性疾病,如支气管扩张症、肺结核纤维化病变、肺囊性纤维化、弥漫性泛细支气管炎以及闭塞性细支气管炎等,均不属于COPD范畴。

一、临床表现

1.症状

起病隐匿,慢性咳嗽咳痰为早期症状,冬季较重;病情严重者,咳嗽咳痰终年存在。通常咳少量黏液痰,部分患者在清晨较多;合并感染时痰量增多,呈脓性痰。早期无气短或呼吸困难,或者仅于劳力时出现,以后逐渐加重,严重者走平路甚至休息说话也感气短。部分患者尤其是重度患者有喘息,胸部紧闷感通常于劳力后发生。在疾病的进展过程中,可能会发生食欲减退、体重下降、肌肉萎缩和功能障碍、精神抑郁和焦虑等。

2.体征

COPD早期可以没有体征。随着疾病进展,可以出现胸廓形态异常,如胸部过度膨胀、前后径增加,肋间隙饱满,严重者如桶状胸;呼吸浅快、缩唇呼吸、下肢水肿、肝脏增大。心相对浊音界缩小或消失,肝上界下移,肺部叩诊可呈过度清音。两肺呼吸音语音减低,呼气时相延长,有时可闻及干啰音或者湿啰音,心音遥远,剑突部心音较清晰响亮。

3.并发症

(1)慢性呼吸衰竭:常发生在COPD急性加重期或重度患者,症状明显加重,出现低氧血症和(或)高碳酸血症,可具有缺氧和二氧化碳潴留的临床表现。

(2)自发性气胸:如有突然加重的呼吸困难,并伴有明显的发绀或者胸痛,患侧肺部叩诊为鼓音,听诊呼吸音减弱或消失,应考虑并发自发性气胸,通过X线检查可以确诊。

(3)慢性肺源性心脏病:由于COPD肺病变引起肺血管床减少及缺氧致肺动脉痉挛、血管重塑,导致肺动脉高压、右心室肥厚扩大,最终发生右心功能不全。

(4)胃溃疡。

(5)睡眠呼吸障碍。

(6)继发性红细胞增多症。

4.实验室检查

(1)肺功能检查:肺功能目前仍然是判断气流受限的客观指标,对COPD的诊断、严重程度分级、预测疾病进展、预后及疗效等均有重要作用。气流受限通常是以FEV_1和FEV_1/FVC来确定。吸入支气管扩张剂后$FEV_1/FVC<70\%$者,可确定为气流受限,即可诊断COPD。FEV_1/FVC很敏感,轻度气流受限也可检出。实际FEV_1占预计值的百分比是气流受限分级指标,变异性小。COPD气流受限使肺总量(TLC)、功能残气量(FRC)和残气容积(RV)增高,肺活量(VC)减低。COPD者弥散功能也受损。

《2009年版阻塞性肺病全球创议》同时指出,随着年龄的变化,肺容量会有所改变。老年人存在轻微的COPD及肺容量的下降都是正常的。而采用第一秒用力呼气量与用力肺活活量比值(FEV_1/FVC)作为肺功能参考值,会导致对老年人的过度诊断;对于年龄<45岁的个体,这一固定比率可能会导致诊断不足。

（2）影像学检查：

①胸部 X 线摄片：COPD 早期 X 线胸片可无明显变化，后期可出现肺纹理增多、紊乱等改变；典型 X 线征为肺过度充气，肺野透亮度增高，体积增大，胸腔前后径增长，肋骨走向变平，肋间隙增宽，横膈位置下移，膈肌穹隆变平。心脏悬垂狭长，肺门血管纹理呈残根状，肺野外周血管纹理纤细稀疏，也可见肺大疱形成。

②胸部 CT 检查：早期 CT 检查比胸部 X 线摄片敏感，高分辨率 CT 对鉴别小叶中心型和全小叶型肺气肿及确定肺大疱的大小和数量有很高的特异性，对评估肺大疱切除术和外科减容手术等的效果有一定价值。

（3）血气分析：对确定 COPD 呼吸衰竭有重要价值。临床中可以出现动脉血 $PaO_2 < 8kPa$（60mmHg）或伴动脉血 $PaCO_2 > 6.65kPa$（50mmHg）。是呼吸衰竭治疗中临床重要的监测指标。

（4）其他实验室检查：血常规对评判合并感染和红细胞增多症有价值。细菌培养等微生物检查对确定致病微生物有意义。

二、诊断和鉴别诊断

（一）全面采集病史进行评估

诊断 COPD 时，首先应全面采集病史，包括症状、既往史和系统回顾、接触史。症状包括慢性咳嗽、咳痰、气短。既往史和系统回顾应注意除外哮喘、变态反应性疾病、感染及其他呼吸道疾病史，如结核病史；COPD 和呼吸系统疾病家族史；COPD 急性加重和住院治疗病史；有相同危险因素（吸烟）的其他疾病，如心脏、外周血管和神经系统疾病；不能解释的体重下降；其他非特异性症状，喘息、胸闷、胸痛和晨起头痛；要注意吸烟史（以包/年计算）及职业、环境有害物质接触史等。

（二）诊断

COPD 的诊断应根据临床表现、危险因素接触史、体征及实验室检查等资料综合分析确定。考虑 COPD 的主要症状为慢性咳嗽、咳痰、气急、气促、气短、喘息和（或）呼吸困难等，生活质量逐渐下降，常常受各种诱因诱发急性发作。COPD 患病过程应有以下特征：①吸烟史：多有长期较大量吸烟史或者被动吸烟史。②职业性或环境有害物质接触史：如较长期粉尘、烟雾、有害颗粒或有害气体接触史。③家族史：COPD 有家族聚集倾向。④发病年龄及好发季节：多于中年以后发病，症状好发于秋冬寒冷季节，常有反复呼吸道感染及急性加重史。随病情进展，急性加重愈见频繁。⑤慢性肺源性心脏病史：COPD 后期出现低氧血症和（或）高碳酸血症，可并发慢性肺源性心脏病和右心衰竭。存在不完全可逆性气流受限是诊断 COPD 的必备条件。肺功能测定指标是诊断 COPD 的"金标准"。用支气管舒张剂后 $FEV_1/FVC < 70\%$ 可确定为不完全可逆性气流受限。凡具有吸烟史及（或）环境职业污染接触史及（或）咳嗽、咳痰或呼吸困难史者均应进行肺功能检查。COPD 早期轻度气流受限时可有或无临床症状，提高认识和开展肺功能检查是早期发现 COPD 的重要措施。胸部 X 线检查有助于确定肺过度

充气的程度及与其他肺部疾病鉴别。部分早期 COPD 可以完全没有症状。单纯依据临床表现容易导致漏诊。

（三）鉴别诊断

COPD 应与支气管哮喘、支气管扩张症、充血性心力衰竭、肺结核等鉴别。与支气管哮喘的鉴别有时存在一定困难。COPD 多于中年后起病，哮喘则多在儿童或青少年期起病；COPD 症状缓慢进展，逐渐加重，哮喘则症状起伏大；COPD 多有长期吸烟史和（或）有害气体、颗粒接触史，哮喘则常伴过敏体质、过敏性鼻炎和（或）湿疹等，部分患者有哮喘家族史；COPD 时气流受限基本为不可逆性，哮喘时则多为可逆性。

然而，部分病程长的哮喘患者已发生气道重塑，气流受限不能完全逆转；而少数 COPD 患者伴有气道高反应性，气流受限部分可逆。此时应根据临床及实验室所见全面分析，必要时作支气管舒张试验和（或）峰流速（PEF）昼夜变异率来进行鉴别。在少部分患者中这两种疾病可以重叠存在。吸烟史（以包年计算）及职业、环境有害物质接触史。

（四）分级

1.严重程度分级

按照病情严重度 COPD 分为 4 级（表 3-1）。分级主要是依据气流受限的程度，同时参考心肺功能状况。FEV_1/FVC 是诊断气流阻塞的敏感指标，目前的各种指南均采用 GOLD 提出的吸入支气管扩张剂后 $FEV_1/FVC<70\%$ 这一固定值为标准，同时可以避免 COPD 的过度诊断。气流受限是诊断 COPD 的主要指标，同时也反映了病理改变的严重程度。由于 FEV_1 下降与气流受限有很好的相关性，因此 FEV_1 的变化是分级的主要依据。而且随着 FEV_1 降低，病死率增高。但是依据 FEV_1 变化分级也有其局限性，FEV_1 相同的患者往往有不同的临床表现，气急、健康状况、运动耐力、急性加重均不同。

表 3-1 COPD 严重度分级

分级	特征
0 级（高危）	肺功能在正常范围
	有慢性咳嗽咳痰症状
Ⅰ 级（轻度）	$FEV_1/FVC<70\%$
	$FEV_1 \geqslant 80\%$ 预计值
	有或无慢性咳嗽咳痰症状
Ⅱ 级（中度）	$FEV_1/FVC<70\%$
	$50\% \leqslant FEV_1 < 80\%$ 预计值
	有或无慢性咳嗽咳痰症状
Ⅲ 级（重度）	$FEV_1/FVC<70\%$
	$50\% \leqslant FEV_1 < 50\%$ 预计值
	有或无慢性咳嗽咳痰症状

续表

分级	特征
Ⅳ级(极重度)	$FEV/FVC < 70\%$
	$FEV_1 < 30\%$ 预计值或 $FEV_1 \geqslant 50\%$ 预计值

注:FEV_1 是指吸入支气管舒张剂之后的测定值。

2.其他分级方法

COPD 影响患者不仅与气流受限程度有关,还与出现的临床症状严重程度、营养状态以及并发症的程度有关。GOLD 引入了多种参数对 COPD 进行全面评估。

BMI 等于体重(kg)除以身高(m)的平方,$BMI < 21kg/m^2$ 的 COPD 患者病死率增加。

功能性呼吸困难分级:可用呼吸困难量表来评价:0 级:除非剧烈活动,无明显呼吸困难;1 级:当快走或上缓坡时有气短;2 级:由于呼吸困难比同龄人步行得慢,或者以自己的速度在平地上行走时需要停下来呼吸;3 级:在平地上步行 100m 或数分钟后需要停下来呼吸;4 级:明显的呼吸困难而不能离开房屋或者当穿脱衣服时气短。

BODE 指数:如果将 FEV_1 作为反映气流阻塞的指标,呼吸困难分级作为症状的指标,BMI 作为反映营养状况的指标,再加上 6min 步行距离作为运动耐力的指标,将这 4 方面综合起来建立一个多因素分级系统(BODE 指数),作者将 4 个指标根据严重程度依次评分,归纳后的综合评分以 10 分划分。分值低者,患者症状轻;分值高者,患者症状重;生存者分值低,死亡者分值高,两者有显著差异,COPD 患者死亡与 BODE 指数高分值相关。因而认为 BODE 指数可比 FEV_1 更好地预测患者的全身情况、生活质量和病死率,反映 COPD 的预后。

生活质量评估:广泛应用于评价 COPD 患者的病情严重程度、药物治疗的疗效、非药物治疗的疗效(如肺康复治疗、手术)和急性发作的影响等。生活质量评估还可用于预测死亡风险,而与年龄,FEV_1 及体重指数无关。

3.分期

COPD 病程可分为急性加重期与稳定期。COPD 急性加重期是指患者出现超越日常状况的持续恶化,并须改变基础 COPD 的常规用药者,通常在疾病过程中,患者短期内咳嗽、咳痰、气短和(或)喘息加重,痰量增多,呈脓性或黏脓性,可伴发热等炎症明显加重的表现。COPD 患者每年急性加重平均次数>3 次/年(3～8 次/年),为频繁加重;平均加重次数<3 次/年(0～2 次/年),为非频繁加重。频繁加重患者需住院治疗的比例显著高于非频繁加重者(43% vs 11%)。COPD 病史越长,每年发生急性加重次数越多,频繁的急性加重显著降低患者生活质量。频繁的急性加重提高 COPD 患者病死率。

稳定期则指患者咳嗽、咳痰、气短等症状稳定或症状轻微。气流受限的基本特征持续存在,如果不作长期有效的防治,肺功能将进行性恶化。此外长期咳嗽排痰不畅,容易引起细菌繁殖,导致急性加重期发作更频繁和更严重,最终使 COPD 的病情加速恶化。

三、治疗

COPD 治疗计划包括 4 个部分:①疾病的评估和监测。②减少危险因素。③稳定期的治疗。④加重期的治疗。

预防 COPD 的产生是根本,但进行有效的治疗在临床中举足轻重,合理的治疗能够得到如下效果:①减轻症状,阻止病情发展。②缓解或阻止肺功能下降。③改善活动能力,提高生活质量。④降低病死率。⑤预防和治疗并发症。⑥预防和治疗急性发作。

COPD 的防治包括如下方面。

(一)减少危险因素,预防疾病进展

确定危险因素,继而减少控制这些危险因素是所有疾病预防和治疗的重要途径。COPD 的危险因素包括:吸烟、职业粉尘和化学物质、室内外空气污染和刺激物等。

(二)COPD 稳定期治疗

COPD 稳定期是相对的稳定,本质上炎症是进行性发展的。因此,COPD 稳定期治疗应该强调以下观点:①COPD 强调长期规范治疗,应该根据疾病的严重发展,逐步增加治疗,哮喘治疗中强调降阶梯治疗的方法不适合于 COPD。COPD 稳定期强调整体治疗,慢阻肺全球倡议据此提出根据病情轻重,应用支气管舒张剂和抗炎剂的阶梯治疗方案。②如果没有明显的不良反应或病情的恶化出现,应该继续在同一水平维持长期的规律治疗。③不同患者对治疗的反应不同,应该随访观察,及时地调整治疗方案。

1.教育与管理

(1)教育与督促患者戒烟和防止被动吸烟,远离有毒有害空气,迄今能证明有效延缓肺功能进行性下降。欧洲国家推荐,除非有禁忌证,应当为计划戒烟的 COPD 患者适当提供尼古丁替代治疗(NRT)、伐尼克兰或安非他酮,并酌情给予支持项目以优化戒烟率。

(2)教育要以人为本,形式多样,注意个体化,循序渐进,不断强化,逐渐深入和提高,将 COPD 的病理生理与临床基础知识传授给患者。

(3)掌握一般和部分特殊的治疗方法,学会如何尽可能减轻呼吸困难症状。

(4)学会自我控制病情,合理地锻炼,如腹式呼吸及缩唇呼吸锻炼等,增强体质,提高生活质量。

(5)了解赴医院就诊的时机。

(6)社区医生定期随访指导管理,建立健全定期预防和评估制度。

(7)自我管理和评估是一个有机整体,COPD 患者每人每年至少应测定 1 次全套肺功能,包括 FEV_1、肺活量、深吸气量、残气量、功能残气量、肺总量和弥散功能,以便了解肺功能下降的规律,预测预后和制定长期治疗方案。

(8)临终前有关事项。

2.控制职业性或环境污染

避免或防止职业粉尘、烟雾及有毒有害气体吸入。

3.药物治疗

COPD 稳定期炎症仍在进行,药物治疗可以控制症状和预防急性加重,减少急性加重的发生频次和降低发作的严重程度,提高运动耐力和生活质量。

(1)支气管舒张剂:支气管舒张剂是控制 COPD 症状的主要药物(A 类证据),可以松弛支气管平滑肌、扩张支气管、缓解气流受限。还可以改善肺的排空,减少肺动态充气过度,提高生活质量。短期按需应用可缓解症状,长期规律应用可预防和减轻症状,增加运动耐力,但不能使所有患者的 FEV_1 都得到改善。而且有时这些改变与 FEV_1 的改善并不相匹配。长期规律应用支气管舒张剂不会改变 COPD 肺功能进行性下降这一趋势。与口服药物相比,吸入剂不良反应小,因此多首选吸入治疗。

支气管舒张剂主要有 β_2 受体激动剂、抗胆碱药及甲基黄嘌呤类。短效支气管舒张剂较为便宜,但是规律应用长效支气管舒张剂,不仅方便,而且效果更好(A 类证据)。如何选择或者如何联合用药,取决于药物是否可以获得以及不同个体的反应。联合用药可增强支气管舒张作用、减少不良反应。短期按需使用支气管舒张剂可缓解症状,长期规律使用可预防和减轻症状。β_2 受体激动剂、抗胆碱药物和(或)茶碱联合应用,肺功能与健康状况可获得进一步改善。

①β_2 受体激动剂:β_2 受体激动剂主要作用于支气管黏膜上的 β_2 肾上腺素能受体,扩张支气管,按作用时间持续长短可分为两大类,即短效 β_2 激动剂,主要用于轻度 COPD 作按需短期使用。长效 β_2 激动剂(LABA),可用于中度以上 COPD 长期治疗,或用于糖皮质激素联合治疗。按照起效时间和持续时间将 β_2 激动剂分为 4 类:a.起效快,作用时间长:如吸入型富马酸福莫特罗干粉吸入剂,4.5μg/喷。b.起效较慢作用时间长:如沙美特罗粉吸入剂,50μg/喷。c.起效慢,作用时间短:如口服特布他林,口服沙丁胺醇,口服福莫特罗等。d.起效快,作用时间短:如吸入型特布他林,包括气雾剂(250μg/喷)和沙丁胺醇,包括气雾剂每喷 100μg,主要有沙丁胺醇数分钟内开始起效,15～30min 达到峰值,维持疗效 4～5h,主要用于缓解症状,按需使用。福莫特罗、沙美特罗为长效定量吸入剂,作用持续 12h 以上。福莫特罗为完全受体激动剂,速效长效,吸入后 1～3min 迅速起效,常用剂量为 4.5～9μg,每日 2 次。不良反应:可引起心动过速、心律失常、骨骼肌震颤和低钾血症(尤其是与噻嗪类利尿剂合用时)。另外,静息状态下可使机体氧耗量增加,血 PaO_2 可能有轻度下降。虽然对于 β_2 激动剂和远期预后的关系,在很多年前就已提出了质疑,但目前的研究表明:长期使用 β_2 激动剂不会加速肺功能的进行性下降,也不会增加病死率,更不能改变肺功能长期下降的趋势(A 级证据)。

②抗胆碱药:主要品种有溴化异丙托品和噻托溴铵,可阻断 M 胆碱受体。定量吸入时开始作用时间比沙丁胺醇等短效 β_2 受体激动剂慢,但持续时间长,30～90min 达最大效果。维持 6～8h,剂量为每次 40～80μg,每日 3～4 次。该药不良反应小,长期吸入可改善 COPD 患者健康状况。噻托溴铵选择性地作用于 M_3 和 M_1 受体,为长效抗胆碱药,作用长达 24h 以上,吸入剂量为 18μg,每日 1 次。长期吸入可增加深吸气量,减低呼气末肺容积,进而改善呼吸困难、提高运动耐力和生活质量,也可减少急性加重频率。对于长效抗胆碱能药物噻托溴铵的疗效,《2009 版 GOLD》的一项大规模、长期临床试验证实,在其他标准治疗中加入噻托溴铵,并未能对肺功能减退比率产生影响,并且也没有心血管风险的证据。

③茶碱类药物:茶碱是甲基黄嘌呤的衍生物,主要有氨茶碱、喘定、多索茶碱等。它是一种支气管扩张剂,可直接作用于支气管,松弛支气管平滑肌。茶碱的支气管扩张作用部分是由于

内源性肾上腺素与去甲肾上腺素释放的结果。茶碱能增强膈肌收缩力,增强低氧呼吸驱动,降低易疲劳性,因此有益于改善呼吸功能。尚有微弱舒张冠状动脉、外周血管和胆管平滑肌作用;有轻微增加收缩力和轻微利尿作用。另外,还有某些抗感染作用,对 COPD 有一定效果。血茶碱浓度>5mg/L 即有治疗作用,安全的血药浓度范围在 6~15mg/L。血茶碱浓度>15~20mg/L,早期多见的有恶心、呕吐、易激动、失眠,心动过速、心律失常,血清中茶碱超过 40μg/mL,可发生严重的不良反应。地尔硫草、维拉帕米、西咪替丁、大环内酯类和氟喹诺酮类等药物可增高其血药浓度或者增加其毒性。

对于 COPD 患者,茶碱能增强常规剂量的吸入 β_2 激动剂沙丁胺醇、沙美特罗、福莫特罗或溴化异丙托品等的作用。能够显著地提高吸入制剂所形成的 FEV_1 峰谷水平、改善症状。联合治疗的效果优于单独使用异丙托品或联合使用茶碱及沙丁胺醇。

④糖皮质激素:COPD 炎症存在于疾病各阶段,即使在疾病早期同样有炎症存在。COPD 炎症越重,病情越重。肺部炎症通过全身炎症,引起全身效应。糖皮质激素可以减少细胞因子、C 反应蛋白、炎症细胞的产生。糖皮质激素可以减轻气道黏膜的炎症、水肿及分泌物亢进;上调 β_2 肾上腺受体激动剂的敏感性,降低气道高反应性;减少气流受限,减少治疗失败率,减少复发率,推迟并发症的产生,延长患者生命。长期规律地吸入糖皮质激素较适用于 $FEV_1<$ 50%预计值伴有临床症状而且反复加重的 COPD 患者,治疗中能够获得良性的肺功能反应,改善生活质量。但是,COPD 稳定期长期应用糖皮质激素吸入治疗并不能阻止其 FEV_1 自然降低的趋势。这一治疗可减少急性加重频率,减少急诊发生率,减少住院率,减少住院患者的住院天数,改善生活质量。联合吸入糖皮质激素(ICS)和 β_2(LABA)受体激动剂,比各自单用效果好,其协同作用机制在于 LABA 和 ICS 两者的作用部位不同(LABA 主要作用于平滑肌细胞,而 ICS 则主要针对于气道上皮细胞及炎性细胞等)和作用方式不同(ICS 以针对气道炎症方面为主,LABA 以针对平滑肌功能异常为主),因此决定了两者在治疗方面具有互补的作用。同时,在分子水平上,两者又具有协同效应目前已有福莫特罗/布地奈德、氟地卡松/沙美特罗两种联合制剂。主张沙美特罗/氟地卡松用 50/500μg 剂型。联合吸入治疗可以改善 $FEV_1<$60%患者肺功能减退的比率,但是联合治疗也有增加肺炎的可能性,并且对患者病死率并无显著影响。不推荐Ⅲ级和Ⅳ级患者长期口服糖皮质激素治疗。

⑤祛痰药(黏液溶解剂):COPD 气道内可产生大量黏液分泌物,容易继发感染,并影响气道通畅,应用祛痰药以有利于气道痰液排出,改善通气。常用药物有盐酸氨溴索能使痰液中酸性糖蛋白减少,从而降低痰液稠度,易于咯出;还能刺激黏膜反射性增加支气管腺体分泌,使痰液稀释。乙酰半胱氨酸可使痰液中糖蛋白多肽链的二硫键断裂,对脱氧核糖核酸纤维也有裂解作用。故对白色黏痰或脓痰均能起溶解效应,使痰液黏度下降,易于咯出。并且还有抗炎以及抗脂质过氧化作用。桃金娘油,有较好的综合作用:调节气道分泌,增加浆液比例,恢复黏液清除功能;碱化黏液,降低其黏度;刺激纤毛运动,加快黏液运送;有一定抗感染和杀菌作用。此外,高渗氯化钠溶液(2%~3%)和高渗碳酸氢钠溶液(2%~7%)雾化吸入也可稀化痰液、降低黏滞度,促进痰液外排。

（2）抗氧化剂：COPD气道炎症使氧化负荷加重，加重COPD的病理、生理变化，反过来对炎症和纤维化形成起重要作用。应用抗氧化剂谷胱甘肽（GSH）、N-乙酰半胱氨酸、维生素C、维生素E及胡萝卜素等可降低疾病反复加重的频率。但目前尚缺乏长期、多中心临床研究结果，有待今后进行严格的临床研究考证。

（3）免疫调节剂：能提高免疫力，降低呼吸道感染的机会，临床常用药物有胸腺素、核酪注射液、卡介苗，对降低COPD急性加重严重程度可能具有一定的作用。

（4）替代治疗：有严重 α_1 抗胰蛋白酶缺乏的患者，可进行替代治疗，对COPD稳定期治疗有一定作用。须每周静脉注射该酶制剂，但价格较高。

（5）疫苗：流感疫苗可减少COPD患者的严重程度和死亡。肺炎球菌疫苗含有23种肺炎球菌荚膜多糖，已在COPD患者中应用，但尚缺乏有力的临床观察资料。慢性阻塞性肺病患者应每年接种流感疫苗，每6年接种一次肺炎球菌疫苗。

（6）中医治疗：辨证施治是中医治疗的基本原则，对COPD的治疗亦有相当疗效。具有祛痰、支气管舒张、免疫调节等作用。

（7）其他用药：白三烯拮抗剂，磷酸二酯酶4抑制剂，可能有一定疗效。

4.氧气治疗

COPD长期家庭氧疗适应证：慢性呼吸衰竭稳定期，睡眠型低氧血症，运动型低氧血症。

长期家庭氧疗（LTOT）对具有慢性呼吸衰竭的患者可延长稳定期COPD患者生存期；减轻呼吸困难；增强运动能力；提高生活质量；降低肺动脉压；改善血流动力学、血液学特征、肺生理和精神状态。

长期家庭氧疗应在Ⅳ级（极重度）COPD患者应用，具体指征为血气分析：① PaO_2 ≤7.3kPa（55mmHg）或动脉血氧饱和度（ SaO_2 ）≤88%，伴有或没有高碳酸血症。② PaO_2 7.3～8kPa（55～60mmHg），或 PaO_2 ＜89%，并有肺动脉高压、心力衰竭水肿或红细胞增多症（血细胞比容＞0.55）。长期家庭氧疗一般是经鼻导管吸氧，低流量1.0～2.0L/min，吸氧持续时间每日15h。长期氧疗的目的是使患者在海平面水平，静息状态下，达到 PaO_2 ≥8kPa（60mmHg）和（或）使 PaO_2 升至90%以上，这样才可维持重要器官的功能，保证周围组织的氧供。一般氧疗4～6周后，因缺氧引起肺动脉痉挛而导致的肺动脉高压可以获得缓解。

5.康复治疗

康复治疗可以帮助重症患者改善活动能力、提高生活质量，是COPD患者一项重要的治疗措施。它包括：①呼吸生理治疗，协助患者咳嗽咳痰，促进分泌物排出。缩唇呼吸促进气体交换，以及避免快速浅表的呼吸以帮助克服急性呼吸困难等措施。②肌肉训练，步行、登楼梯、踏车、腹式呼吸增强膈肌功能，全身运动提高肌肉的协调性。③营养支持，合理营养，合理饮食结构，避免高碳水化合物饮食和过高热量摄入，防止过多的二氧化碳产生，达到理想体重。④精神治疗和教育等多方面措施。

6.手术治疗

手术的总体疗效为术后长达24个月内，术后肺活量、患者的氧分压（ PaO_2 ）得以提高，

6min 行走距离增加,运动平板测试期间氧气使用减少。此外,手术还可减少患者静息、用力及睡眠状态下氧气的使用。

(1)肺大疱切除术:肺大疱压迫肺组织,挤压正常的肺组织影响通气,加重患者的负担,应行外科手术治疗,肺大疱在有指征的患者,术后可减轻患者呼吸困难的程度并使肺功能得到改善。术前胸部 CT 检查、动脉血气分析及术前评估是手术成败的关键。手术的原则是既要切除肺大疱、解除压力,又要尽可能保存有功能的肺组织。

(2)肺减容术(LVRS):单肺减容术和双肺减容术都有疗效,双肺减容术比单肺减容术效果更佳。通过切除部分通气换气效率低下的肺组织,减少肺过度充气,使得压缩的肺组织通气血流比得以改善,减少做功,提高患者通气换气效率,提高生活质量,但无延长患者寿命的证据。主要适应于上叶明显非均质性肺气肿,康复训练运动能力得到改善极少的部分患者。

(3)肺移植术:国外自 1983 年肺移植成功后,至今已做了各种肺移植术 1 万余例,已经积累了丰富的经验,手术技术基本成熟,我国虽然起步晚,但发展迅速。

肺移植术适合于 COPD 晚期。选择的患者年龄不超过 55～60 岁,肺功能差,活动困难,在吸氧状态下能参加室内活动,无心、脑、肝、肾疾病,$FEV_1 < 25\%$ 预计值,$PCO_2 \geqslant 7.3kPa$(55mmHg),预计自身疾病存活期不足 1～2 年。肺移植术可改善生活质量,改善肺功能,但寻找供体困难,且术后存在排斥反应,终身需用免疫抑制剂,并长期测血药浓度,还要随时预防肺部感染等,费用高。闭塞性支气管炎是术后的主要并发症,1 年术后生存率 80%,5 年术后生存率 50%,10 年生存率 35%。

肺移植禁忌证:左心功能严重不全,冠心病,不可逆的肝肾病变,HIV(+);明显的肺外全身性疾病又无法治疗的;活动性肺外感染,又不能治愈的。

(4)慢性阻塞性肺病并发自发性气胸的胸腔镜治疗:慢性阻塞性肺病并发自发性气胸临床处理不当有较高的病死率,经胸腔镜手术治疗可提高治愈率,治愈率可达 90%。且并发症少,手术安全可靠。

胸腔镜辅助下小切口手术治疗自发性气胸、肺大疱,小切口具有等同于胸膜镜治疗(VATS)创伤性小、并发症少、美观及恢复快的优点,且可以降低手术费用及缩短手术时间。

(三)COPD 急性加重期的治疗

1.确定 COPD 急性加重的原因

确定引起 COPD 加重的原因对确定治疗方案有很大的作用。COPD 急性加重的原因包括支气管-肺部感染、肺不张、胸腔积液、气胸、心律失常、左心功能不全、电解质紊乱、代谢性碱中毒、肺栓塞等,而且这些原发的疾病又酷似 COPD 急性发作的症状,需要仔细鉴别。《2009 年版 GOLD》强调了 COPD 急性加重与肺栓塞的鉴别诊断。认为,对于急性加重患者,如果症状严重到需要入院治疗,就应该考虑肺栓塞的诊断,特别是对于那些肺栓塞概率为中度到高度的患者。

2.非住院治疗

COPD 频繁加重严重影响患者的生活质量,并显著提高患者的病死率。对于对 COPD 加重早期进行干预,可以降低住院费用,缩短住院时间,减慢肺功能的下降,减少发病的频度。

轻症患者可以在院外治疗,但应根据病情变化,决定继续院外治疗还是送医院治疗。COPD 加重期的院外治疗包括适当增加支气管舒张剂的剂量及增加使用频次。如果未曾使用过抗胆碱能药物,可以使用短效的异丙托溴铵或长效的噻托溴铵吸入治疗。对较重的患者,可以用大剂量的雾化吸入治疗。如沙丁胺醇 2500μg,异丙托溴铵 500μg,或沙丁胺醇 1000μg 加异丙托溴铵 250～500μg 雾化吸入,每日 2～4 次。静脉或者口服使用糖皮质激素对加重期重症治疗有效,可迅速缓解病情和恢复肺功能。基础肺功能 FEV_1＜50％预计值的患者,应同时使用支气管舒张剂,并且口服泼尼松龙每日 30～40mg,连续用 7～10d。吸入支气管舒张剂(特别是吸入 $β_2$ 激动剂加用或不加用抗胆碱能药)和口服糖皮质激素是有效治疗 COPD 急性加重的手段(证据 A)。糖皮质激素联合长效 $β_2$ 受体激动剂雾化吸入是理想的治疗方法,尤其是 3～5d 之后全身激素已发挥效果。对于中重度 COPD 急性加重并需要入院治疗的患者,雾化吸入布地奈德 8mg/d 与静脉应用泼尼松龙 40mg/d 的疗效相当。吸入激素治疗是最佳的序贯治疗方法是一种有效、安全的替代全身性激素治疗 COPD 急性加重的方法,FEV_1、PaO_2 改善速度较快,对血糖影响较小。患 COPD 病程越长,每年加重的次数越频繁,COPD 症状加重期及并发症常怀疑与感染有关,或者咳痰量增多并呈脓性时应及早给予抗感染治疗。选择抗生素可以依据常见的致病菌或者患者经常复发时的细菌谱,或者结合患者所在地区致病菌及耐药流行情况,选择合适的抗生素。

3.住院治疗

COPD 急性加重病情严重者需住院治疗。COPD 急性加重到医院就诊或住院治疗的指征:①症状显著加剧,如突然出现的静息状况下呼吸困难。②出现新的体征或原有体征加重(如发绀、外周水肿)。③新近发生的心律失常。④有严重的伴随疾病。⑤初始治疗方案失败。⑥高龄 COPD 患者的急性加重。⑦诊断不明确。⑧院外治疗条件欠佳或治疗不力。

COPD 急性加重患者收入重症监护病房(ICU)治疗的指征:①严重呼吸困难且对初始治疗反应不佳。②精神障碍,嗜睡,昏迷。③经氧疗和无创性正压通气(NIPPV)后,低氧血症[PaO_2＜6.65kPa(50mmHg)]仍持续或呈进行性恶化,和(或)高碳酸血症[$PaCO_2$＞9.31kPa(70mmHg)]无缓解甚至有恶化,和(或)严重呼吸性酸中毒(pH＜7.30)无缓解,甚至恶化。

COPD 加重期主要的治疗方案如下。

(1)保持气道通畅:清除口腔或气道的分泌物,部分患者痰多严重阻塞气道需要气管插管或者气管切开。

(2)控制性氧疗:及早氧疗是治疗 COPD 加重者的最重要的手段。应根据患者缺氧的严重程度确定给氧的浓度,如果患者发绀,呼吸微弱,或者低氧血症导致意识不清或者昏迷,应给予高浓度吸氧,达到氧合水平[PaO_2＞8kPa(60mmHg)或 SaO_2＞90％]。对待 CO_2 潴留及呼吸性酸中毒的患者,应该控制吸氧的浓度,防止高浓度氧疗导致低氧对呼吸中枢的刺激减少,引起呼吸抑制导致 CO_2 潴留进一步加重。氧疗 30min 后应观察病情的变化、复查动脉血气,适时调整氧疗浓度。

（3）抗生素治疗：COPD急性加重除了与劳累心功能衰竭等有关外，主要由感染引起，Alberto Papi等研究表明，在COPD重度急性加重患者中，感染因素占78%，其中细菌感染占29.7%，病毒感染占23.4%，混合感染占25%，非感染因素占22%。常见的细菌有肺炎链球菌、流感嗜血杆菌、卡他莫拉菌和支原体衣原体等，治疗初始，尚无微生物药物敏感试验结果。当怀疑是由感染引发急性加重时，应结合当地区常见致病菌类型及耐药流行趋势和药物敏感情况尽早选择敏感抗生素。获得微生物药物敏感性资料后，应及时根据细菌培养及药敏试验结果调整抗生素。肺炎链球菌对青霉素相对耐药，提高剂量有时能获得治疗效果。第二、三代头孢菌素及高剂量阿莫西林、阿莫西林/克拉维酸等对大多数中度敏感肺炎链球菌有效。高耐药菌株可选择喹诺酮类（如左氧氟沙星、莫西沙星）或其他类抗生素；流感嗜血杆菌对氨苄西林耐药，可选择喹诺酮类药物治疗。通常COPD I级或 II级患者急性加重时，主要致病菌多为肺炎链球菌、流感嗜血杆菌及卡他莫拉菌。III级及IV级的COPD急性加重时，除以上述细菌外，还可以有肠杆菌科细菌、铜绿假单胞菌及耐甲氧西林金黄色葡萄球菌。发生铜绿假单胞菌的危险因素有：近期住院、频繁应用广谱抗生素、既往有铜绿假单胞菌寄植的历史等。酶抑制剂的复方制剂、第四代头孢菌素、碳青霉烯类联合氨基糖苷类或喹诺酮类是常规推荐的治疗方案。抗菌治疗应尽可能将细菌负荷降低到最低水平，以延长COPD急性加重的间隔时间。长期应用广谱抗生素和糖皮质激素易继发深部真菌感染，应密切观察真菌感染的临床征象并采用防治真菌感染措施。

为了合理经验性选择抗生素，也有将COPD急性加重（AECOPD）患者按病情严重程度分为3组，A组：轻度加重，无危险因素者。主要病原菌为肺炎链球菌、流感嗜血杆菌、卡他莫拉菌、肺炎支原体和病毒；B组：中度加重，有危险因素。主要病原菌为A组中的病原菌及其耐药菌（产β内酰胺酶细菌、耐青霉素酶的肺炎链球菌）和肠杆菌科（肺炎克雷伯菌、大肠埃希菌、变形杆菌及肠杆菌属等）；C组：重度加重，有铜绿假单胞菌感染的危险因素。主要病原菌在B组基础上加铜绿假单胞菌。

（4）支气管舒张剂：解除气道痉挛，改善通气功能，可选择短效速效或长效速效 β_2 受体激动剂。若效果不显著，加用抗胆碱能药物（为异丙托溴铵，噻托溴铵等）。对于较为严重的COPD加重者，还可考虑静脉滴注茶碱类药物。β_2 受体激动剂、抗胆碱能药物及茶碱类药物的作用机制不同，药代学及药动学特点不同，且分别作用于不同大小的气道，所以联合应用可获得更大的支气管舒张作用，并且可减少单一药物较大剂量所产生的不良反应。

（5）糖皮质激素：糖皮质激素治疗COPD加重期疗效显著，宜在应用支气管舒张剂基础上，同时口服或静脉滴注糖皮质激素，激素的应用与并发症减少相关。口服泼尼松30～40mg/d，连续7～10d后逐渐减量停药。也可以静脉给予甲泼尼龙40mg，每日1次，3～5d后改为口服。或者给予雾化吸入糖皮质激素。

（6）机械通气：无创正压机械通气（NPPV）。COPD患者呼出气流受限，肺泡内残留的气体过多，呼气末肺泡内呈正压，称为内源性呼气末正压（PEEP），增大了吸气负荷，肺容积增大压迫膈肌影响膈肌收缩，辅助呼吸肌参与呼吸，而且增加了氧耗量。部分患者通气血流比改变,肺泡弥散功能下降。COPD 急性加重时上述异常进一步加重,氧耗量和呼吸负荷显著增加,超过呼吸肌自身的代偿能力使其不能维持有效的肺泡通气,从而造成缺氧及 CO_2 潴留,严重者发生呼吸衰竭。应用机械通气的主要目的包括:改善通气和氧供,使呼吸肌疲劳得以缓解,通过建立人工气道以利于痰液的引流,在降低呼吸负荷的同时为控制感染创造条件。

NPPV 通过鼻罩或面罩方式将患者与呼吸机相连进行正压辅助通气,NPPV 是 AECOPD 的常规治疗手段。随机对照研究及荟萃分析均显示,NPPV 应用于 AECOPD 成功率高。可在短时间内使 pH、$PaCO_2$、PO_2 和呼吸困难改善,长时间应用可降低气管插管率,缩短住院日。因此,NPPV 可作为 AECOPD 的一项常规治疗手段。早期 NPPV 成功率高达 93%,延迟 NPPV 的成功率则降为 67%,推荐及早使用。

NPPV 并非对所有的 AECOPD 患者都适用,应具备如下条件:神志基本清楚,依从度好,能配合和有一定的理解能力,分泌物少和咳嗽咳痰能力较强,血压基本稳定。对于病情较轻[动脉血 pH>7.35,$PaCO_2$>6kPa(45mmHg)]的 AECOPD 患者宜早期应用 NPPV。对于出现轻中度呼吸性酸中毒(7.25<pH<7.35)及明显呼吸困难的 AECOPD 患者,推荐使用 NPPV。对于出现严重呼吸性酸中毒(pH<7.25)的 AECOPD 患者,在严密观察的前提下可短时间(1~2h)试用 NPPV。对于伴有严重意识障碍的 AECOPD 患者不宜行 NPPV。

机械通气初始阶段,可给高浓度氧,以迅速纠正严重缺氧,若不能达上述目标,即可加用 PEEP、增加平均气道压,应用镇静剂或肌松剂接触人机对抗;若适当吸气压力和 PEEP 可以使 SaO_2>90%,应保持最低的 FiO_2。依据症状体征、PaO_2、PEEP 水平、血流动力学状态,酌情降低 FiO_2 50% 以下,并维持 SaO_2>90%。

NPPV 可以避免人工气道导致的气道损伤、呼吸机相关性肺炎的不良反应和并发症,改善预后;减少慢性呼吸衰竭呼吸机的依赖,减少患者的痛苦和医疗费用,提高生活的质量。但是由于 NPPV 存在漏气,使得通气效果不能达到与有创通气相同的水平,临床主要应用于意识状态较好的轻、中度的呼吸衰竭,或自主呼吸功能有所恢复、从有创撤机的呼吸衰竭患者,有创和无创的效果并不似彼此能完全替代的。

NPPV 禁忌证:①误吸危险性高及气道保护能力差,如昏迷、呕吐、气道分泌物多且排除障碍等。②呼吸、心跳停止。③面部、颈部和口咽腔创伤、烧伤、畸形或近期手术。④上呼吸道梗阻等。

NPPV 相对禁忌证:①无法配合 NPPV 者,神志不清者。②严重低氧血症。③严重肺外脏器功能不全,如消化道出血、血流动力学不稳定等。④肠梗阻。⑤近期食管及上腹部手术。

常用 NPPV 通气模式以双水平正压通气模式最为常用。呼气相压力(EPAP)从 0.196~0.392kPa(2~4cmH_2O)开始,逐步上调压力水平,以尽量保证患者每一次吸气动作都能触发呼吸机送气;吸气相压力(IPAP)从 0.392~0.784kPa(4~8cmH_2O)开始,待患者耐受后再逐渐上调,直至达到满意的通气水平。

应用 NPPV,要特别注意观察临床表现和 $SpaO_2$,监测血气指标。治疗有效时,1~2h 后,患者的症状、体征和精神状态均有改善;反之可能与呼吸机参数设置(吸气压力、潮气量)不当、管路或漏气等有关,应注意观察分析并及时调整。并且注意是否有严重胃肠胀气、误吸、口鼻咽干燥、面罩压迫和鼻面部皮肤损伤、排痰障碍、恐惧(幽闭症)、气压伤。

有创正压机械通气(IPPV):AECOPD 患者行有创正压通气的适应证为:危及生命的低氧血症[PaO_2 小于 6.65kPa(50mmHg)或 PaO_2/FiO_2<26.6kPa(200mmHg)],$PaCO_2$ 进行性升高伴严重的酸中毒(pH≤7.20)。严重的神志障碍(如昏睡、昏迷或谵妄)。严重的呼吸窘迫症状(如呼吸频率>40 次/分、矛盾呼吸等)或呼吸抑制(如呼吸频率<8 次/分)。血流动力学不稳定。气道分泌物多且引流障碍,气道保护功能丧失。NPPV 治疗失败的严重呼吸衰竭患者。

第二节　支气管扩张症

支气管扩张症(简称支扩)是由于多种原因引起支气管树病理性、永久性的扩张,导致反复化脓性感染及气道慢性炎症,临床上表现为持续或反复地咳嗽、咳痰,有时伴有咯血,症状反复发作,可导致呼吸功能障碍及慢性肺源性心脏病。支气管扩张可分为先天性与继发性两种。先天性支气管扩张较少见,继发性支气管扩张症的发病基础多为反复感染、支气管阻塞及支气管壁的炎性损伤。炎症造成阻塞,阻塞又导致感染或引起感染的持续存在,最终导致支气管管壁平滑肌、弹力纤维甚至软骨的破坏,逐渐形成支气管持久性扩张。下呼吸道感染尤其是婴幼儿时期下呼吸道感染、支气管和肺结核是支气管扩张最常见的病因,还应注意排除支气管异物、误吸、免疫缺陷病、纤毛功能异常等少见病因。

一、诊断标准

支气管扩张的诊断应根据既往病史、临床表现、体征及实验室检查等资料综合分析确定,胸部高分辨 CT(HRCT)是诊断支气管扩张的主要手段。明确诊断后还需要通过病史和相应的检查了解有无相关的基础疾病。

1.临床表现

咳嗽是支扩最常见的症状,且多伴有咳痰,痰常为脓性,清晨为多,可伴有呼吸困难。半数患者可出现咯血,多与感染相关,咯血量大小不等,可痰中带血至大量咯血。仅有咯血而无咳嗽及咳痰的称干性支气管扩张。原有症状中任一症状加重(痰量增加或脓性痰、呼吸困难加重、咳嗽增加、肺功能下降、疲劳乏力加重)或出现新症状(发热、胸膜炎、咯血)、需要抗菌药物治疗往往提示感染导致的急性加重。反复发作者可有食欲缺乏、消瘦和贫血等全身症状。

听诊时于病变部位闻及粗糙的湿啰音是支气管扩张特征性的表现,以肺底部最为多见,多自吸气早期开始,吸气中期最响亮,一直持续至吸气末,且部位固定,不易消失。1/3 的患者也可闻及哮鸣音或粗大的干啰音。杵状指(趾)较常见。

常见的并发症有反复肺部感染、脓胸、气胸和肺脓肿等,小部分患者可出现肺心病。

2.辅助检查

(1)胸部 X 线检查:X 线胸片诊断支扩的敏感性及特异性均较差,病程早期胸片可能正常。也可有特征性的气道扩张和增厚,表现为类环形阴影或轨道征,囊性支气管扩张时可出现特征性的卷发样阴影。也可在同一部位反复出现炎症或炎症消散缓慢。

(2)胸部 HRCT:胸部 HRCT 诊断支气管扩张症的敏感性和特异性均达到了 90% 以上,可代替支气管碘油造影确诊支气管扩张。支扩在 HRCT 上的主要表现为支气管内径与其伴行动脉直径对比的增大(正常比值为 0.62+0.13),称为"印戒征",此外还可见到支气管呈柱状及囊状改变(呈"双轨征"或"串珠"状),气道壁增厚、黏液阻塞,细支气管炎时可出现树芽征及马赛克征。

(3)支气管碘油造影:可明确支气管扩张的部位、性质和范围,但由于此检查为创伤性检查,合并症较多,现已逐渐被胸部 HRCT 所取代,临床上很少应用。

(4)支气管镜检查:有助于除外异物堵塞等病因,通过支气管镜检查获取下呼吸道分泌物有助于明确病原菌,经支气管冲洗可清除气道内分泌物,解除气道阻塞。

(5)肺功能检查:所有患者均建议行肺通气功能检查并至少每年复查一次,多数患者表现为阻塞性通气功能障碍,弥散功能下降,33%~76% 患者存在气道高反应性。合并气流阻塞者应行舒张试验评价用药后肺功能改善情况。

(6)实验室检查:血炎症标志物(血常规白细胞和中性粒细胞计数,ESR,CRP,PCT)可反映疾病活动性及感染导致的急性加重严重程度;血清免疫球蛋白(IgG,IgA,IgM)测定和血清蛋白电泳可除外体液免疫缺陷;血清 IgE 测定、烟曲霉过敏原皮试及烟曲霉特异性 IgE、IgG测定有助于除外变应性支气管肺曲霉菌病;必要时可检测类风湿因子、抗核抗体、ANCA 除外结缔组织病;血气分析可判断是否合并低氧血症和(或)高碳酸血症。

(7)微生物学检查:所有支扩患者均常规留取合格痰标本行微生物学检查,急性加重时应在应用抗菌药物前留取痰标本,痰培养及药敏试验对抗菌药物的选择具有重要的指导意义。

(8)其他检查:糖精试验和(或)鼻呼出气一氧化氮测定可用于筛查纤毛功能异常,疑诊者须进行鼻和支气管黏膜活检的电镜检查;两次汗液氯化物检测及 CFTR 基因突变分析有助于除外囊性纤维化。

二、治疗原则

支气管扩张症的治疗目的为确定并治疗潜在病因以阻止疾病进展,维持或改善肺功能,减少日间症状和急性加重次数以改善生活质量。

1.病因治疗

积极查找并治疗导致支气管扩张症的基础疾病,如合并体液免疫功能低下者可定期输注免疫球蛋白。

2.物理治疗

包括排痰和康复训练,可单独或联合应用体位引流、震动拍击、主动呼吸训练、雾化吸入盐水、胸壁高频震荡技术等祛痰技术,每日 1~2 次,每次持续时间不应超过 20~30 分钟,急性加重期可酌情调整持续时间和频度。

3.对症治疗

(1)黏液溶解剂:临床常用的祛痰药如氯化铵、溴己新、盐酸氨溴索、乙酰半胱氨酸、羧甲司坦等或吸入高渗药物如高张盐水均可促进痰液排出,短期吸入甘露醇疗效尚不明确,不推荐吸入重组人 DNA 酶。

(2)支气管舒张剂:支气管扩张症患者常常合并气流阻塞及气道高反应性,可应用支气管舒张剂缓解症状,治疗前应进行支气管舒张试验评价气道对 β_2 受体激动剂或抗胆碱能药物的反应性以指导用药。

(3)氧疗:对合并呼吸衰竭有氧疗指证的患者应给予氧疗。

(4)无创通气:合并慢性呼吸衰竭的支扩患者应用无创通气可改善生活质量,缩短住院时间。

4.抗菌药物治疗

支气管扩张症患者出现急性加重合并局部症状恶化[咳嗽、痰量增加或性状改变、脓痰增加和(或)喘息、气急、咯血]和(或)出现发热等全身症状时,应考虑应用抗菌药物。急性加重一般是由定植菌群引起,最常分离出的细菌为流感嗜血杆菌和铜绿假单胞菌。应当定期评估患者支气管细菌定植状况,根据有无铜绿假单胞菌感染的危险选择抗菌药物。若有一种以上的病原菌,应尽可能选择能覆盖所有致病菌的抗菌药物。若因耐药无法单用一种药物,可联合用药。急性加重期抗菌药物治疗疗程应不少于 14d。

5.抗感染治疗

慢性气道炎症是支气管扩张症重要的发病机制。吸入糖皮质激素可拮抗气道慢性炎症,减少痰量,改善生活质量,铜绿假单胞菌定植者改善更为明显,但对肺功能及急性加重次数并无影响。大环内酯类药物也有抗炎的作用,尚需有效证据支持。

6.外科手术治疗

大多数支气管扩张症患者不需要手术治疗。手术适应证包括:①积极药物治疗仍然难以控制症状。②大咯血危及生命或经药物、介入治疗无效者。③局限支气管扩张,术后至少能保留 10 个肺段。手术的相对禁忌证为非柱状支气管扩张、痰培养出铜绿假单胞菌、切除术后残余病变及非局限性病变。

7.预防

加强锻炼,改善营养可增强体质;接种流感疫苗、肺炎疫苗可减少急性加重次数;免疫调节如气管炎疫苗,卡介苗提取素可能对预防支气管扩张症的感染有效。

8.患者教育管理

教育的主要内容是使其了解支气管扩张的特征并及早发现疾病的急性加重;还应向其介绍支气管扩张症治疗的主要手段,包括排痰技术、药物治疗及感染控制,并制订个性化的随访及监测方案;还应向其解释痰检的重要性;不建议患者自备抗菌药物自行治疗。

三、治疗原则

治疗原则包括制止出血,治疗原发病,防治并发症,维持患者生命功能。

1.镇静、休息

小量咯血无需特殊处理,休息、对症。中量以上咯血需卧床休息,患侧卧位或平卧位。对精神紧张、恐惧不安者应解除不必要的顾虑,必要时可给予少量镇静药,如地西泮 10mg 或苯巴比妥0.1~0.2g肌内注射,或口服地西泮 5~10mg。咳嗽剧烈的咯血者,可适当给予镇咳药,如可待因 30mg 口服或肌内注射,咳美芬 10mg 口服。禁用吗啡,以免过度抑制咳嗽引起窒息。

2.加强护理、密切观察

中量以上咯血者,应定时测量血压、脉搏、呼吸。鼓励患者轻咳,将血液咳出,以免滞留于呼吸道内。保持呼吸道通畅,床边放置吸痰器。保持大便通畅。

3.开放静脉通道

大咯血患者应开放静脉,备血,必要时补充血容量。向家属交代病情。

4.止血药的应用

(1)垂体后叶素:本药收缩肺小动脉,使局部血流减少、血栓形成而止血。可将5~10U 垂体后叶素溶于 20~40mL 葡萄糖溶液中缓慢静脉注射,然后将 10~20U 垂体后叶素溶于250~500mL液体中静脉点滴维持 0.1U/(kg·h)。

不良反应:面色苍白、出汗、心悸、胸闷、腹痛、便意、过敏反应,血压升高。

禁忌证:高血压、冠心病、肺心病、心力衰竭、孕妇。

(2)酚妥拉明:这是一种 α肾上腺素能受体阻断剂,可直接扩张血管平滑肌,降低肺动静脉压而止血。将 10~20mg 本药加入 5%葡萄糖溶液 500mL 中静脉点滴。

不良反应:心率增快,血压下降。

(3)普鲁卡因:具有扩张血管、镇静作用。将 200~300mg 普鲁卡因加入 5%葡萄糖500mL 中静点。

不良反应:过敏反应,颜面潮红、谵妄、兴奋、惊厥。注射前应进行皮试。

收缩血管与舒张血管药物的使用:临床上通常使用垂体后叶素,但是如果有明显禁忌证,尤其是考虑咯血系因急性左心衰竭所致可试用酚妥拉明,但应同时注意其不良反应。

(4)止血药

①6-氨基己酸:抑制纤维蛋白溶酶原的激活因子,抑制纤溶酶原激活为纤溶酶,抑制纤维蛋白溶解。将 4~6g 6-氨基己酸加入 5%葡萄糖溶液 250mL 中静脉点滴,一天 2 次。

②酚磺乙胺(止血敏)、卡络柳钠(安络血):增加血小板和毛细血管功能。酚磺乙胺(止血敏)0.25~0.75g 肌内注射或静脉滴注,每日 2 次;卡络柳钠(安络血)2.5~5mg,口服,每日 3次,10mg 肌内注射,每日 2 次。

③维生素 K:促进肝脏合成凝血酶原,促进凝血。10mg 肌内注射,每日 2 次。

④纤维蛋白原:将 1.5~3.0g 本药加入 5%葡萄糖溶液 500mL 中静脉点滴,每日 1 次。

⑤云南白药:0.3~0.5g,口服,每日 3 次。

(5)糖皮质激素:具有非特异性抗感染作用,可减少血管通透性。可短期及少量应用,甲泼尼龙 20～40mg 或氟美松 5mg 静脉注射,每天 1～2 次。

5.气管镜止血

经过药物治疗无效可以考虑通过硬质气管镜清除积血和止血。

(1)冷盐水灌洗:4℃冷盐水 500mL 加用肾上腺素 5mg,分次注入出血肺段,保留 1min 后吸出。

(2)气囊导管止血:有条件者可用气囊堵塞出血支气管压迫止血,防止窒息。24h 后放松气囊,观察几小时无出血可考虑拔管。

(3)激光冷冻止血:有条件者可以考虑试用。

6.支气管动脉栓塞术

首先经支气管动脉造影显示病变部位(如局部造影剂外漏、血管异常扩张、体-肺动脉交通),采用明胶海绵、氧化纤维素、聚氨基甲酸乙酯或无水酒精等栓塞局部血管。

7.手术治疗

有手术适应证时进行。

凡须进行第 5、6、7 项治疗者须事先必须征得患者和家属同意并签署知情同意书,同意书中须注明此项治疗可能出现的各种危险和合并症。

8.大咯血的处理

(1)内科治疗:卧床休息,取患侧卧位,防止血液进入健侧支气管内。

(2)应用少量镇静剂、备血,检测血红蛋白定量,血红细胞比容并观察其动态变化。

(3)止血剂:静脉输入垂体后叶素、酚妥拉明、氨甲苯酸(止血芳酸)、酚磺乙胺(止血敏)等。

(4)静脉输入普鲁卡因。

(5)支气管动脉栓塞术。

(6)外科手术治疗。

9.大咯血窒息的处理

(1)窒息表现:患者突感胸闷难忍,烦躁不安,面色苍白或发绀,咯血突然中止,呼吸困难,意识丧失。

(2)处理:保持呼吸道通畅,足高头底位,拍背;用开口器打开口腔,将舌拉出,迅速清除口腔及咽喉部积血,气管插管或切开,吸氧,必要时可应用呼吸兴奋剂。

第三节　支气管哮喘

支气管哮喘(简称哮喘)是由于嗜酸性粒细胞、肥大细胞和 T 细胞等多种炎性细胞以及多种细胞因子参与的气道慢性炎症。这种气道炎症使易感者对各种激发因子具有气道高反应性,并由此可引起气道缩窄,呈现广泛多变的可逆性气流受限。临床表现为反复发作的喘息、呼吸困难、胸闷或咳嗽等症状,常在夜间和(或)清晨发作、加剧,多数患者可自行缓解或经治疗而缓解。

一、病因与发因机制

(一)病因及诱因

促进支气管哮喘形成的病因比较复杂,通常把哮喘危险因素分为两种:宿主因素和环境因素。

宿主因素包括发展为哮喘患者自身的遗传易感性、特应症、性别、种族及气道高反应性。

环境因素指患者所接触的变应原、职业工作中的致敏物,感染、饮食、烟草、社会经济状况和家系等,它们有助于促进易感人群中支气管哮喘疾病的发生。具体包括室内、外变应原(屋尘螨、动物变应原、蟑螂变应原、真菌、花粉、职业性致敏物质、烟草(主动或被动吸烟)、空气污染、社会经济状况、某些饮食和药物以及家族遗传因素等。

此外,尚有一些促发因素可导致哮喘发作,如呼吸道感染、剧烈运动和通气过度、天气变化、二氧化硫、食物添加剂、情绪激动、及吸入刺激物(如某些喷雾剂、油漆等)。

(二)发病机制

哮喘的发病机制非常复杂,迄今仍未完全明了。

1.炎症学说

哮喘是一种涉及多种炎症细胞及炎症介质相互作用的气道慢性炎症疾病,它包括:①以嗜酸细胞为主的多种炎性细胞(肥大细胞,淋巴细胞、嗜碱性粒细胞、中性粒细胞、巨噬细胞等)的气道浸润;②气道微血管扩张,通透性增高;③气道内炎性介质(嗜酸性粒细胞阳离子蛋白、组胺、白三烯及具有多种炎性、趋化作用的细胞因子)增多;④气道高反应性。

2.免疫学说

哮喘患者接触过敏原后,产生特异性 IgE,当再次接触过敏原时,可引起多种细胞(包括肥大细胞、嗜碱性粒细胞等)释放过敏性介质,如组胺、白三烯等物质使平滑肌痉挛,气道分泌物增加。

3.神经学说

①β-肾上腺能受体功能低下;②迷走神经张力增高;③非肾上腺非胆碱能(NANC)功能异常,导致了支气管平滑肌的收缩、血管通透性增高、促进哮喘的发作。

其他尚有胃食管反流学说、微血管渗漏学说、大脑皮质功能异常学说及内分泌失调学说等。目前还认为哮喘也是一种多基因遗传病。

二、临床征象及诊断

1.症状

(1)前驱症状:打喷嚏、流涕、咳嗽或胸闷等。

(2)喘息和呼吸困难:发作性的喘息和呼吸困难,用支气管舒张药或可自行缓解是支气管哮喘的特征性临床表现。缓解期常无明显症状。

（3）咳嗽、咳痰：也是哮喘的常见症状，"咳嗽型哮喘"可单纯表现为咳嗽。

（4）胸闷和胸痛：有时患者可有胸闷、胸痛等不适。但如突发胸痛则须考虑自发性气胸的可能性。

2.体征

（1）胸部呈过度吸气状态、呼气延长、严重者可出现奇脉、端坐呼吸。

（2）两肺弥漫性哮鸣音，严重患者因呼吸肌疲劳，哮鸣音反而减弱或消失。

（3）患者缺氧严重时可出现发绀。

（4）缓解期或非典型哮喘，无明显体征。

3.实验室检查及特殊检查

（1）血常规检查：外周血嗜酸细胞增多，合并感染时白细胞计数增多，中性粒细胞比例增高。

（2）痰液检查：痰液中嗜酸细胞比例明显增多，近年来痰液嗜酸细胞阳离子蛋白（ECP）内检测已成为哮喘的诊断、预后及疗效判断的指标之一。

（3）肺功能检查：发作期呈阻塞性肺通气功能障碍：FVC 降低、FEV_1 下降，RV、TLC、RV/TLC％均增大；气道舒张试验阳性（FEV_1 改善＞15％）；气道激发试验阳性：呼气峰值流速变化率（PEFR）＞20％。

4.诊断标准

（1）反复发作喘息、呼吸困难、咳嗽或胸闷。症状的发作多与接触变应原、冷空气、物理、化学性刺激、病毒性上呼吸道感染、运动等有关。

（2）发作时两肺可闻及散在或弥漫性、以呼气相为主的哮鸣音，呼气相延长。

（3）症状可经治疗而缓解或自行缓解。

（4）症状不典型者（如无明显喘息或体征），应至少具备以下一项试验阳性。①气管激发试验或运动试验阳性；②支气管舒张试验阳性[1 秒钟用力呼气容积（FEV_1）增加 15％以上，且 FEV_1 增加绝对值＞200mL]；③最大呼气流速（FEF）日内变异率或昼夜波动率≥20％。

（5）除外其他疾病所引起的喘息、胸闷和咳嗽。

5.分期、病情评价

（1）分期：根据临床表现哮喘可分为急性发作期和缓解期，缓解期系指经过治疗或未经治疗症状、体征消失，肺功能恢复到急性发作前水平，并维持 4 周以上。

（2）病情的评价：哮喘患者的病情评价应分为两部分：

①非急性发作期病情的总评价：许多哮喘患者即使没有急性发作，但在相当长的时间内总是不同频度和（或）不同程度地出现症状（喘息，咳嗽，胸闷），因此需要依据就诊前临床表现，肺功能以及为控制其症状所需用药对其病情进行总的估价（表 3-2）。

②哮喘急性发作时严重程度的评价：哮喘急性发作是指气促、咳嗽、胸闷等症状突然发生，常有呼吸困难，以呼吸气流量降低为特征。其程度轻重不一，病情加重可在数小时或数天内出现，偶尔可在数分钟内危及生命，故应对病情作出正确评估，以便给予及时有效的紧急治疗

（表 3-3）。

表 3-2 非急性发作期哮喘病情的评价

病情	临床特点
间歇发作	间歇有症状，＜每周一次短期发作（数小时～数天），夜间哮喘症状≤每月 2 次；发作间期无症状，且肺功能正常；PEF 或 FEV_1≥80％预计值，变异率＜20％
轻度	症状≥每周 1 次，但＜每天 1 次，发作可能影响活动和睡眠，夜间哮喘症状＞每月 2 次；PEF 或 FEV_1％预计值，PEF 变异率 20％～30％。
中度	每日均有症状；发作影响活动或睡眠；夜间哮喘发作＞每周 1 次；PEF 或 FEV_1＞60％，＜80％的预计值，PEF 变异率＞30％
重度	症状频繁发作；夜间哮喘频繁发作；严重影响睡眠，体力活动受限；PEF，FEV_1＜60％预计值，PEF 变异率＞30％

表 3-3 哮喘急性发作期分度的诊断标准

临床特点	轻度	中度	重度	危重
气短发生在	步行、上楼时	稍事活动	休息时	
体位	可平卧	喜坐位	端坐呼吸	
讲话方式	连续成句	常有中断	单字	不能讲话
精神状态	可有焦虑/尚安静	时有焦虑或烦躁	常有焦虑或烦躁	嗜睡或意识模糊
出汗	无	有	大汗淋漓	
呼吸频率	轻度增加	增加	常＞30 次/分	
辅助呼吸肌活动及三凹征	常无	可有	常有	胸腹矛盾运动
哮鸣音	散在/呼吸末	响亮、弥漫	响亮、弥漫	减弱乃至无
脉率	＜100 次/分钟	100～120 次/分钟	＞120 次/分钟	＞120 次/分钟，有时变慢或不规则
奇脉	无＜10mmHg	可有 10～25mmHg	常有＞25mmHg	
应用 β 激动剂后 PEF 占正常预计值或本人平素最高值％	＞70％	50％～70％	＜50％或＜100U 分钟或作用时间＜2 小时	
PaO_2（吸空气）	正常	60～80mmHg	＜60mmHg	
$PaCO_2$	＜40mmHg	$PaCO_2$≤45mmHg	$PaCO_2$＞45mmHg	
SaO_2（吸空气）	＞95％	91％～95％	≤90％	
pH			降低	

三、治疗

目前哮喘治疗的目标是：①获得并保持哮喘症状的控制；②预防哮喘急性发作；③保持肺

功能尽可能接近正常水平;④保持正常的活动,包括运动;⑤避免药物不良反应;⑥预防不可逆的气流受限发生、死亡。全球哮喘创议(GINA)把哮喘的治疗分成以下六大组成部分。

(一)患者教育

患者本人及其家庭成员对所患疾病的相关信息了解,提高其在哮喘病治疗过程中患者的依从性。

(二)哮喘症状和报告和肺功能的监测

尽可能地通过患者对其自身症状的记录以及呼气峰值流速仪对 PEF 的测定。

(三)避免接触危险因素

避免和消除可能引起哮喘发作的变应原和其他非特异性刺激,去除各种诱发因素。

(四)发作期治疗

解痉平喘、抗感染、祛痰、防治感染、纠正脱水及酸碱失衡等。

急性期治疗药物主要包括糖皮质激素、β_2 受体激动剂、茶碱及胆碱能受体拮抗剂等。

1.糖皮质激素

系最有效的抗炎药物。

(1)吸入用药:直接作用于呼吸道,局部抗感染作用强,全身不良反应少。目前常用丙酸培氯松(必可酮)、丁地去炎松(普米克)或者丙酸氟替卡松(辅舒酮),连续规则使用 1 周后方能奏效。哮喘急性发作时应与 β_2 受体激动剂或茶碱合用。季节性哮喘患者,可在预计发作前 2~4 周开始连续规则使用。局部不良反应为口咽念珠菌感染、声音嘶哑,喷药后用清水漱口可减轻局部反应和胃肠吸收。大剂量吸入治疗($600\mu g/d$)可提高疗效,但长期大剂量应用亦可能对肾上腺皮质功能产生轻度抑制,特别是儿童患者。

(2)口服糖皮质激素用于病情较重者早期,防止病情恶化。也可用于吸入治疗无效患者。为减少全身不良反应及发生糖皮质激素依赖的机会,一般宜采用较大剂量(泼尼松 30~40mg/d)、短疗程、病情控制后及时减量及单用吸药。须长期口服糖皮质激素者,采用每日清晨顿服或隔日顿服法,以减少糖皮质激素对垂体-肾上腺轴的抑制作用。泼尼松的维持量最好 ≤10mg/d。

(3)严重哮喘发作或哮喘患者处于应激状态(外伤、手术、分娩、严重感染等)时应及早静脉使用琥珀酸氢化可的松(100~1200mg/d)或甲泼松龙(40~160mg/d)。病情控制后逐渐减量并改口服给药,临床症状控制后再用 1 周左右,不可骤然停药。

2.β_2 受体激动剂

其平喘作用比较快速,短效 β_2 受体激动剂沙丁胺醇(喘乐宁)或特布他林(喘康速),通过定量喷雾吸入器(MDI)或干粉剂吸入(200~400ug),5~10min 见效并维持 4~6h,用于治疗轻度哮喘急性发作或预防运动性哮喘。病情较重的患者不能有效使用 MDI 时,可通过雾化吸入方式给药,首选氧动力驱动雾化吸入。

长效 β_2 受体激动剂如沙美特罗和福摩特罗,其作用时间维持较长,适用于夜间哮喘和凌晨哮喘发作加剧者。

3.抗胆碱药

阻断迷走神经,平喘作用持久。对于病情较重的哮喘患者,可与 β_2 受体激动剂联合吸入治疗,使支气管舒张作用增强并持久,适用于夜间哮喘及痰多的哮喘患者。

4.茶碱

能舒张支气管,并有强心、利尿、扩张冠状动脉、兴奋呼吸中枢和兴奋呼吸肌的作用。近年研究结果显示小剂量的茶碱尚可缓解气道慢性炎症。

(1)氨茶碱或控释型茶碱(口服,每公斤体重 6～10mg/d,控制轻、中度哮喘发作。控释型茶碱作用持久,适用于控制夜间哮喘发作。茶碱与糖皮质激素、抗胆碱药合用具有协同作用,与 β_2 受体激动剂合用应适当减少剂量,以免诱发心律失常。

(2)对于急性哮喘发作可用氨茶碱加入葡萄糖液中静脉滴注。重症病例且 24h 内未用过茶碱者,首次剂量为每公斤体重 4～6mg,在 25～30min 匀速缓慢推注,继以每小时每千克体重 0.6～0.8mg 的速度静脉滴注维持。注意浓度过高或速度过快可引起心律失常、血压下降,甚至突然死亡,老人、幼儿或有心、肝、肾功能障碍及甲状腺功能亢进者尤其要慎用。茶碱的有效血浓度与中毒血药浓度非常接近,且个体代谢差异大,心、肝、肾功能不全或合用西咪替丁、喹诺酮类、大环内酯类药物等可使其半衰期延长,极易发生茶碱过量中毒。有条件应监测血药浓度。安全有效血药浓度为 5～14mg/L。双羟丙茶碱(喘定)作用与氨茶碱相同,但不良反应较轻。

5.硫酸镁

镁离子能够抑制平滑肌收缩,促进支气管平滑肌舒张而能够改善肺通气情况。严重哮喘发作时,应用硫酸镁有助于哮喘症状的缓解。

6.钙拮抗剂

地尔硫䓬、维拉帕米、硝苯地平口服或吸入可达到阻止钙离子进入肥大细胞,缓解支气管痉挛,对运动性哮喘有较好疗效。

重症哮喘的处理除选用上述治疗外,须注意抗感染、积极补液、纠正酸中毒及电解质紊乱,给予氧疗纠正低氧血症。出现呼吸衰竭或神志改变须进行机械辅助通气。

(五)缓解期处理

目的是巩固维持疗效,防止或减少复发,改善呼吸功能,提高生活质量。

(1)病情缓解后应继续吸入维持量糖皮质激素,至少稳定 3 个月后减量。

(2)每日定时测量 PEF 及记录哮喘日记,出现哮喘先兆症状应及时用药。

(3)避免接触过敏原及各种诱发因素。对无法避免接触过敏原或药物治疗无效时可以考虑针对过敏原进行特异性免疫治疗。如对花粉或尘螨过敏者可采用相应过敏原提取物作减敏治疗,但须注意制剂的标准化及可能出现的严重全身过敏反应和哮喘的严重发作。

(4)药物治疗哮喘缓解期的治疗除酌情减少急性发作期治疗药物外,还包括白三烯调节剂和其他抗炎和抗组胺药等。

白三烯受体拮抗剂用于治疗轻中度哮喘。如孟鲁斯特(顺尔宁)10mg。与吸入性糖皮质激素联合应用,可减少激素的用量。

色甘酸钠粉雾或气雾吸入可抑制肥大细胞等炎症细胞释放介质,用于预防哮喘发作。

其他药物如曲尼斯特、酮替酚、氯雷他定等也可应用。

四、预后

合理治疗可减轻发作或减少发作次数,许多患者可完全控制。50%～78%的儿童,经过治疗或到成年期可完全缓解。如诱发因素未能消除,哮喘反复发作而加重,可并发肺气肿、肺源性心脏病等,则预后较差。

第四章　消化内科疾病

第一节　胃炎

胃炎是指各种原因引起的胃黏膜炎症。按临床发病的缓急,胃炎分为急性胃炎和慢性胃炎两大类。

一、急性胃炎

急性胃炎是指胃黏膜的急性炎症,分为急性单纯性胃炎和急性糜烂出血性胃炎。

(一)病因和发病机制

急性胃炎的病因较多,主要有理化因素、生物因素和应激等。

1.理化因素

物理因素如进食过冷、过热,食物粗糙、暴饮暴食等。化学因素如饮浓茶、浓咖啡、烈酒等,酒精具有亲脂性和溶脂能力,高浓度酒精可直接破坏胃黏膜屏障。服用药物如非甾体类抗炎药、铁剂、抗肿瘤药物等,这些药物直接损伤胃黏膜上皮层,其中非甾体类抗炎药还通过抑制环氧合酶的作用而使胃黏膜前列腺素的产生减少,削弱了胃黏膜的屏障功能。

2.生物因素

进食被微生物和(或)其毒素污染的不洁食物所引起的急性胃肠炎,以肠道炎症为主。由于胃酸的强力抑菌作用,除幽门螺杆菌(Hp)之外的细菌很难在胃内存活而感染胃黏膜,因此一般人很少患除幽门螺杆菌之外的感染性胃炎。但当机体免疫力下降时,可发生各种细菌、真菌、病毒所引起的急性感染性胃炎。

3.应激

严重创伤、大手术、大面积烧伤、颅内病变、败血症及其他严重脏器病变或多器官功能衰竭等均可引起胃黏膜糜烂、出血,严重者发生急性溃疡并大量出血,如烧伤所致者称为 Curling 溃疡、中枢神经系统病变所致者称为 Cushing 溃疡。虽然急性应激引起急性糜烂出血性胃炎的确切机制尚未完全明确,但一般认为应激状态下胃黏膜微循环不能正常运行而造成黏膜缺血、缺氧是发病的重要环节,由此可导致胃黏膜黏液和碳酸氢盐分泌不足、局部前列腺素合成不足、上皮再生能力减弱等改变,胃黏膜屏障因而受损。

急性糜烂出血性胃炎主要为药物、酒精及急性应激所致。

(二)临床表现和诊断

单纯性胃炎症状较轻或无症状,可有上腹痛、腹部胀满不适、食欲减退、消化不良等表现。糜烂出血性胃炎胃部出血常见,表现为呕血、黑便等,一般出血为少量、间歇性、可自止,但也可引起大出血。持续少量渗血可致贫血,体检时剑突下多有程度不等的压痛。有近期服用 NSAID 史、应激状态或大量饮酒患者,如发生呕血和(或)黑便,应考虑急性糜烂出血性胃炎的可能,确诊须进行急诊胃镜检查。内镜检查可见以弥漫分布的多发性糜烂、出血灶和浅表溃疡为特征的急性胃黏膜病损,一般应在出血后 24～48h 内进行。

(三)防治

对急性糜烂出血性胃炎患者应针对原发病和病因采取防治措施。对处于急性应激状态的上述严重疾病患者,除积极治疗原发病外,应常规给予抑制胃酸分泌的 H_2RA 或 PPI,或具有黏膜保护作用的硫糖铝作为预防措施;对服用 NSAID 的患者应视情况应用 H_2RA、PPI 或米索前列醇预防。对已发生上消化道大出血者,按上消化道出血治疗原则采取综合措施进行治疗。

二、慢性胃炎

慢性胃炎是指各种病因引起的胃黏膜的慢性炎症,是一种常见病,随年龄增长发病率逐渐增高。

(一)分类

慢性胃炎的分类方法很多,我国于 2006 年采纳了国际上新悉尼系统的分类方法,根据病理组织学改变和病变在胃的分布部位,结合可能病因,将慢性胃炎分成慢性非萎缩性(以往称浅表性)胃炎、慢性萎缩性胃炎和特殊类型胃炎三大类。根据炎症分布的部位,可再分为胃窦胃炎、胃体胃炎和全胃炎。

慢性非萎缩性胃炎是指不伴有胃黏膜萎缩性改变、胃黏膜层见以淋巴细胞和浆细胞为主的慢性炎细胞浸润的慢性胃炎。慢性萎缩性胃炎是指胃黏膜已发生了萎缩性改变的慢性胃炎。慢性萎缩性胃炎又可分为多灶萎缩性胃炎和自身免疫性胃炎两大类。前者的萎缩性改变在胃内呈多灶性分布,以胃窦为主,多由幽门螺杆菌感染引起的慢性非萎缩性胃炎发展而来;后者的萎缩性改变主要位于胃体部,多由自身免疫引起的胃体胃炎发展而来。

(二)病因和发病机制

病因尚未完全清楚,主要与下列因素有关。

1.幽门螺杆菌(Hp)感染

Hp 感染是慢性胃炎最主要的病因。该菌有鞭毛,能穿过黏液层,移向胃黏膜,因其有黏附功能能贴紧上皮细胞而长期定居于胃窦黏膜小凹处及邻近上皮表面繁衍,不易去除。Hp 具有的尿素酶,能分解尿素产生氨,氨可使胃黏膜跨膜电位下降,而损伤上皮细胞膜;其空泡毒素蛋白可使上皮细胞受损;其细胞毒素相关基因蛋白能引起炎症反应;其菌体胞壁还可作为抗原产生免疫反应。这些因素的长期作用引起胃黏膜的慢性炎症。

2.理化因素、药物损伤

长期或反复进食具有物理、化学性刺激的食物或饮料,如过冷、过热、粗糙食物、浓茶、烈酒、浓咖啡、过度吸烟等,长期反复服用对胃黏膜有刺激的药物,如非甾体类消炎药等,均可造成胃黏膜慢性炎症。

3.自身免疫

壁细胞损伤后能作为自身抗原刺激机体的免疫系统而产生相应的壁细胞抗体和内因子抗体,最终导致壁细胞减少,胃酸分泌减少甚至缺失,以及维生素 B_{12} 吸收不良导致恶性贫血。

4.十二指肠液反流

幽门功能失调时,十二指肠液反流,破坏胃黏膜屏障,使 H^+ 回渗增加;十二指肠液可溶解黏液,这些均可造成黏膜损伤,形成慢性胃炎。

(三)病理

慢性胃炎是损伤由浅表逐渐向深扩展至腺区,继而腺体有破坏及减少(萎缩)的病理过程。浅表性胃炎的炎细胞浸润局限于胃小凹和黏膜固有层的表层,腺体完整。慢性炎症向深处发展累及腺体区出现胃黏膜萎缩,主要表现为胃黏膜固有腺体(幽门腺或泌酸腺)数量减少甚至消失,黏膜变薄。在慢性萎缩性胃炎患者的胃黏膜中,常可见幽门腺(假幽门腺)化生和肠腺化生。肠腺化生是指胃腺转变成肠腺样,含杯状细胞。假性幽门腺化生是指胃体腺转变成胃窦幽门腺。部分患者可有不典型增生,主要表现为不典型的上皮细胞的核增大失去极性,增生的细胞拥挤而有分层现象,黏膜结构紊乱,有丝分裂象增多。中度以上不典型增生即认为是癌前病变。

(四)临床表现

病程迁延,大多无明显症状。部分有上腹部饱胀不适、疼痛,尤以餐后明显,同时可伴有反酸、嗳气、食欲不振、恶心、呕吐等消化不良症状,少数可有反复小量上消化道出血。由幽门螺杆菌引起的慢性胃炎多无症状,查体可有上腹部轻度压痛。自身免疫性胃炎患者可有明显厌食、消瘦、贫血,多为缺铁性贫血,也可有恶性贫血。

(五)辅助检查

1.胃镜及活组织检查

胃镜及活组织检查是诊断慢性胃炎的最可靠方法。内镜下非萎缩性胃炎可见点、片状或条状红斑,黏膜粗糙不平,出血点或出血斑,黏膜水肿和渗出等基本表现。内镜下萎缩性胃炎有两种类型,即单纯萎缩性胃炎和萎缩性胃炎伴增生。前者主要表现为黏膜红白相间,以白相为主、血管显露、色泽灰暗、皱襞变平甚至消失;后者主要表现为黏膜呈颗粒状或结节状。内镜下非萎缩性胃炎和萎缩性胃炎皆可见伴有糜烂(平坦或隆起)、出血、胆汁反流。

2.Hp 检测

做 Hp 检测是十分必要的,常用的有血清 Hp 抗体测定、活检标本快速尿素酶试验、活检标本涂片、活检标本培养等。

3.血清学检查

自身免疫性胃炎患者抗壁细胞抗体多呈阳性（90％），伴恶性贫血时抗内因子抗体多呈阳性（75％）。血清维生素 B_{12} 浓度测定及维生素 B_{12} 吸收试验有助于恶性贫血诊断。

（六）诊断与鉴别诊断

确诊主要依赖胃镜检查和胃黏膜活体组织检查。Hp 检测有助于病因诊断，怀疑自身免疫性胃炎应检测相关的自身抗体。本病须与消化性溃疡、胃癌、胃肠功能紊乱等疾病相鉴别。

（七）治疗

饮食以易消化无刺激性食物为宜，少食过酸、过甜食物及饮料，忌烟、酒、浓茶、咖啡，进食时做到细嚼慢咽。

对 Hp 感染引起的胃炎，特别属活动性者，应给予根除治疗。根除方案可分为两大类，即以胶体铋剂或 PPI 为基础，再加上两种抗菌药物。

对未能检出 Hp 的慢性胃炎，应分析其病因。如因非甾体类抗炎药引起，应立即停服并用抗酸药或硫糖铝治疗；如因胆汁反流，可用铝碳酸镁或氢氧化铝凝胶来吸附；如有胃动力学的改变，可服用多潘立酮或西沙必利作对症处理。有恶性贫血时，注射维生素 B_{12} 后可获得纠正。

异型增生是胃癌的癌前病变，应予以高度重视。对轻度异型增生除给予上述积极治疗外，关键在于定期随访。对肯定的重度异型增生则宜给予预防性手术，目前多采用内镜下胃黏膜切除术。

（八）预后

总体来说，慢性胃炎的预后较为良好。绝大多数浅表性胃炎经积极的治疗多能痊愈，仅少数发展为萎缩性胃炎。

三、特殊类型胃炎

（一）急性腐蚀性胃炎

一般由于自服或误服强酸或强碱而引起，多同时引起腐蚀性食管炎。强碱损伤食管比胃严重；强酸则相反。诊断有赖于吞服腐蚀剂的病史，胃镜检查属绝对禁忌，因其可导致食管或胃穿孔。本病为严重的内科急症，忌洗胃，应立即给服鸡蛋清或牛乳进行稀释。对由于强碱损害者，禁用酸进行中和，因为酸碱反应产生的热量会更加损害黏膜。对强酸造成的损害应在牛乳稀释后服用抗酸药。

（二）感染性胃炎

一般人很少患除幽门螺杆菌之外的感染性胃炎，但当机体免疫力下降时，如艾滋病患者、长期大量使用免疫抑制剂者、严重疾病晚期患者等，可发生各种细菌、真菌和病毒所引起的感染性胃炎。其中急性化脓性胃炎病情凶险，该病常见致病菌为甲型溶血性链球菌、金黄色葡萄球菌或大肠杆菌，化脓性炎症常源于黏膜下层，并扩展至全层胃壁，可发生穿孔，内科治疗多无效而须紧急行外科手术。

（三）巨大肥厚性胃炎

巨大肥厚性胃炎又称 Menetrier 病。本病的病因不明，胃镜下可见胃底胃体部黏膜皱襞巨大、曲折迂回呈脑回状，有的呈结节状或融合性息肉隆起，大弯侧较显著，多见于 50 岁以上的男性。临床表现可有上腹痛、体重减轻、水肿、腹泻。诊断时注意排除胃黏膜的癌性浸润、胃淋巴瘤及淀粉样变性等。因病因未明，目前无特效治疗方法，有溃疡形成时给予抑酸药，伴有幽门螺杆菌感染者宜根除幽门螺杆菌，蛋白质丢失持续而严重者可考虑行胃切除术。

第二节 消化性溃疡

消化性溃疡主要是指发生在胃和十二指肠的慢性溃疡，即胃溃疡（GU）和十二指肠溃疡（DU），因溃疡的形成与胃酸和胃蛋白酶的消化作用有关而得名。溃疡的黏膜缺损超过黏膜肌层，这是溃疡、糜烂的不同之处。

一、流行病学

本病呈世界性分布，约有 10％的人一生中患过此病，我国发病率城市高于农村，南方高于北方。临床上 DU 多于 GU，两者之比约为 3∶1。DU 以青壮年（20～50 岁）多见，DU 发生的年龄平均较 GU 早 10 年。秋冬和冬春之交比夏季更易发作消化性溃疡。

二、病因和发病机制

消化性溃疡是多种病因综合作用的结果。正常情况下，胃、十二指肠黏膜能够保持其完好性是由于对黏膜的损害因素和黏膜的保护因素处于相对平衡状态，当某种或多种因素作用，使胃、十二指肠局部黏膜损害因素增强和（或）保护因素削弱时，这种平衡状态被破坏，即形成消化性溃疡。GU 和 DU 在发病机制上有不同之处，前者主要是防御、修复因素减弱，后者主要是侵袭因素增强。

1.Hp 感染

近十多年来的研究表明，Hp 感染是引起消化性溃疡的主要病因。

（1）消化性溃疡患者中 Hp 感染率高：DU 患者 Hp 感染率为 90％～100％，GU 患者为 80％～90％。同样 Hp 感染者中发生消化性溃疡的危险性亦显著增加。Hp 感染者中 15％～20％的人可发生消化性溃疡。

（2）根除 Hp 可促进溃疡愈合和显著降低溃疡复发率：用常规抑制胃酸分泌药物治疗疗效不理想的所谓难治性溃疡，在有效根除 Hp 治疗后，得到痊愈；应用高效抗 Hp 方案治疗 1 周，即使不给予抗溃疡治疗，疗程结束 4 周复查，溃疡的愈合率高于或等于应用常规抑制胃酸分泌连续治疗 4～6 周的愈合率。

（3）Hp 感染改变了黏膜侵袭因素与防御因素之间的平衡：一方面，Hp 凭借其毒力因子的作用，在胃型黏膜（胃和有胃化生的十二指肠）定植，诱发局部炎症和免疫反应，损害局部黏膜的防御、修复机制;另一方面,Hp 感染可增加促胃液素和胃酸的分泌,增强了侵袭因素。这两方面的协同作用造成了胃、十二指肠黏膜损害和溃疡形成。

2.胃酸和胃蛋白酶

消化性溃疡的最终形成是由于胃酸和胃蛋白酶自身消化所致,这一概念在"Hp 时代"仍未改变。胃蛋白酶是主细胞分泌的胃蛋白酶原经盐酸激活转变而来,它能降解蛋白质分子,所以对黏膜有侵袭作用。胃蛋白酶的生物活性取决于胃液 pH,这是因为不但胃蛋白酶原激活需要盐酸,而且胃蛋白酶活性是 pH 依赖的。当胃液 pH 升高到 4 以上时,胃蛋白酶就失去活性。由于胃蛋白酶的活性受到胃酸制约,因此胃酸是溃疡发生的决定因素。胃酸分泌增多主要与壁细胞总数增多、壁细胞对刺激物敏感性增强、胃酸分泌的正常反馈抑制机制发生缺陷以及迷走神经张力增高有关。

3.药物因素

某些药物(如解热镇痛药、抗癌药等)可引起胃、十二指肠黏膜损害导致溃疡发生,以非甾体类消炎药(NSAID)最为明显。NSAID 损伤胃、十二指肠黏膜的原因除药物直接作用外,主要通过抑制前列腺素合成,削弱后者对胃、十二指肠黏膜的保护作用。

4.其他因素

(1)遗传因素:遗传因素一度曾被认为是消化性溃疡发病的重要因素,但随着幽门螺杆菌在消化性溃疡发病中的重要作用得到认识,遗传因素的重要性受到挑战。例如,消化性溃疡的家族史可能是幽门螺杆菌感染的家庭聚集现象;O 型血胃上皮细胞表面表达更多黏附受体而有利于幽门螺杆菌定植。因此,遗传因素的作用尚有待进一步研究。

(2)胃、十二指肠运动异常:部分 DU 患者的胃排空比正常人快,特别是液体排空。胃液体排空加快使十二指肠球部的酸负荷量增大,黏膜易遭损伤。部分 GU 患者存在胃运动障碍,表现为胃排空延缓和十二指肠-胃反流。胃排空延缓使胃窦部张力增加,刺激胃窦部黏膜中的 G 细胞分泌促胃液素,进而增加胃酸分泌;十二指肠-胃反流主要由于胃窦、十二指肠运动协调和幽门括约肌的功能障碍所致。反流液中的胆汁、胰液和卵磷脂对胃黏膜有损伤作用。胃运动障碍本身不太可能是 GU 的原发病因,但可加重 Hp 感染或摄入 NSAID 对胃黏膜的损伤。

(3)应激和心理因素:急性应激可引起应激性溃疡已是共识。心理因素对消化性溃疡特别是 DU 的发生有明显影响。应激和心理因素可通过迷走神经机制影响胃、十二指肠分泌、运动和黏膜血流的调控。

(4)吸烟:吸烟者消化性溃疡发生率比不吸烟者高,吸烟影响溃疡愈合,促进溃疡复发和增加溃疡并发症的发生率。其机制可能与吸烟增强胃酸分泌、延缓胃排空、降低幽门括约肌功能、抑制胰腺分泌碳酸氢盐、影响前列腺素合成等因素有关。

三、病理

DU 多发生在十二指肠球部,且前壁比较常见;GU 多发生在胃角和胃窦小弯。在十二指肠球部的前、后壁或大、小弯侧同时见有溃疡,称为对吻溃疡。胃和十二指肠均有溃疡者,称为复合性溃疡。溃疡一般为单个,也可多个,呈圆形或椭圆形。DU 的直径一般小于 1cm,GU 的直径一般小于 2.5cm。溃疡边缘完整,底部平坦,表面覆盖有灰白色或灰黄色纤维渗出物。活动期周围有充血、水肿。溃疡浅者累及黏膜肌层,深者达肌层甚至浆膜层,血管溃破时引起出血,穿破浆膜层时引起穿孔。溃疡愈合期由于瘢痕挛缩,可见黏膜皱襞集中相。

四、临床表现

典型的消化性溃疡有如下三个临床特点:①慢性过程,病史可达数年至数十年;②周期性发作,发作与自发缓解相交替,发作期可为数周或数月,缓解期亦长短不一,短者数周、长者数年;发作常有季节性,多在秋冬或冬春之交发病,可因精神情绪不良、过劳或服用某些药物而诱发;③发作时上腹痛呈节律性。

(一)症状

上腹部疼痛为主要症状,程度不等,可为钝痛、灼痛、胀痛,有的呈饥饿样不适感,少数有剧痛。典型患者有明显节律疼痛:DU 疼痛一般在餐后 2～3h 出现,持续至下次进餐,又称空腹痛,进餐后可缓解,半数患者有夜间痛,常被痛醒。GU 者多在餐后 0.5～1h 出现疼痛,下次餐前消失,夜间痛不如 DU 多见。部分患者无上述节律性疼痛,表现为上腹不适、隐痛。

(二)体征

发作期上腹部可有固定、局限的压痛点,部位与溃疡部位一致。DU 的疼痛多出现于中上腹部,或在剑突下偏右处;GU 疼痛的位置也多在中上腹,或在剑突下和剑突下偏左处。缓解期无体征。

(三)特殊类型的消化性溃疡

1.巨大溃疡

巨大溃疡是指溃疡直径大于 2cm,常发生于后壁,病变可深达浆膜层,若穿透浆膜层可与周围器官粘连,形成所谓穿透性溃疡。疼痛可放射于背部,也可并发出血,症状顽固,内科治疗效果较差,须外科手术治疗。因溃疡巨大常须与胃癌相鉴别。

2.球后溃疡溃

疡发生于十二指肠球部以下,十二指肠乳头近端。临床表现不典型,疼痛严重,易引起大出血。X 线检查易漏诊。内科治疗效果差。

3.幽门管溃疡

少见,好发于 50～60 岁间。幽门管溃疡与 DU 相似,胃酸分泌一般较高。幽门管溃疡上腹痛的节律性不明显,对药物治疗反应较差,呕吐较多见,较易发生幽门梗阻、出血和穿孔等并发症。制酸剂不易控制,内科治疗效果差,常需手术治疗。

4.无症状性溃疡

约 15% 消化性溃疡患者可无症状,而以出血、穿孔等并发症为首发症状。无症状性溃疡可见于任何年龄,以老年人较多见;NSAID 引起的溃疡近半数无症状。

五、并发症

1.出血

消化性溃疡是上消化道出血最常见的病因,有 15%～25%患者并发出血,DU 比 GU 多见。10%～25%的患者以上消化道出血为首发症状。临床表现为黑粪伴或不伴呕血,出血超过 1000mL 可引起周围循环障碍,若半小时内出血超过 1500mL 可发生休克。一般内科保守治疗有效,有时须行急诊胃镜检查并止血。若出血急且量大应行急诊手术。

2.穿孔

溃疡穿孔临床上可分为急性、亚急性和慢性三种类型,以急性穿孔常见。

(1)急性穿孔:溃疡穿透浆膜层而达游离腹腔即可致急性穿孔。DU 的游离穿孔多发生于前壁,GU 的游离穿孔多发生于小弯。急性穿孔时,由于十二指肠或胃内容物流入腹腔,导致急性弥漫性腹膜炎,临床上突然出现剧烈腹痛,体检可有腹肌高度强直,并有满腹压痛和反跳痛,肝浊音区消失,部分病例出现休克状态。约 10%在穿孔时伴发出血。

(2)亚急性穿孔:邻近后壁的穿孔或游离穿孔较小,只引起局限性腹膜炎时称亚急性穿孔。症状较急性穿孔轻而体征较局限,且易漏诊。

(3)慢性穿孔:十二指肠或胃后壁的溃疡穿孔并受阻于毗邻实质性器官(如肝、胰、脾等),与邻近的组织或器官发生粘连,胃肠内容物不流入腹腔,称为慢性穿孔,又称为穿透性溃疡。这种穿透性溃疡改变了腹痛规律,变得顽固而持续,疼痛常放射至背部。

(4)瘘管:穿孔入空腔器官可形成瘘管,较少见,DU 可穿破入胆总管,GU 则可穿入十二指肠或横结肠。

3.幽门梗阻

主要发生在幽门管、十二指肠球部,可分为两类:①功能性梗阻(暂时性):由溃疡活动、炎症水肿或幽门痉挛引起,随炎症好转而缓解。②器质性梗阻(持久性):主要由瘢痕收缩使幽门狭窄所致,内科治疗无效,需手术治疗。幽门梗阻使胃排空延迟,上腹胀满不适,疼痛于餐后加重,恶心、呕吐,呕吐物为酸酵宿食,呕吐后症状暂时缓解,严重者可造成脱水、低钾低氯性碱中毒。查体上腹部可见胃型、胃蠕动波、振水音。X 线及胃镜检查可明确诊断。

4.癌变

少数胃溃疡可发生癌变。年龄在 45 岁以上,溃疡顽固不愈,全身状态日趋下降,明显消瘦、贫血、大便隐血试验持续阳性,内科治疗 4 周无效者需做进一步检查。

六、辅助检查

1.胃镜检查及黏膜活检

胃镜检查是确诊消化性溃疡的主要方法,除可直接观察病变外,还可取活组织做病理检查和 Hp 检测。胃镜下溃疡多呈圆形或椭圆形,偶可呈线状,边缘光整,底部充满灰黄色或白色渗出物,周围黏膜可有充血、水肿,有时见皱襞向溃疡集中。内镜下溃疡可分为三期:活动期

（A)、愈合期(H)和瘢痕期(S)。

2.幽门螺杆菌检测

消化性溃疡的常规检测项目,其方法分为侵入性和非侵入性两大类。目前常用的侵入性实验包括快速尿素酶试验、组织学检查、黏膜涂片染色镜检、微需氧培养和聚合酶链反应(PCR)等;非侵入性实验主要有^{13}C 或^{14}C 尿素呼气实验和血清学实验等。

3.X 线钡餐检查

气钡双重造影有助于本病诊断,可分为直接征象与间接征象两种。龛影是直接征象,对溃疡有确诊价值;局部压痛、十二指肠球部激惹和球部畸形、胃大弯侧痉挛性切迹均为间接征象,仅提示可能有溃疡。

4.胃液分析

多用五肽胃泌素刺激法,观察基础胃酸分泌(BAO)和最大胃酸分泌(MAO)量。胃溃疡胃酸分泌正常或偏低,十二指肠溃疡胃酸分泌增高,部分患者胃酸可不高。

5.血清促胃液素测定

溃疡病者血清促胃液素可比正常人稍高,诊断意义不大,不列为常规检查,主要用于与胃泌素瘤的鉴别诊断。

七、诊断与鉴别诊断

(一)诊断

慢性病程、周期性发作的节律性上腹疼痛,且上腹痛可为进食或抗酸药所缓解的临床表现是诊断消化性溃疡的重要临床线索。但有部分患者上腹痛不典型或无疼痛,确诊需要依靠胃镜检查和(或)X 线钡餐检查。

(二)鉴别诊断

本病应与下列疾病进行鉴别诊断。

1.功能性消化不良

功能性消化不良是指有消化不良症状,但未查出器质性疾病者。此症多见于年轻女性。表现为餐后上腹不适、饱胀、上腹疼痛、反酸、嗳气、恶心、食欲减退等,但 X 线和胃镜检查无阳性发现。

2.胃癌

癌性溃疡早期可酷似良性溃疡,甚至治疗后可暂时缓解症状,因此,极易与良性溃疡混淆。胃癌多为中年以后发病,呈持续或失去原来的节律性疼痛、食欲不振、消瘦、贫血、大便隐血试验持续阳性。胃镜及胃黏膜活检能对良、恶性溃疡做出明确诊断。胃良性溃疡与恶性溃疡的鉴别十分重要,其鉴别要点见表 4-1。

3.胃泌素瘤(Zolinger-Ellison 综合征)

胃泌素瘤是胰腺非 β 细胞瘤,肿瘤往往很小(直径<1cm),生长缓慢,半数为恶性。胰腺非 β 细胞瘤分泌大量胃泌素,刺激壁细胞增生,分泌大量胃酸,促进溃疡形成。胃泌素瘤与普

通消化性溃疡的鉴别要点是该病溃疡发生于不典型部位且为难治性溃疡,有过高胃酸分泌(BAO 和 MAO 均明显升高,且 BAO/MAO>60%)及高空腹血清胃泌素(大于 200pg/mL,常大于 500pg/mL)。

表 4-1　胃良性溃疡与恶性溃疡的鉴别要点

鉴别要点	良性溃疡	恶性溃疡
临床特征	病史较长,中青年居多。周期性胃痛明显,一般无上腹部包块,全身表现轻,抑酸药可缓解疼痛,内科治疗效果良好	病程较短,多见于中年以上,呈进展性发展,可有上腹部包块,全身表现明显,抑酸药止疼效果差,内科治疗无效或仅暂时有效
粪便隐血试验	可暂时阳性	持续阳性
胃液分析	胃酸正常或偏低,但无真性缺酸	缺酸者较多
X 线钡餐检查	龛影位于胃腔轮廓之外,直径多小于 2.5cm,壁光滑,周围胃壁柔软,可有星状聚合征	龛影位于胃腔轮廓之内,直径常大于 2.5cm,边缘不整,周围胃壁僵直,向溃疡聚集的皱襞有融合中断现象
胃镜检查	溃疡呈圆形或椭圆形,边光滑,底平整,表面覆有白或灰白苔,溃疡周围黏膜柔软,可见皱襞向溃疡集中	溃疡形状不规则,边缘结节隆起,底凹凸不平,见污秽苔,溃疡周围黏膜增厚,可有结节、糜烂,易出血

4.慢性胃、十二指肠炎

常有慢性经过的上腹疼痛,有的似消化性溃疡,经 X 线钡餐及胃镜检查可确定诊断。

八、治疗

治疗目的为消除病因、解除症状、愈合溃疡、防止复发和避免并发症。

(一)一般治疗

生活要有规律,避免过度劳累和精神紧张,如有焦虑不安,应予以开导,必要时可给镇静药。原则上需强调进餐要定时,避免辛辣、过咸食物及浓茶、咖啡等饮料。牛奶和豆浆虽能一时稀释胃酸,但其所含钙和蛋白质能刺激胃酸分泌,不宜多饮。若有烟酒嗜好而确认与溃疡的发病有关者,应即戒除。服用 NSAID 者,应尽可能停服;即使患者未服此类药物,亦应告诫其今后慎用。

(二)药物治疗

对诊断明确的消化性溃疡,首先要区分 Hp 阳性还是阴性。如果是阳性,则应首先采用抗 Hp 治疗,必要时在抗 Hp 治疗结束后再给予 2～4 周抑制胃酸分泌的药物治疗。对 Hp 阴性的溃疡包括 NSAID 相关性溃疡,可按过去的常规治疗,即服任何一种 H。RA 或 PPI,DU 疗程为 4～6 周,GU 为 6～8 周。也可用黏膜保护剂替代抑制胃酸分泌药治疗 GU。

1.根除 Hp 治疗

根除 Hp 可使大多数 Hp 相关性溃疡患者达到治愈目的。国际上已对 Hp 相关性溃疡的处理达成共识,即不论溃疡初发或复发,不论活动或静止,不论有无并发症,均应该抗 Hp 治疗。

(1)根除 Hp 的治疗方案：目前尚无单一药物可有效根除幽门螺杆菌，因此必须联合用药。应选择幽门螺杆菌根除率高的治疗方案力求一次根除成功。研究证明以 PPI 或胶体铋剂为基础加上 2 种抗生素的三联治疗方案有较高根除率（表 4-2）。Hp 菌株对甲硝唑耐药率正在迅速上升。呋喃唑酮抗 Hp 作用强，不易产生耐药性，可用呋喃唑酮代替甲硝唑，剂量为 200mg/d，分 2 次服。可用 H2RA 替代 PPI，以降低费用，但疗效亦有所降低。初次治疗失败者，可用 PPI、胶体铋剂合用两种抗菌药物的四联疗法。

表 4-2　根除 Hp 三联疗法

单位:mg/d

PPI 或胶体铋剂（选择 1 种）	抗菌药物（选择 2 种）
奥美拉唑 40	克拉霉素 1000
兰索拉唑 60	阿莫西林 2000
胶体铋剂 480	甲硝唑 800
上述剂量分 2 次服，疗程为 7~14 天	

(2)根除 Hp 治疗结束后是否须继续抗溃疡治疗尚未统一：治疗方案疗效高而溃疡面积又不是很大时，单一抗 Hp 治疗 1~2 周就可使活动性溃疡有效愈合。若疗效稍低、溃疡面积较大，抗 Hp 治疗结束时患者症状未缓解或近期有出血等并发症，应考虑在抗 Hp 结束后继续用抑制胃酸分泌药治疗 2~4 周。

(3)抗 Hp 治疗后复查：抗 Hp 治疗后，确定 Hp 是否根除的试验应在治疗完成后不少于 4 周进行。接受高效抗 Hp 方案（根除率≥90%）治疗的大多数 DU 患者无必要进行证实 Hp 根除的试验。难治性溃疡或有并发症的 DU，应确认 Hp 是否根除。因 GU 有潜在恶变的危险，原则上应在治疗后适当时间做胃镜和 Hp 复查。对经过适当治疗仍有顽固消化不良症状的患者，亦应确认 Hp 是否根除。

2.抑制胃酸分泌的药物

抑制胃酸分泌的药物，简称抑酸药或抗酸药。溃疡的愈合特别是 DU 的愈合与抗酸治疗强度和时间成正比。碱性抗酸药（如氢氧化铝、氢氧化镁及其复方制剂等）中和胃酸（兼有一定细胞保护作用），对缓解溃疡疼痛症状有较好效果，但要促使溃疡愈合则须大剂量多次服用才能奏效。多次服药的不便和长期服用大剂量抗酸药可能带来的不良反应限制了其应用。目前已很少单一应用抗酸药来治疗溃疡，可作为加强止痛的辅助治疗。

目前临床上常用的抑酸药有 H_2RA 和 PPI 两大类。几种常用 H2RA 的抑酸作用的比较见表 4-3。PPI 作用于壁细胞胃酸分泌终末步骤中的关键酶 H^+-K^+-ATP 酶，使其不可逆地失去活性，导致壁细胞内的 H^+ 不能转移至胃腔中而抑制胃酸分泌。待新的 H^+-K^+-ATP 酶生成时，壁细胞才恢复泌酸功能。因此 PPI 抑制胃酸分泌作用比 H_2RA 更强，且作用持久。目前至少有四种 PPI 已用于临床，分别为奥美拉唑、兰索拉唑、潘托拉唑和拉贝拉唑。一般剂量为奥美拉唑 20mg、兰索拉唑 30mg、潘托拉唑 40mg 和拉贝拉唑 10mg，1 次/天，口服；根除 Hp 治疗时剂量需加倍。

表 4-3　几种常用 H_2RA 抑酸作用的比较

药物	抑酸相对强度	抑酸等效剂量	每日常用剂量	维持剂量
西咪替丁	1	600~800	800hs(400bid)	400hs
雷尼替丁	4~10	150	300hs(150bid)	150hs
法莫替丁	20~50	20	40hs(20bid)	20hs
尼扎替丁	4~10	150	300hs(150bid)	150hs

注:上述剂量单位均为 mg;hs,表示睡前服;bid,表示每天 2 次。

3.保护胃黏膜的药物

胃黏膜保护剂主要有三种,即硫糖铝、胶体铋剂和前列腺素类药物米索前列醇。这些药物治疗 4~8 周,溃疡愈合率与 H_2RA 的相似。

(1)硫糖铝:硫糖铝在酸性胃液中,凝聚成糊状黏稠物,可附着于胃、十二指肠黏膜表面,阻止胃酸和胃蛋白酶对溃疡面的侵袭,并能促进内源性前列腺素的合成和表皮生长因子的分泌,增强黏膜的防御-修复机制。因在酸性环境下才能发挥作用,应避免与降低胃酸的药物联合应用。用法为 1.0g,4 次/天。便秘是其主要不良反应。

(2)胶体铋剂:胶体铋剂除了具有硫糖铝类似的作用机制外,尚有较强的抗 Hp 作用。用法为 120mg,4 次/天。胶体铋剂在常规剂量下是安全的,短期服用者除了舌苔发黑外,很少出现不良反应,但长期连续应用可引起铋在体内积蓄,严重肾功能不全者忌用该药。

(3)米索前列醇:米索前列醇具有抑制胃酸分泌、增加胃十二指肠黏膜黏液/碳酸氢盐分泌和增加黏膜血流的作用。临床常用的米索前列醇为前列腺素 E_1 的衍生物,特别适用于 NSAID 所致的溃疡。用法为 200μg,4 次/天。腹泻是其主要不良反应,前列腺素可引起子宫收缩,孕妇禁用。

(三)NSAID 相关性溃疡的治疗和预防

对 NSAID 相关性溃疡,应尽可能暂停或减少 NSAID 剂量,并检测 Hp 感染和进行根除治疗。当不能中止 NSAID 治疗时,应选用 PPI 进行治疗,此时 GU 或 DU 的愈合可能不受或较少受到继续服用 NSAID 的影响。既往有消化性溃疡病史或有严重疾病、高龄等因素对溃疡及其并发症不能承受者及同时服用抗凝药、糖皮质激素等药物者,应预防性地同时服用抗消化性溃疡病药。米索前列醇可预防 NSAID 诱发的消化性溃疡,PPI 亦能起到预防作用,但标准剂量的 H_2RA 则否。

(四)手术治疗

大多数消化性溃疡经过内科积极治疗后,症状缓解,溃疡愈合,如能根除 Hp 和坚持药物维持治疗,可以防止溃疡复发。外科手术适应证如下:①大量出血经内科紧急处理无效;②急性穿孔;③瘢痕性幽门梗阻;④内科治疗无效的顽固性溃疡;⑤胃溃疡疑有癌变。

九、预防和预后

去除和避免诱发消化性溃疡发病的因素甚为重要,如精神刺激、过度劳累、生活无规律、饮食不调、吸烟与酗酒等。

多数患者本病预后良好。少数胃溃疡患者可发生癌变，其预后变差。年长患者的死亡主要是由于并发症特别是大出血和急性穿孔所致。

第三节　脂肪性肝病

脂肪性肝病（FLD）是由多种疾病和病因引起的肝脏脂肪变性。随着国民经济水平的提高，人们的饮食结构、生活方式及生活习惯均发生了明显改变，同时随着影像学检查技术的普及和提高，脂肪肝的发病率、检出率不断上升，FLD已成为一种严重威胁国人健康的高发疾病。FLD主要分为酒精性脂肪肝（AFLD）与非酒精性脂肪肝（NAFLD）两大类。

一、脂肪性肝病的概念

肝脏是人类脂肪代谢的重要器官，正常情况下脂肪占肝脏总重量的3%～5%，正常人每100g肝湿重含4～5g脂类，其中磷脂占50%以上，三酰甘油占20%，游离脂肪酸占20%，胆固醇约7%，其余为胆固醇脂等。当肝细胞内脂质蓄积超过肝湿重的5%，或组织学上每单位面积见1/3以上肝细胞脂肪性变时即称为脂肪性肝病（FLD）。若是由于脂代谢酶的遗传性缺陷而导致脂肪酸、胆固醇或类脂复合物在肝脏等处沉积所致的脂沉积症不属于FLD的范畴。在单纯肝脏脂肪性变的基础上若出现汇管区炎症改变的称之为脂肪性肝炎（SH）。同样，脂肪性肝炎也分为非酒精性脂肪性肝炎（NASH）及酒精性脂肪性肝炎（ASH）。无论是脂肪性肝病还是脂肪性肝炎，民间都俗称"脂肪肝"。

（一）流行病学调查

20世纪70年代我国肝活检FLD的检出率仅为5%。80年代末，日本、美国的学者利用B型超声普查发现FLD发病率约占平均人口的10%，占肥胖和糖尿病患者的50%。近年来全球流行病学调查表明，NAFLD的患病率为17%～33%。近20年来随着国人生活及饮食结构的变化，FLD的发病率呈逐年上升趋势。有学者调查南京地区8202人，发现FLD发生率从1998年的8.99%逐年上升至2002年的12.33%。有学者调查了2006年度10082人，脂肪肝患者有1100人，患病率为10.9%。有学者2005年对3175名成年上海人的流行病调查研究显示：B超检出脂肪肝661例，占20.8%，其中酒精性、可疑酒精性、非酒精性脂肪肝分别占3.48%、4.08%、92.43%。经年龄及性别调整后，上海市成人脂肪肝患病率为17.29%，酒精性、可疑酒精性、非酒精性脂肪肝患病率分别为0.79%、1.15%、15.35%。

（二）脂肪性肝病的病理特点

光镜下，肝细胞内脂肪颗粒增多，肝窦增宽，细胞核偏移，部分病例汇管区有炎性细胞浸润。临床根据患者是否饮酒将FLD区分为AFLD和NAFLD，但病理上两者难以区分。有人根据肝内炎性细胞的浸润和肝细胞的灶性坏死情况将FLD分为单纯脂肪肝和脂肪性肝炎，一般认为前者预后较好，后者易于发展为肝纤维化或肝硬化，但临床研究证明两者没有明确界限,常常是严重程度之间的区别。依据病变肝组织是否伴有炎症反应和纤维化,FLD可分为3个阶段:单纯性脂肪肝、脂肪性肝炎以及脂肪性肝炎相关的肝纤维化或肝硬化。

1.单纯性脂肪肝

依据肝细胞脂肪变性占据所获取肝组织标本量的范围,分为4度($F_{0~4}$):F_0为<5%的肝细胞脂肪变;F_1为5%～30%肝细胞脂肪变;F_2为31%～50%肝细胞脂肪变性;F_3为51%～75%肝细胞脂肪变;F_4为75%以上肝细胞脂肪变。

2.脂肪性肝炎

脂肪性肝炎依据炎症程度分为4级($G_{0~4}$):G无炎症;G_1腺泡3带呈现少数气球样肝细胞,腺泡内散在个别点灶状坏死和中央静脉周围炎;G_2腺泡3带明显气球样肝细胞,腺泡内点灶状坏死增多,可出现Mallory小体,门管区轻-中度炎症;G_3腺泡3带广泛的气球样肝细胞,腺泡内点灶状坏死明显,出现Mallory小体和凋亡小体,门管区中度炎症伴(或)门管区周围炎症;G_4融合性坏死和(或)桥接坏死。

3.肝纤维化或肝硬化

依据纤维化的范围和形态,将其分为4期($S_{0~4}$):S_0无纤维化;S_1腺泡3带局灶性或广泛的窦周/细胞周纤维化和中央静脉周围纤维化;S_2纤维化扩展到门管区,中央静脉周围硬化性玻璃样坏死,局灶性或广泛的门管区星芒状纤维化;S_3腺泡内广泛纤维化,局灶性或广泛的桥接纤维化;S_4肝硬化:肝小叶结构完全毁损,代之以假小叶形成和广泛纤维化,大体为小结节性肝硬化。根据纤维间隔有否界面性肝炎,分为活动性和静止性。

脂肪肝的病理学评估有助于了解其病因、肝结构的损害及预后。完整的评估包括脂肪肝的类型(大泡型、小泡型、混合型、灶性型及脂肪性肉芽肿),肝腺泡区的部位(小叶中央静脉周围3带、汇管区周围1带)以及脂肪肝的分型和分期3个方面。FLD组织病理学诊断报告举例如下:脂肪性肝炎-$F_1G_1S_1$(注:F:脂肪肝分度;G:炎症分级;S:纤维化分期)。

(三)脂肪性肝病的电镜形态

电镜下,FLD表现为肝细胞变形,胞质内有大量脂肪颗粒及丝状排列的MaHory小体,细胞核不规则,核周间隙不规则扩张,部分肝细胞核凹陷,胞质疏松,细胞数目减少,线粒体肿胀变形,嵴粒消失.粗面内质网扩张甚至断裂。脂肪肝的分型和分期之间无必然联系,从脂肪肝至脂肪性肝硬化的转化过程中,脂肪性肝炎是一个重要的中间环节,但ASH有时例外。在所有NASH患者中,伴有肝纤维化的比例为17%～21%,在伴有中度肥胖的NASH患者中伴有明显肝纤维化的比例可高达30%～42%。

二、脂肪性肝病的发病机制

(一)NAFLD的发病机制

非酒精性脂肪性肝炎(NASH)约占NAFLD患者的15%,NASH患者几乎都有代谢综合征(MS)的背景。代谢综合征是包括中心性肥胖(高体重指数)、高血压、高血糖、高血脂和胰岛素抵抗(高胰岛素血症)为临床特征的一组综合征,俗称"五高",也有学者将高尿酸血症并列其中。美国国家胆固醇教育计划（NCEP）推荐将"五高"中符合"三高"者就列为代谢综合征患者。这些代谢异常是心脑血管疾病、糖尿病、痛风、脂肪性肝炎的高危因素。有资料显示：2 型 DM 患者中 50％～60％伴有脂肪肝；而脂肪肝患者中 25％～36％伴有 DM。虽然代谢综合征及其每一个组分的发病机制都错综复杂，但是目前广为公认的当属"二次打击"学说。NAFLD 作为代谢综合征的一个重要环节，其发病机制也可以"二次打击"学说解释：即以胰岛素抵抗（IR）为主的"一次打击"和以氧化应激、肝细胞大量死亡和纤维化为主的"二次打击"。此外，半胱氨酸蛋白酶 3、Fas 及其配体、代谢性核受体、肝细胞铁沉积、线粒体功能失调以及内质网压力等也参与了 NAFLD 的发病过程。

在 NASH 的发病和发展过程中，不论是第一次打击还是第二次打击，活性氧（ROS）都起到了非常重要的作用。在营养过剩或营养严重不良的背景下，随着脂肪分解的增多，血中游离脂肪酸（FFA）大量增多，在肝脏合成三酰甘油，若超出载脂蛋白的转运能力就会造成肝细胞脂肪变性。同时在体内一系列活性因子的作用下，造成大量 ROS 堆积，超过机体抗氧化的能力，就会产生大量脂质过氧化产物和氧应激，损伤大分子蛋白及核酸，导致肝细胞损伤，使大量肝细胞在二次打击中死亡，同时刺激自身免疫系统，激活肝 Kuffer 细胞，促使纤维化的发生。NASH 的发生就是促肝细胞脂肪变性与抗脂肪变性，促炎与抗炎不平衡的结果。

1."一次打击"促进脂肪在肝脏堆积

肥胖（尤其是腹型肥胖）或遗传背景造成的胰岛素抵抗是"一次打击"最中心的环节。脂肪组织是全身能量的补给库，90％以上的总体能量以三酰甘油的形式储存在脂肪细胞。脂肪组织不仅是储脂和脂解部位.它还能分泌瘦素、脂联素、抵抗素、TNFα、血管紧张素原、纤溶酶原激活物抑制物 1、性激素和皮质醇等至少 17 种多肽因子，它们都和 β 细胞功能障碍有关。脂肪细胞的胰岛素敏感性受遗传和环境因素的影响。脂肪肝与胰岛素抵抗有着密切关系，为了代偿外周组织中的胰岛素抵抗，机体会上调胰岛素的表达及分泌从而引发高胰岛素血症，高胰岛素血症是造成肝脏中三酰甘油（TG）合成亢进的原因之一。肝组织中脂肪性变的程度与体重指数（BMI）有关。Marchesini 等研究发现，在低于理想 BMI10％的病例中，NASH 的检出率为 2.7％，而高于理想 BM140％的病例中 NASH 的检出率为18.5％。高胰岛素血症可上调固醇调节元件结合蛋白 1c 转录功能，导致脂质再生增多，加重肝脂肪变，促进脂肪肝的形成。同时胰岛素抵抗可使脂肪溶解酶活性增加，脂肪组织动员，FFA 大量增多，导致肝脏摄取的 FFA 增多。早期尚能通过 FFA 大量转换成三酰甘油而代偿，但当肝细胞内的载脂蛋白耗竭后，三酰甘油无法及时转运而在肝细胞中过量贮存。随着病情的进展，过多的 FFA 便在肝脏线粒体内参与 β 氧化，导致 β 氧化超载，过度产生 ROS，进一步加重肝细胞的脂肪变性。值得一提的是，若短期内体重突然下降（如减肥手术后、长期厌食、重度营养不良等），由于葡萄糖来源的能量供给不足而动用脂肪储备，使得大量 FFA 入血入肝促进三酰甘油合成增加，超过载脂蛋白的转运能力，也会造成脂肪肝。

目前研究发现，细胞内转录因子——代谢性核受体，也在"一次打击"中发挥重要作用。代谢性核受体可分为过氧化物酶体增殖因子活化受体（PPAR）家族、类法尼脂受体（FXR）、肝脏

X 受体(LXR)、孕烷 X 受体(PXR)和结构型雄烷受体(CAR)。在 PPAR 家族中,可通过 PPAR-α、PPAR-γ 或 PPAR-δ 的激活起到增加脂肪酸氧化、提高血浆脂联素水平以及胰岛素敏感性的作用;而 FXR 调节参与脂肪酸和三酰甘油合成的基因表达,它主要通过固醇调节元件结合蛋白 1c(SREBP-1c)及其靶基因(如脂肪合成酶)而发挥调节三酰甘油的作用,也同样可调节胰岛素敏感性;LXR 也活跃地参与胆固醇的逆转运,还通过对 SREBP-1c 的转录调节促进肝内脂肪合成。与之相反,PXR 和 CAR 活化可通过抑制脂肪酸的 β 氧化而加重肝细胞脂肪变性。代谢性核受体不仅与胰岛素抵抗及脂联素相互作用,还可与体内其他相关因子共同作用。前列腺素 1α 和前列腺素 1β 也是通过引起 PPARα 的表达上调而激活肝脏的脂质氧化;瘦素也同样是通过诱导肝脏 PPARα 的表达增加而诱导乙酰辅酶 A 合酶、肉碱棕榈转移酶 1 和乙酰辅酶 A 氧化酶的转录增强,从而加强肝脏氧化脂肪酸的能力,抑制脂肪在肝脏内的沉积。此外,内质网应激在 NAFLD 中的作用也越来越被关注。应用半定量 RT-PCR 法和免疫组化法检测脂肪肝组和正常对照组中肝细胞 GRP94 基因和蛋白表达情况,结果发现,脂肪肝患者 GRP94mRNA 和蛋白表达明显增强,而 GRP94 等内质网分子伴侣的表达上调正是内质网应激的标志,这表明内质网应激参与了 NAFLD 的病理生理过程。在 NAFLD 初期,内质网处于应激状态,胆固醇被消耗,进而激活 SREBP,并与 SREBP 裂解激活蛋白形成复合物。酶解的 SREBP 成为转录因子进入胞核,调控靶基因的转录,使 HMG-CoA 还原酶、乙酰辅酶 A 羧化酶等合成增多,促进脂质的合成与沉积,促进 NAFLD 的形成。目前还有研究发现解耦联蛋白(UCP)家族中的 UCP-2 可以调节脂肪酸的 β 氧化,介导脂肪酸的跨膜转运,有利于脂肪酸在线粒体的氧化利用,减轻蓄积脂质毒性,保护肝细胞,其在 NAFLD 病程中的变化可能参与了脂质氧化过程。以上因素的综合作用,使"一次打击"中产生脂肪变性、氧化超载,导致大量过氧化物产生,而大量的 ROS 便在此过程中产生。

2."二次打击"促进炎症及纤维化形成

过多的 FFA 在肝细胞线粒体内 β 氧化导致的氧化超载是 ROS 的重要来源。肝细胞线粒体功能失常可导致线粒体内大量电子泄漏,致使 ROS 大量增加。ROS 介导的"二次打击"主要导致肝脏损伤及纤维化的发展。ROS 可通过调节线粒体膜通透性转变,诱导细胞凋亡,并产生一系列炎性细胞因子引起肝组织的炎症及纤维化改变;ROS 还可以攻击不饱和脂肪酸,产生大量脂质过氧化物,并在可能存在的遗传性血红蛋白沉积症基因突变、肝铁沉积、结合珠蛋白异常、肾素-血管紧张素-醛固酮系统和瘦素的作用下,激活肝星状细胞(HSC),诱发自身免疫,使机体抗氧化能力下降,并同时继续产生大量 ROS,造成严重的恶性循环,促进肝纤维化的发展。线粒体作为日益受到重视的细胞凋亡调控器,其内外膜有跨膜孔道,即通透转换孔(MPTP)。MPTP 在病理情况下开放引起线粒体通透性改变,使线粒体双膜间隙中的细胞色素 C(CytC)和凋亡诱导因子(AIF)释放到胞质。ROS 具有很强的促进 MPTP 开放的作用,在大量 ROS 作用下,线粒体膜发生肿胀,使 MPTP 开放,CytC 释放入胞质,与 caspase-1 和 caspase-9 前体共同形成凋亡小体,并在脱氧三磷酸腺苷辅助下,激活 caspase-9,caspase-9 再酶解 caspase-3 前体,释放出 C 末端小肽片段,从而活化 caspase-3,活化的 caspase-3 再瀑布式激活 caspase-2、caspase-6、caspase-8、caspase-10 等,这些激活的半胱氨酸蛋白酶最终激活脱氧核糖核酸酶,水解核酸及细胞骨架蛋白,引起细胞凋亡。ROS 的产生还可激活 Fas/Fas 配体系统,进一步导致 Fas 结构蛋白募集下游 caspase 家族成员,形成蛋白酶促级联反应,致使肝细胞凋亡。而凋亡的肝细胞可使炎症细胞聚集,引发一系列的促炎细胞因子和趋化因子募集:如 TNFα、IL-1、IL-6、IL-8、IL-12、IL-18 以及巨噬细胞(尤其是 M2 型巨噬细胞可通过生成PDGF、IL-10 和 TGFβ 直接介导纤维化的形成),并激活肝内 Kuffer 细胞吞噬凋亡小体而活化释放大量细胞因子,进一步激活 HSC 从而促进肝纤维化的发生。

目前已有关于肝细胞内铁负荷与 NAFLD 关系的研究。铁负荷主要指的是血清铁和铁蛋白的含量升高。研究发现,NASH 患者的血清铁和铁蛋白都明显升高,提示铁代谢失常和铁在肝细胞中的沉积参与了 NASH 的发病,尤其是参与了"二次打击"过程中肝细胞损伤及纤维化的过程。在可能存在的血色病相关蛋白基因(C282Y 或 H63D),尤其在 C282Y 基因变异的作用下,以及元件结合蛋白和 PPARγ 的相互作用下,体内铁代谢失调,肝吸收铁增加,肝铁浓度上调,大量肝铁(主要为 Fe^{2+})可催化 Fenton 型 Haber-Weiss 反应,使得超氧阴离子转换成活性更强大的羟自由基 OH·,增强氧化应激损伤,破坏肝细胞膜及溶酶体膜,最终造成肝细胞死亡。而肝细胞死亡又会进一步加重铁过载,促进 OH· 的形成,如此恶性循环会不断加重肝组织的脂质过氧化损伤,同时激活炎症细胞因子以及 HSC 和 Kuffer 细胞的活化,引起肝组织中胶原蛋白基因表达增强,加速肝脏纤维化的过程。此外,元件结合蛋白的激活也可以影响生存信号通路的产生:例如抗凋亡蛋白、元件结合蛋白的下调和 PPARγ 的激活,可以进一步使铁代谢失调。除此之外,肾素-血管紧张素-醛固酮系统经血管紧张素Ⅱ,激活 HSC,对NASH 的发展也有一定作用。以上各种因素的相互作用,最终激活 Kuffer 细胞以及 HSC,通过免疫炎症反应最终进展为肝纤维化。当 Kuffer 细胞激活后,肝脏内毒素受体 CD14 和 Toll样受体(TLR)表达逐渐上调,Kuffer 细胞介导内毒素的肝毒性,使肝细胞对内毒素的敏感性增强,释放炎性细胞因子,促使肝细胞的进一步损伤。小肠细菌过度生长所引起的肠源性内毒素血症也可能参与其中。此外,临床研究表明,长期大量应用某些药物也会造成 NAFLD 的发生:如糖皮质激素类、合成雌激素、四环素、胺碘酮、硝苯地平、某些抗肿瘤药物等,但机制还需要进一步深入研究。

(二)AFLD 的发病机制

1.乙醇的代谢途径与肝损伤

临床研究表明,每日摄入乙醇 40g 超过 5 年即可导致 AFLD。酒精代谢产物乙醛是造成肝脏损害的主要元凶。乙醇脱氢酶(ADH)和肝脏微粒体乙醇氧化系统(MEOS)通路均可产生毒性代谢产物乙醛。长期大量饮酒者是经 MEOS 依赖的细胞色素 P450ⅡE1 使乙醇氧化成乙醛的,此所谓非 ADH 途径,约占乙醇代谢量的 1/2。由于乙醇经 MEOS 途径较 ADH 途径 Km 值更高,故唯有高浓度乙醇方可引起 MEOS 的启动。MEOS 途径产生的乙醛较 ADH系统分解速度慢,因此对肝损伤的影响也更强。乙醛继而与机体蛋白质结合形成复合物,进一步导致蛋白酶失活、DNA 修复功能损害,自身抗体形成、谷胱甘肽耗竭、线粒体损伤和氧利用障碍。

乙醛进一步氧化为乙酸过程中须有 NAD 作为辅酶转变为 NADH,随着乙醇氧化增加,NAD 大量消耗,NAD/NADH 比值下降,结果使肝脏其他许多氧化还原反应、三羧酸循环运转低下,特别是线粒体电子转运受阻,ATP 生成减少。NADH 再氧化需要在肝脏线粒体内进行,正常线粒体传递电子所需的 H^+ 主要从脂肪酸氧化过程中获得。由于过量饮酒,乙醇氧化产生的 H^+ 被线粒体优先利用,结果使脂肪氧化中 FFA 变为枸橼酸过程中产生的 H^+ 循环搁浅,导致 FFA 的 β 氧化减少,引起 α 磷酸甘油浓度升高,而 FFA 和 α 磷酸甘油是合成三酰甘油的原料,故肝内 TG 增加,AFLD 形成。

乙醛代谢生成的乙酸进入乙酰辅酶 A 循环代谢,此过程需要 ATP 提供能量。饮酒越多,ATP 减少而 AMP 增多,AMP 分别在黄嘌呤脱氢酶及黄嘌呤氧化酶的催化下生成 ADP 及尿酸。黄嘌呤脱氢酶需要 NAD 作为辅酶方能完成尿酸的代谢,因此也会造成 NAD/NADH 比值下降。此外,黄嘌呤脱氢酶及黄嘌呤氧化酶在催化尿酸形成的过程中均会产生大量超氧阴离子 O_2^-。

2.ROS 增多及抗氧化能力减弱

AFLD 与 NAFLD 虽然发病机制有所不同,但 ROS 增多及抗氧化能力减弱引起的氧应激是其重要的共同发病机制。正常机体内保持着氧化还原的平衡态,任何氧化还原平衡态的打破均可导致细胞增殖的异常。超氧化物歧化酶(SOD)是细胞内重要的自由基清除酶,能将超氧阴离子(O_2^-)歧化为过氧化氢(H_2O_2)和氧,而 H_2O_2 则可进一步由过氧化氢酶(CAT)或谷胱甘肽过氧化物酶(G-Px)还原为水。O_2^- 可通过 Fenton 或 Harbar-Waiss 反应生成氧化性更强的 OH^-,将细胞膜上的不饱和脂质氧化成脂质过氧化物(如丙二醛 MDA)。动物模型及临床观察均表明脂肪肝患者组织及血浆 SOD 活性显著降低,MDA 水平显著升高。乙醇、缺血再灌注、淤胆、铁负荷过重及伴有氧自由基代谢产物的药物等均可诱发或加重氧应激。过多的 ROS 可直接氧化细胞膜上的生物大分子,造成脂质过氧化,脂质过氧化产物 MDA 能与蛋白质形成加合物,从而激活机体的免疫反应而参与肝损害;氧应激还可诱导肝细胞色素 P450ⅡE1(CYPⅡE1)的表达,从而加重脂质过氧化的损害反应。CYPⅡE1 的诱导尚可增加肝组织氧的消耗。此外,MDA 等过氧化产物可使细胞膜的流动性和通透性发生障碍,引起细胞功能失调甚至破裂、死亡。尤为重要的是,过氧化脂质可诱导中性粒细胞的趋化反应,刺激 IL-8、TNFα 等致炎细胞因子的产生,促进中性粒细胞氧化爆发,产生更强烈的炎性损伤。在一定浓度范围内,ROS 还可作为细胞信号分子直接刺激 HSC 的激活增殖,促进肝纤维化的形成。

ROS 还可以直接攻击生物膜上的不饱和脂肪酸,触发链式过氧化反应产生脂质过氧化物。近年来的研究表明,AFLD 的发生、发展与脂质过氧化增加密切相关。脂质过氧化导致丙二醛(MDA)产生增多,MDA 与乙醛不但能各自与蛋白质结合,还能互相促进各自的活性,共同与蛋白质形成新的复合物,称之为丙二醛-乙醛复合物(MAA)。MAA 能致使蛋白质结构改变,功能发生障碍:如蛋白酶失活、DNA 修复障碍、谷胱甘肽耗竭、线粒体损伤、氧利用障碍、胶原蛋白合成增加等。除此之外,MAA 还具有很强的抗原性,不仅能刺激机体产生自身抗体,还能激活 T 淋巴细胞,从而诱导自身免疫反应而造成肝细胞损伤。同时脂质过氧化物可使包括细胞骨架蛋白在内的蛋白质发生交联,形成 Mallory 小体,进而诱发自身免疫反应,趋化中性粒细胞,诱发炎症反应,并在可能存在的肾素-血管紧张素-醛固酮系统等作用基础上,加速激活 Kuffer 细胞和 HSC。此外,脂质过氧化物不仅可使内源性 ROS 增多和毒性增强,还可抑制体内抗氧化剂活性,使细胞内 ATP 贮备和抗氧化物减少,导致 ROS 灭活障碍,结果形成 ROS、脂质过氧化物增多和抗氧化能力下降之间的恶性循环。

3.慢性病毒性肝炎患者发生脂肪肝的机制

慢性乙型肝炎和丙型肝炎患者是脂肪肝的高发人群,有 36%～47% 的脂肪肝患者伴有慢性乙肝病毒或丙肝病毒的感染。如果患者同时遭受肝炎病毒及脂肪性肝炎的打击,肝脏的纤维化进程就会加快,肝硬化和癌变的发生率也明显增加。慢性病毒性性肝炎患者发生脂肪肝的确切机制仍有待进一步阐明,可能是病毒和宿主两个因素共同作用的结果。

(1)病毒因素:虽然多数实验和临床研究表明慢性丙肝患者的肝损伤主要由免疫机制所致,但肝脂肪变主要可能是由 HCV 的直接细胞毒性作用引起的。研究证实,HCV 与肝脂肪变的相关性具有基因型特异性,基因 3 型慢性丙肝患者肝脂肪变的发生率更高且程度更为严重,肝脂肪变主要是由 HCV 导致的,与代谢综合征可能无关,提示基因 3 型的基因组中可能存在"脂肪变性基因"重叠序列。这一病毒基因型可能直接参与了肝细胞内三酰甘油(TG)的累积,其发生率较其他基因型(虽然不排除)更频繁和明显。60%～90% 的基因 3 型慢性丙肝患者肝组织活检可见肝脂肪变,而基因 1 型患者仅 50%。应用抗病毒药物治疗清除病毒后,基因 3 型慢性丙肝患者的肝脂肪变明显减少或消失,非基因 3 型患者即使有持续病毒学应答(SVR),但仍可能存在脂肪变性。基因 3 型患者慢性丙肝复发可能导致消失的肝脂肪变再次发生。此外,研究发现肝脂肪变严重程度亦与 HCV-RNA 滴度、核心蛋白表达程度呈正相关。也有研究认为基因 3 型的 HCV 可干扰极低密度脂蛋白(VLDL)颗粒的分泌。上述研究结果均提示 HCV 在肝脂肪变中具有直接致病的作用。

(2)宿主因素:虽然有研究表明特定的肝炎病毒亚型可能存在"脂肪变性基因",与肝脂肪性变有关,但病毒因素并不能解释所有慢性病毒性肝炎患者的肝脂肪变。例如在非基因 3 型慢性丙肝患者中,肝脂肪变的发生主要与宿主因素有关,与病毒因素无关。宿主因素介导肝脂肪变引起脂肪肝的病因很多,如酗酒、肥胖、糖尿病、药物等。饮酒者合并脂肪肝的发生率较高,除酒精及其代谢产物外,慢性酒精中毒所伴随的营养不良亦可能是发生脂肪肝的原因之一。此外,酒精及其所致的营养不良性低血糖可使交感神经张力增高,促进外周脂肪分解,肝内合成脂肪的原料增多,从而引起肝内脂肪蓄积。另有研究表明长期酗酒是导致肝细胞癌的首要高危因素,其次为丙型肝炎病毒感染,再次为乙型肝炎病毒感染,如果酗酒的同时合并丙型肝炎病毒或乙型肝炎病毒感染,其肝细胞癌的发生率高达 50% 以上,说明酒精和肝炎病毒感染在肝细胞癌的发生、发展中起相辅相成的作用。

三、脂肪性肝病的诊断

(一)AFLD 临床诊断标准

根据中华医学会肝病学分会脂肪肝和酒精性肝病学组 2006 年制定的《酒精性肝病诊疗指南》,推荐如下。

(1)有长期饮酒史,一般超过 5 年,折合酒精量男性≥40g/d,女性≥20g/d;或 2 周内有大量饮酒史,折合酒精量＞80g/d。但应注意性别、遗传易感性等因素的影响。酒精量换算公式为:g＝饮酒量(mL)×酒精含量(%)×0.8。

(2)临床症状为非特异性,可无症状,或有右上腹胀痛、食欲不振、乏力、体重减轻、黄疸等;随着病情加重,可有神经精神症状、蜘蛛痣、肝掌等症状和体征。

(3)血清天冬氨酸氨基转移酶(AST)、丙氨酸氨基转移酶(ALT)、谷氨酰转肽酶(GGT)、总胆红素、凝血酶原时间和红细胞平均体积(MCV)等指标升高,禁酒后这些指标可明显下降,通常 4 周内基本恢复正常,AST/ALT＞2,有助于诊断。

(4)肝脏 B 超或 CT 检查有典型表现。

(5)排除嗜肝病毒的感染、药物和中毒性肝损伤等。

以上符合 1、2、3 和 5 条或 1、2、4 和 5 条可诊断酒精性肝病;仅符合 1、2 和 5 条可疑诊酒精性肝病。

符合 AFLD 临床诊断标准者,其临床分型诊断如下。

①轻症酒精性肝病:肝脏生物化学、影像学和组织病理学检查基本正常或轻微异常。

②酒精性脂肪肝:影像学诊断符合脂肪肝标准,血清 ALT、AST 可轻微异常。

③酒精性肝炎:血清 ALT、AST 或 GGT 升高,可有血清总胆红素增高。重症酒精性肝炎是指酒精性肝炎中,合并肝昏迷、肺炎、急性肾衰竭、上消化道出血,可伴有内毒素血症。

④酒精性肝纤维化:症状及影像学无特殊。未做病理时,应结合饮酒史、血清纤维化标志(透明质酸、Ⅲ型胶原、Ⅳ型胶原、层粘连蛋白)、GGT、AST/ALT、胆固醇、载脂蛋白-A1、总胆红素、α_2 巨球蛋白、铁蛋白、稳态模式胰岛素抵抗等改变,这些指标非十分敏感,应联合检测。

⑤酒精性肝硬化:有肝硬化的临床表现和血清生物化学指标的改变。

(二)NAFLD 临床诊断标准

1.临床诊断标准

根据中华医学会肝病学分会脂肪肝和非酒精性肝病学组 2006 年制定的《非酒精性肝病诊疗指南》,推荐如下临床诊断标准:凡具备下列第 1～4 项和第 5 或第 6 项中任一项者即可诊断为非酒精性脂肪性肝病。

(1)无饮酒史或饮酒折合乙醇量每周＜40 g。

(2)除外病毒性肝炎、全胃肠外营养等可导致脂肪肝的特定疾病。

(3)除原发病临床表现外,可出现乏力、腹胀、肝区隐痛等症状,可伴肝脾肿大。

(4)血清转氨酶可升高,并以丙氨酸氨基转移酶增加为主,常伴有 γ 谷胺酰转肽酶、三酰甘油等水平增高。

（5）肝脏影像学表现符合弥漫性脂肪肝的影像学诊断标准。

（6）肝脏组织学改变符合 FLD 的病理学诊断标准。

2.临床分型标准

符合非酒精性脂肪性肝病临床诊断标准者，其临床分型如下。

（1）非酒精单纯性脂肪肝：凡具备下列第 1～2 项和第 3 或第 4 项任一项者即可诊断：①具备临床诊断标准 1～3 项。②肝功能检查基本正常。③影像学表现符合脂肪肝诊断标准。④肝脏组织学表现符合单纯性脂肪肝诊断标准。

（2）非酒精性脂肪性肝炎：凡具备下列第 1～2 项和第 3 或第 4 项任项者即可诊断：①具备临床诊断标准 1～3 项。②血清 ALT 水平高于正常值上限的 2 倍，持续时间大于 4 周。③影像学表现符合脂肪肝诊断标准。④肝脏组织学表现符合脂肪性肝炎诊断标准。

（3）非酒精性脂肪性肝硬化：凡具备下列第 1 项和第 2 或第 3 项任一项者即可诊断：①具备临床诊断标准 1～3 项。②影像学提示脂肪肝性肝硬化。③肝脏组织学改变符合脂肪性肝硬化诊断标准。

（三）脂肪性肝病的无创性诊断进展

目前，肝穿刺活检仍然是诊断 FLD 的"金标准"。然而，肝穿刺活检是一项有创检查，存在内出血、胆漏、感染等并发症的风险，而且容易造成采样误差，因此不适合作为脂肪肝筛查或疗效评估的方法。与肝穿刺活检相比，FLD 的无创检查方法更易被接受和广泛普及。目前对 FLD 的无创诊断仍以定性诊断为主，例如：肝酶的升高及正在研究的血清生物学标志物，常用的 B 超、CT 以及 MRI 影像学检查。近年来，^{1}H-磁共振波谱（^{1}H-MRS）的应用真正实现了无创定量肝脏脂肪含量，被公认为无创定量肝脏脂肪含量的"金标准"。国内外学者尝试利用超声、CT 或 MRI 定量肝脏脂肪含量的研究也取得了令人满意的结果。

1.FLD 相关生物标志物

近年来，NAFLD 的氧化应激学说和炎症相关学说的创立为寻找 NAFLD 相关生物标志物提供了新的思路。NAFLD 患者存在血清脂联素或瘦素水平的下降，炎症因子 TNFα、IL-1 水平的升高。有研究报道视黄醛结合蛋白-4（RBP-4）的升高是 NAFLD 的独立危险因素。而新近发现的与肝细胞凋亡相关的生物标志物细胞角蛋白-18 片段（CK-18）诊断非酒精性脂肪性肝炎（NASH）的特异性和敏感性分别为 99.9％ 和 85.7％，在判断 NAFLD 程度及 NASH 的诊断方面有重要的临床价值，有望替代肝穿刺活检做出 NAFLD 的分型诊断。然而，目前各种 NAFLD 相关的生物标志物仅见于小样本研究，其临床应用价值尚待进一步大规模前瞻性临床试验评估。

2.影像学定性诊断

随着影像学诊断技术的发展，目前 B 超、CT 以及 MRI 检查均能较准确地定性诊断脂肪肝。

（1）超声检查：超声检查是目前最常用的脂肪肝筛查方法，因为具有安全无创、价格低廉、操作简便等优点,适合于各级医疗机构中推广使用。脂肪肝在超声下具有特定的影像学特点:①肝区近场回声弥漫性增强(强于肾脏和脾脏),远场回声逐渐衰减。②肝内管道结构显示不清。③肝脏轻至中度肿大,边缘两圆钝。④彩色多普勒血流显像提示肝内彩色血流信号减少或不易显示,但肝内血管走向正常。⑤肝右叶包膜及横膈回声显示不清或不完整。具备上述第①项及第②~④项中一项者为轻度脂肪肝;具备上述第①项及第②~④项中两项者为中度脂肪肝;具备上述第①项以及②~④项中两项和第⑤项者为重度脂肪肝。超声定性诊断中到重度肝脏脂肪性变的灵敏度为 60%~94%,特异度为 84%~95%。当肝脏脂肪含量较低时其灵敏度显著下降,据报道,肝脏脂肪含量小于 20%时,B 超诊断非酒精性脂肪肝的灵敏度仅55%。对于肥胖的患者,内脏及皮下脂肪会严重影响 B 超监测脂肪肝的结果,其超声检查的敏感性和特异性仅为 49%和 75%,这些因素会低估 NAFLD 的真实患病率。此外,普通 B 超不能准确定量肝脏脂肪含量。其检查结果无法反映肝脏脂肪含量的轻微变化,当肝脏脂肪含量从 40%降低到 20%时,超声上并不能出现对应的明显改变,因此常规肝脏超声只能作为FLD 的粗筛,难以用于疗效随访。

(2)CT 影像学检查:自 20 世纪 70 年代 CT 问世以来,国外学者便开始在动物模型上研究CT 测量值与肝脏脂肪含量的关系,并发现肝脏 CT 值随着脂肪变程度加重而降低。通过测定肝脏 CT 值(CT 值≤40HU)或者肝脏与脾脏的 CT 值差(≤−10HU)即可诊断脂肪肝。弥漫性肝脏密度降低,肝/脾 CT 比值≤1.0 但大于 0.7 者为轻度;肝/脾 CT 比值≤0.7 但大于 0.5者为中度;肝/脾 CT 比值≤0.5 者为重度。对于中、重度脂肪肝患者,这两项指标的灵敏度和特异度可达到 73%~100%和 95%~100%。但对于轻微肝脏脂肪沉积,CT 影像学检查的结果并不准确。虽然有学者指出利用增强 CT 造影可以提高诊断脂肪肝的灵敏度和特异度,但是考虑到静脉造影剂的注射速度和测量时间不同对结果的影响,其准确性存在质疑。检查过程中存在的辐射也不适于长期随访和儿童患者的筛查。临床上对于轻到中度 FLD 患者并不推荐 CT 检查。

(3)磁共振成像检查(MRI):MRI 正相位和反相位磁共振影像分析是 MRI 影像诊断脂肪肝的常用方法。该方法需要获得肝脏正相位影像(增强水和脂肪信号)和反相位影像(抑制水和脂肪信号),然后通过比较两个影像信号强度判断是否存在脂肪肝。如果反相位影像上信号消失,提示存在脂肪肝。如果该相位信号仍然存在则不支持脂肪肝的诊断。普通的 MRI 技术定性诊断脂肪肝与腹部超声及 CT 检查的结果相似,部分方面略占优势。MRI 在检出中度脂肪肝的特异性和敏感性分别大于 80%和 95%;对于轻度脂肪肝的检出能力也大于其他几项无创检查,敏感性及特异性分别达到 85%和 100%。然而,MRI 检查仍然属于定性检查;更为重要的是 MRI 通过反相位和正相位信号提供脂肪和水分的信号,这些信号容易受到多种因素干扰:例如 T_1 弛豫时间、T_2 弛豫时间,以及脂肪中不同组分的信号干扰,因此所测得的脂肪信号不能精确地代表脂肪,尤其是当肝脏脂肪含量较低或有铁沉积的情况下精确性更低。MRI 的价格较昂贵,临床上并不推荐 MRI 作为脂肪肝的首选检查方法。

3.定量诊断

(1)^{1}H-磁共振波谱技术(^{1}H-MRS)及 MRI 定量肝脏脂肪含量方法:^{1}H-MRS 可以将接收

的磁共振信号转化为不同频率波谱信号,提供检测区域的生化组成信息。通过^{1}H-MRS,感兴趣区内的水和脂质分子总量可用特定频率的波峰加以显示,其中水分子的频率为$4.7×10^{-6}$,而脂质分子的频率为$(1.0～1.5)×10^{-6}$。肝脏脂肪样变在^{1}H-MRS上表现为脂峰的上升、水峰的下降以及脂水比的升高。作为肝脏脂肪含量无创定量的"金标准",H-MRS已被用于大规模的FLD的筛查及临床研究的长期随访。然而,^{1}H-MRS目前只在少数科研机构内应用,一方面其检查费用昂贵,另一方面^{1}H-MRS对技术人员要求较高。同时该技术为空间取样检查,对肝脏不均匀脂肪样变可能存在一定的抽样误差。近年来,一些前沿的改良磁共振影像技术的出现为实现MRI精确定量肝脏脂肪含量奠定了基础。波谱脂肪选择磁共振影像方法可以特异性显示脂肪在肝脏组织中的分布,不仅与^{1}H-MRS的相关性好,而且能够提供脂肪空间分布的信息,克服了^{1}H-MRS取样误差的缺点。有学者在磁共振正反相位法的基础上进行改进,同时定量肝脏脂肪含量及效应,进一步提高了MRI检查的准确性。新型磁共振肝脏脂肪定量方法的出现为脂肪肝无创定量提供了新的发展方向,但这些前沿技术尚处于研究阶段,技术要求高,目前仍不适于大规模人群筛查。

(2)定量超声方法:20世纪80年代末,国外学者便开始采用早期超声直方图定量测定肝脏回声衰减,提出肝脏回声和回声衰减率的升高与脂肪浸润有关。计算机辅助的超声诊断技术极大地推动了超声定量分析肝脏脂肪含量的发展。目前,国外研究报道利用直方图法已能较准确地定量肝脏脂肪含量,国内部分学者也在尝试利用新的技术如超声背向散射积分技术进行肝脏脂肪定量,并在动物模型上报道了较好的相关性。

总之,目前肝穿刺活检仍然是诊断FLD的"金标准",但其有创性不适于大规模人群筛查。NAFLD相关生物学标志物的确立有望替代病理活检区别NASH与单纯脂肪样变,是主要的研究方向之一,但这些标志物目前仅见于实验研究。定量影像学技术具有很高的临床使用价值。^{1}H-MRS技术最先实现了肝脏脂肪的无创定量,并已逐步应用于FLD临床诊断和长期随访。MRI技术在近几年取得了迅速的发展,不仅在准确性上与^{1}H-MRS相当,而且可以提供肝内脂肪空间分布的信息。同时,超声定量肝脏脂肪含量技术的研究也取得了令人鼓舞的结果,其成本低廉、操作简便、安全无创,具有良好的发展前景。

四、脂肪性肝病的治疗

脂肪肝的综合治疗首先要对患者的家族史、环境因素、生活方式改变、服药史、医患之间配合等方面进行全面评估,对患者做健康宣教以提高其对本病的认识及治疗的依从性,去除诱因。例如戒酒是治疗酒精性肝病的最主要措施。戒酒过程中应注意戒断综合征的发生(包括酒精依赖者,神经精神症状的出现与戒酒有关,多呈急性发作过程,常有四肢抖动及出汗等症状,严重者有戒酒性抽烟或癫痫样痉挛发作),对长期酗酒者戒酒须制订循序渐进的周密计划。酒精性肝病患者需良好的营养支持,在戒酒的基础上应提供高蛋白质、低脂饮食,并注意补充维生素B、C、K及叶酸。在饮食治疗及运动疗法的基础上再配合适当的药物治疗。

(一)饮食治疗

根据患者理想体质量、年龄、性别、工种计算每日热量摄入,合理分配三大营养成分。在热量一定的情况下,给予低热量、高蛋白质、低脂肪、低糖、多纤维、多维生素、少盐及少刺激性调料的膳食。三大营养素分配:蛋白质 15%～20%,其中 1/3 以上为动物蛋白;脂肪 20%～25%;糖 50%～60%。

(二)减肥及运动治疗

所有体重超重、内脏性肥胖以及短期内体重增长迅速的 NALD 患者,都须通过改变生活方式控制体重、减少腰围。基础治疗 6 个月体重下降每月＜0.45kg,或体重指数(BMI＞27kg/m² 合并血脂、血糖、血压等两项以上指标异常者,可考虑加用西布曲明或奥利司他等减肥药物,每周体重下降不宜超过 1.2kg(儿童不超过 0.5kg);BMI＞40kg/m² 或 BMI＞35kg/m² 合并睡眠呼吸暂停综合征等肥胖相关疾病者,可考虑近端胃旁路手术减肥。运动处方要个体化,以全身耐力为基础,循序渐进,保持安全和有效界限。运动种类:有氧运动以锻炼全身体力和耐力为目标的全身性低强度的运动,步行为最佳运动(中速快步行 115～125 步/min)。此外,如慢跑、骑自行车、上下楼梯、爬坡、打羽毛球、踢毽子、拍皮球、跳舞、广播体操、跳绳、游泳等,可使交感神经兴奋,血浆胰岛素水平下降,而儿茶酚胺、胰高血糖素和生长激素分泌增加促进脂肪分解。运动强度:应根据运动后劳累程度和心率(脉搏)选择适量的运动,以运动时脉搏100～160 次/min(170－实际年龄),持续 20～30min,运动后疲劳感于 10～20min 内消失为宜。运动持续时间:20～60min 为宜。运动时间:饭后 1～2h 为控制血糖最有效的运动时间带。据研究表明,下午和晚上运动比上午运动多消耗 20%的能量。晚饭后 45min 散步是减肥的最佳时间。运动频率:以每周 3～5 次为宜。如运动后次日无疲劳感,可每日运动。减肥目标:6～8 个月后减去原体重的 5%～10%,即 1～2kg/月。

(三)药物治疗

1.酒精性肝病的药物治疗

(1)糖皮质类固醇可改善重症酒精性肝炎患者的生存率。

(2)美他多辛可加速酒精从血清中清除,有助于改善酒精中毒症状和行为异常。

(3)多烯磷脂酸胆碱对酒精性肝病患者有防止组织学恶化的趋势。甘草酸制剂、水飞蓟素类和多烯磷脂酰胆碱等药物有不同程度的抗氧化、抗炎、保护肝细胞膜及细胞器等作用,临床应用可改善肝脏生化学指标。但不宜同时应用多种抗炎保肝药物,以免加重肝脏负担及因药物间相互作用而引起不良反应。

(4)Manuela 等进行体外肝细胞培养研究,结果发现熊去氧胆酸能逆转乙醇所造成的细胞毒性,可防止线粒体损伤,减少乙醇引起的脂肪变性。Tabouy 等研究表明,熊去氧胆酸可以通过促进 ATP 合成、稳定线粒体形态对酒精诱导的线粒体损害起保护作用,亦可稳定肝细胞膜性结构,减轻酒精性肝脂肪变。

(5)酒精性肝病患者肝脏常伴有肝纤维化的病理改变,应重视抗肝纤维化治疗。对现有多个抗肝纤维化中成药或方剂今后应根据循证医学原理,按照新药临床研究规范进行大样本、随机、双盲临床试验,并重视肝组织学检查结果,以客观评估其疗效和安全性。

2.NASH 的药物治疗

(1)降血脂药物:实验发现任何原因的高脂血症都可以导致肝脂肪化。故调脂药目前仍是治疗 NASH 的主要药物,例如 HMG-CoA 还原酶抑制剂辛伐他汀可抑制肝 Ito 细胞的增殖,且可显著改善酒精性脂肪肝患者的肝功能及血脂代谢紊乱。但对于上述降脂药物在脂肪肝治疗中的地位,目前仍有异议。因为许多降脂药可能使血脂更集中于肝脏进行代谢,反而促进脂质在肝内的蓄积,并损害肝功能,因此不应长期盲目服用降脂药物。血浆三酰甘油(TG)水平明显增高的脂肪肝可选用苯扎贝特、非诺贝特等苯氧乙酸类降脂药物;血浆总胆固醇(TC)水平明显增高的脂肪肝可选用他汀类(HMG-CoA 还原酶抑制剂),如普伐他汀、辛伐他汀、洛伐他汀等。停药指标:降脂药应用中如丙氨酸转氨酶(ALT)>3 倍正常值上限(ULN),则停药。脂肪肝患者的基线肝功能多有异常,尤其是转氨酶升高很常见。由于对于他汀类药物引起转氨酶升高的顾虑,限制了临床医师对有高危因素脂肪肝患者的他汀类使用。有学者认为他汀类药物使用后由于血浆脂质成分的改变可导致肝细胞膜通透性的改变,随之导致胞质内转氨酶的渗漏。通常情况下,该生化学的改变与肝脏组织病理学的损伤并不相关,尤其是当转氨酶 ALT 升高,而 AST 不高时。在所有大样本的 RCT 研究中,他汀类药物导致转氨酶升高的比例不足 3%;绝大多数的研究显示他汀类与安慰剂相比引起转氨酶升高的概率无明显统计学差异。在小到中等剂量他汀类使用者很少有转氨酶超过正常 3 倍的情况。但当转氨酶超过正常 10 倍时,需立即停药并排除有无其他通过肝药酶代谢的合并用药。在使用他汀类药物之前,要排除其他可引起肝酶异常的潜在肝病(如病毒性肝炎、糖尿病等代谢性疾病)。对于极其少见的真正他汀类相关的肝损害,没有生化或组织学上的特异性指标可借鉴,只能通过排除法及停药后的改善来推断。

(2)胰岛素增敏剂:合并 2 型 DM、糖耐量损害、空腹血糖增高以及内脏性肥胖者,可考虑应用双胍类(如二甲双胍)和噻唑烷二酮类药物(如罗格列酮),以期改善胰岛素抵抗和控制血糖。罗格列酮是一种高选择性过氧化物酶增殖激活受体 γ 激动剂。其作用机制是激活脂肪、骨骼肌和肝脏等胰岛素所作用的组织,增加多种蛋白质的合成,调节胰岛素应答基因的转录,减少 2 型 DM 的胰岛素抵抗。二甲双胍的作用是抑制肝糖原异生,增加外周组织对葡萄糖的利用,增强胰岛素敏感性。

(3)保肝药物:NARLD 伴肝功能异常、代谢综合征、经基础治疗 3~6 个月仍无效,以及肝活体组织检查证实为 NASH 和病程呈慢性进展性经过者,可采用针对肝病的药物辅助治疗,以抗氧化、抗炎、抗纤维化,可依药物性能以及疾病活动度和病期合理选用多烯磷脂酰胆碱、维生素 E、水飞蓟素以及熊去氧胆酸(UDCA)等相关药物,但不宜同时应用过多药物。UDCA 治疗脂肪肝的机制可能与其稳定肝细胞膜、保护线粒体、抑制细胞凋亡、调节免疫、利胆等因素有关,通过上述作用从而达到改善脂质代谢,保护肝细胞,促进胆固醇转化和排泄目的。

(4)抗氧化剂的补充:维生素 E 具有抗氧化、抑制肿瘤坏死因子、IL-6、IL-8 作用。治疗后脂肪肝患者显示转氨酶降低,部分患者在治疗后病理检查组织学有所改善。临床研究表明与健康组相比,NASH 患者组血浆 SOD 活性显著降低,MDA 水平显著升高。有学者证实联合适量补充 VitE 及亚硒酸钠能增强 SOD 活力,降低 NF-κB 蛋白的表达,这可能是其有效防止 NASH 发生的重要作用机制之一。

(5)肠道微生态制剂:鉴于小肠细菌过度生长所引起的肠源性内毒素血症也可能参与

NASH 的发生,某学者以高脂饮食的雄性 SD 大鼠为模型,研究了微生态制剂(美肠安)防治非酒精性脂肪性肝炎的作用及机制。结果发现 NASH 模型组大鼠肝组织 MDA 含量与正常组比较明显增高,血清 TNFα 水平明显增高,而 SOD 活性明显降低。肝脏的脂肪变性程度和炎症活动度计分均显著增高,PPARγ 阳性表达细胞明显减少,且与肝组织的炎症活动度呈负效关系。微生态制剂治疗组各项指标较模型组有明显改善;而饮食治疗组大鼠肝脏病理学仍呈轻-中度脂肪变性,炎症活动度计分较正常组显著增高,余各项指标与模型组比较无显著差异。提示微生态制剂可能通过减少 TNFα 的产生,增加 PPARγ 表达等方面来改善胰岛素抵抗,抗脂质过氧化和抑制肝脏炎症反应。但肠道微生态制剂在治疗 NASH 患者中的临床价值还有待循证医学的进一步证明。

(四)肝移植

严重的脂肪性肝炎最终可以进展成为肝硬化。对失代偿期的肝硬化患者要积极处理其晚期的严重并发症:如门脉高压、食管胃底静脉曲张、自发性细菌性腹膜炎、肝性脑病和肝细胞肝癌等。对终末期肝病或并发肝细胞肝癌者是肝移植的指征。对 NASH 相关终末期肝病患者肝移植术前应筛查代谢情况:BMI<40kg/m^2 为肝移植的禁忌证。对严重酒精性肝硬化患者肝移植前要求戒酒 3~6 个月。

(五)FLD 治疗过程中的监测

(1)自我验效及监测,设置能让患者就自己的饮食、运动、睡眠、体重及与生活质量相关的观察指标,例如作简单的图表化记录,以供医患之间进行评估。

(2)原发疾病和肝病相关临床症状和体征的评估,须警惕体重下降过快(每月体重下降大于 5kg)导致亚急性 NASH 和肝功能衰竭的可能。

(3)代谢综合征的组分及其程度的实用目标及治疗控制目标的观察。

(4)肝脏酶学和肝功能储备的评估,后者可采用 Child-Pugh 分级和(或)MELD 评分系统。

(5)影像学评估肝脏脂肪浸润的程度及分布类型。

(6)肝脏炎症和进展性纤维化非创伤性指标的动态观察,包括血清纤维化标志物以及其他相关实验室指标。

(7)肝活体组织检查评估肝脂肪变、炎症和纤维化的改变,监测治疗的效果、安全性及评估预后。

(8)基础治疗相关药物不良反应的临床及实验室相关检查。

第五章 临床营养学概论

一、营养学

(一)营养学的定义

营养学是生命科学的一个分支,具有很强的应用性。营养学是研究选择食物,以及食物在人体内的消化、吸收、利用、代谢以及维持生长、发育与良好健康的相关过程的一门学科。

(二)中国传统营养学的发展简史

我国营养学要比西方国家开展的早得多。早在《山海经》中就曾有神农尝百草的记载。《神农本草经》记载的 365 种上、中、下品药中,上品者大多为食药通用的日常食物。公元 341 年晋朝葛洪的《时后方》中就提出可用肝治疗维生素 A 缺乏的干眼病,用海藻治疗缺碘性甲状腺肿。南北朝的《素问》中就提出"五谷为养、五果为助、五畜为益、五菜为充",已提出了各种食物的不同营养功能与平衡膳食的概念。唐朝《千金方》中有食治篇,共分水果、蔬菜、谷类、鸟兽四门。元朝饮膳太医包思慧,即皇帝的主任营养师出版了《饮膳正要》,这是中国也是世界上第一本营养治疗即膳食治疗疾病的书籍。明朝李时珍《本草纲目》收录的 1982 种药物中,谷物、水果、蔬菜、野菜等 300 多种,动物性食物 400 多种,并详细说明何种可食、何种不可食。

(三)西方营养学的发展简史

1898 年出现营养这一名词,然而对它的了解却远远早于这一时期,有了食物就有了营养的知识。营养学是一门综合的科学,它与生物化学、生理学、病理学、医学、公共卫生学、农牧渔业科学与食品加工学等都有密切关系。众所周知,在远洋航海中,船员因长期吃不到新鲜蔬菜与水果,发生齿龈出血和皮下出血点,并称其为坏血病,而船员吃了新鲜蔬菜与水果就立即痊愈。并发现了这两种食物中富含一种维生素,我们称之为抗坏血酸即维生素 C。

20 世纪初阿脱华脱与本尼迪克特发明了单式热量计测定食物中的热量与用呼吸热量计测定多种劳动动作的热量消耗。罗斯在 1936 年发现了在蛋白质中有人体必需的 8 种氨基酸。维生素的名词是芬克在 1912 年提出来的。以后麦克伦和奥斯朋与门德尔在动物试验中发现了维生素 A、核黄素与硫胺素的功能。

(四)营养学的分类

营养学可分公共卫生营养、妇幼营养、临床营养、动物营养(畜牧营养)、食品营养、老年营养、营养流行病学,中医营养学等。

(五)营养学研究的两个主要阶段

营养学的研究主要分两个主要阶段,一是发现食物中的各种营养素,预防与治疗营养缺乏病与营养不良以及根据各种人群的合理需要制订营养素需要量或供给量标准。目前,在调查我国各类人群存在的营养缺乏病以及制订营养素供给量标准的工作还在继续进行。二是研究营养如何促进健康、增强体质,研究营养与膳食有关的疾病,以及如何调整膳食以预防这些疾病。

二、临床营养学

临床营养学是研究患者营养的一门科学,它主要讨论营养与疾病的关系,人体在病理状态下的营养需要以及如何满足这种需要。它是利用增减营养素作为防治疾病的手段,通过多种途径供给患者合理的营养,达到减轻脏器负担、恢复组织和器官功能,提高患者免疫功能,增强抵抗力,促进患者康复的目的。目前,临床营养已成为临床综合治疗的一个重要组成部分,是现代医院管理的综合措施之一。正确的营养支持及治疗能显著提高患者的治愈率,降低死亡率,加速病床周转率。营养治疗在增进疗效上与医疗和护理有着同等重要的作用,而合理的营养能增强机体的抵抗力,促进组织修复,为药物治疗提供物质基础。由于营养缺乏或失调直接导致的疾病,通过正确的营养治疗就能达到治愈的目的。要处理好病人的营养问题,即实施现代的营养治疗(支持),并不是一件简单的事,处理得好,可取得良效,处理得不当,可适得其反,甚至患者可能会受到某些伤害。这些所谓的伤害,主要是指营养治疗不当所致的并发症。

(一)临床营养的两次革命

20 世纪 70 年代以前,临床营养专业方面的医师与营养师们,工作的重点是如何用不同的治疗膳食来治疗各种疾病或帮助患者恢复营养。例如针对不同的疾病情况,根据患者的接受程度应用普通饭、软饭、半流质和流质。根据各种疾病的特点,设计出肝、胆、胰疾病的治疗饮食,心血管疾病的治疗膳食,糖尿病的治疗膳食以及各种诊断用试验膳食等。同时也对一些严重的营养缺乏病如维生素 A 缺乏、缺铁性贫血、核黄素与硫胺素缺乏、癞皮病、缺碘性甲状腺肿等用营养素或富含这些营养素的食物进行治疗。

20 世纪 70 年代,美国的营养工作者曾对医院的外科、内科、癌症等患者进行营养调查,发现住院患者的营养状况很差,根据几个有名医院的调查,如波士顿的哈佛大学医学院的附属医院、麻省总医院和其他大城市的医院,其营养缺乏病在 45% 以上。这一发现震惊了美国卫生部与全美的医务工作者。在美国,营养发展很早,也很发达,但为什么还有这么多的营养缺乏病呢? 原因是很复杂的,创伤、手术、感染、炎症、脓毒症会引起机体内神经、激素与生化代谢的一系列的复杂变化,而这些变化既不能为医生们了解又不能及时解决,便会使患者的营养情况出现恶化。同时那时对患者的营养评价方法还没有建立,因而无法发现。

上述发现,导致了美国营养学的转向,大多数知名的营养工作者都从一般营养转向研究临床营养。绝大多数医院都建立了以医生、营养师、药剂师、护士组成的营养支持服务小组(简称NSS)。同时,广泛开展了对医院患者的营养评价方法的研究,对住院患者尤其是危重患者,不能进食的患者如何输入营养素,如全静脉营养与全胃肠道营养的研究,这就是临床营养的首次革命。

从 20 世纪 80 到 90 年代,国际上对临床营养学的研究又有了新的进展。

过去认为上述营养补充方法的重要功能之一是使胃肠道休息。即胃肠道中没有食物,没有消化作用,胃肠道就没有作用,就能休息康复。要素膳与全静脉营养就是针对这一概念而在临床上应用的。现在认为这一概念是错误的。最近发现肠道是人体中最大的免疫器官,而且具有肠道屏障作用。如果肠道内没有营养素供应,肠道就会营养不良,使肠道的免疫功能减弱与发生细菌易位。因此,新的概念是能用普通膳食的话,尽量用普通膳食,能用匀浆膳的不用要素膳,除非是在万不得已的情况下,才用要素膳或全静脉营养。这是临床营养的第二次革命。

综观我国的临床营养的发展情况,还是比较缓慢的。虽然要素膳在医院的营养科室得到了一定程度的应用。但最主要的临床营养评价方法,仅在个别医院加以研究、应用,关于全静脉营养在国内进行临床实践的也只是一小部分医院。国内其他临床营养单位,基本上还处在首次营养革命阶段。

(二)临床营养的内容

临床营养包括机体营养缺乏或过剩的诊断及治疗,机体代谢及其应激后的变化、营养评价、营养治疗(支持)的适应证、营养制剂的种类及其制备和特点、营养输入通路的建立及其监护、营养治疗的实施原则、并发症的防治、临床营养学的研究、营养制剂及营养品的研制开发、临床营养知识的科普宣传、教学等方面。另外,不同疾病的营养治疗方案还有具体的要求,采用个体化的治疗方案可以减少副作用的发生并提高疗效。

(三)营养治疗的内容

营养治疗是利用增加或减少营养素来防治疾病。根据患者营养失调的情况不同,增减的营养素也不尽相同,主要包括下面几项内容:

1.热量

瘦的患者,营养不良及基础代谢增高者,应提高热量供给,肥胖患者应限制热量的摄入。

2.蛋白质

有些患者如结核病、长期高热、贫血、烧伤、大手术前后、蛋白质-热能营养不良等患者,应增加蛋白质摄入量,但肾衰竭、肝昏迷、急性肝坏死等患者,必须限制蛋白质的摄入。

3.脂肪

对于体重不足的患者,提高热量供应时,须相应地增加脂肪的摄入;而胆囊炎、胰腺炎、肝疾病、肥胖症、高脂血症等患者,可按不同病情控制脂肪摄入量。

4.碳水化合物

患有酸中毒以及急性肾小球肾炎的患者,应提高糖类的供给量,糖尿病、肥胖症的患者应限制糖的摄入量。

5.无机盐

艾迪生病、肠瘘、出血热的多尿期等患者应视病情增如盐的摄入,而高血压患者以及心脏病伴有心力衰竭、肝硬化伴腹水、急性肾炎的少尿期、脑水肿等疾病的患者,应限制钠盐。对佝偻病、骨质软化症及断肢再植者均应补充足够的钙、磷;而甲状旁腺功能亢进者用试验膳食则应限制钙的摄入;当患者有缺铁性贫血或失血性贫血时均应补充铁;原发性血红蛋白沉着病应减少铁的摄入量。

6.维生素

维生素分脂溶性、水溶性及类维生素三类,其品种繁多,作用也各不相同,临床应用广泛,有关这方面的内容,将在相关章节另行详细阐述。

7.水分

高热、腹泻及肠瘘的患者,应当注意水及钠的补充,但患急性肾炎、脑水肿、尿毒症少尿期等疾病时应减少水分的摄入量。

8.食物纤维

肠伤寒及直肠肛门手术后的患者宜限制粗纤维的摄入。习惯性便秘等患者应增加膳食纤维,故可用含纤维素高的食物。

(四)营养治疗的途径及方式

1.经口营养

是指膳食经口摄入,经胃肠消化吸收以获取营养素,是最好的营养方式,应尽可能采用。

2.管饲营养

是将食物制成流质或糊状,通过插入胃管输入患者体内,保证患者获得维持生命所必需的营养素。常用于意识发生障碍不能进食的患者或消化道手术后的患者,管饲膳食有混合奶、匀浆膳、要素膳等。

3.完全胃肠外营养

也称"静脉营养",是指通过胃肠道以外的途径——周围静脉或中心静脉,输给患者所需要的部分营养或全部营养物质。其输注方式有单瓶输入和配制成"全合一"的静脉营养袋输入给患者,以达到营养治疗的目的。

(五)营养治疗的基本原则

(1)膳食治疗必须根据患者的病情特点,与护理、药物以及外科手术治疗相结合。

(2)营养治疗要合理全面,根据不同疾病和疾病的不同阶段,制定出合理的营养治疗方案。

(3)治疗饮食的配制应经常交换花样和改变烹调方法。

(4)受热量或某些营养素限制的患者,禁止在定量饮食外私自增加任何食物。

(5)在采用饮食治疗时,必须使患者了解治疗的目的和要求,取得患者的合作。

(6)选择治疗方案时能采用经肠营养的方法应尽量使用这一方法,非用不可时再选用经静脉营养治疗。

(六)临床营养的研究趋势

经过 30 多年的发展,近代临床营养治疗已经比较完善。反映在用于肠内、肠外营养的制剂日益丰富,适用于不同病情的病例;肠外营养(PN)、肠内营养(EN)所需的导管、储袋及输注泵等器具已随手可得。可以认为,目前的营养治疗已能满足大多数患者的需要。但是,也还有不少问题要作更深入的研究。归纳起来,大致有下列几方面。

1.对应激后代谢变化的深入研究

对应激后的代谢变化已有所认识,并认为有些分解代谢是不可逆的。严重的分解代谢会对机体带来灾难性的后果,至今还没有好的对策。如何采取相应的措施,有效地抑制其分解代谢,是今后研究的重点之一。

2.特殊患者营养治疗的研究

某些患者,例如肝肾功能不良、心肺功能不全、糖尿病、老年患者及恶性肿瘤患者等,其营养治疗有各自不同的特点。从专用制剂的研制,到临床治疗方案的制订,都需要分别进行研究,使疗效更好,不良反应更少。

3.特殊营养物质的研究

现在已发现,谷氨酰胺、生长激素、胰岛素样生长因子-1、精氨酸等各具有其特殊的作用。但究竟能发挥多大的作用,以及其适应证等都还须作更多的研究。另外,对于营养制剂中的某些成分的确切作用也是研究的内容,如 PN 制剂中的甲硫氨酸、多不饱和脂肪酸(PU、FA)、结构脂肪乳剂、ω-3 脂肪酸等;EN 制剂中的短链脂肪酸(SCFAs)、纤维素、DNA、MCT 等。它们的实际意义,还需有更多的临床研究才能作出客观的评价。其中,关于生长激素等生长因子用于肿瘤患者的指征,特别受到关注,应予慎重评价。

4.营养的分子生物学研究

该领域的研究范围很广。从疾病角度(外伤、移植、营养不良、肿瘤及儿童生长发育等),或从激素及其调节物角度(胰多肽、生长激素、内毒素、谷氨酰胺、胰岛素、一氧化氮合酶、谷胱甘肽及胰岛素样生长因子-1 等),观察在营养干预的情况下,机体在细胞和分子水平的变化,如线粒体复合物-1(C-1)、炎性细胞因子(IL-6、IL-8)、T 淋巴细胞凋亡、PMN 及 NK 细胞活性、TNF-α 及其受体的变化等。这些研究的结果,对阐明营养状态和营养治疗中的某些现象的理论基础以及作用机制将具有非常重要的意义。

三、中国居民膳食指南

(一)食物多样、谷类为主

衡膳食模式是最大程度上保障人体营养需要和健康的基础,食物多样是平衡膳食模式的基本原则。每天的膳食应包括谷薯类、蔬菜水果类、畜禽鱼蛋奶类、大豆坚果类等食物。建议每天摄入 12 种以上食物,每周 25 种以上。谷类为主是平衡膳食模式的重要特征,每天摄入谷薯类食物 250~400 克,其中全谷物和杂豆类 50~150 克,薯类 50~100 克;膳食中碳水化合物提供的能量应占总能量的 50% 以上。

(二)吃动平衡,健康体重

体重是评价人体营养和健康状况的重要指标,吃和动是保持健康体重的关键。各个年龄段人群都应该坚持天天运动、维能能量平衡、保持健康体重。体重过低和过高均易增加疾病的发生风险。推荐每周应至少进行 5 天中等强度身体活动,累计 150 分钟以上;坚持日常身体活动,平均每天主动身体活动 6000 步,尽量减少久坐时间,每小时起来动动,动则有益。

(三)多吃蔬果、奶类、大豆

蔬菜、水果、奶类和大豆及制品是平衡膳食的重要组成部分坚果是膳食的有益补充。蔬菜和水果是维生素、矿物质、膳食纤维和植物化学物的重要来源,奶类和大豆类富含钙、优质蛋白质和 B 族维生素,对降低慢性病的发病风险具有重要作用。提倡餐餐有蔬菜,推荐每天摄入 300~500 克,深色蔬菜应占 1/2。天天吃水果,推荐每天摄入 200~350 克的新鲜水果,果汁不能代替鲜果。吃各种奶制品,摄入量相当于每天液态奶 300 克。经常吃豆制品,每天相当于大豆 25 克以上,适量吃坚果。

(四)适量吃鱼、禽、蛋、瘦肉

鱼、禽、蛋和瘦肉可提供人体所需要的优质蛋白质、维生素 A、B 族维生素等,有些也含有较高的脂肪和胆固醇。动物性食物优选鱼和禽类,鱼和禽类脂肪含量相对较低,鱼类含有较多的不饱和脂肪酸;蛋类各种营养成分齐全;吃畜肉应选择瘦肉,瘦肉脂肪含量较低。过多食用烟熏和腌制肉类可增加肿瘤的发生风险,应当少吃。推荐每周吃鱼 280~525g 畜禽肉 280~525 克,蛋类 280~350 克,平均每天摄入鱼、禽、蛋和瘦肉总量 120~200 克。

(五)少盐少油、控糖限酒

我国多数居民目前食盐、烹调油和脂肪摄入过多,这是高血压、肥胖和心脑血管疾病等慢性病发病率居高不下的重要因素,因此应当培养清淡饮食习惯,成人每天食盐不超过 6 克,每天烹调油 25~30 克。过多摄入添加糖可增加龋齿和超重发生的风险,推荐每天摄入糖不超过 50 克,最好控制在 25 克以下。水在生命活动中发挥重要作用,应当足量饮水。建议成年人每天 7~8 杯(1500~1700 毫升),提倡饮用白开水和茶水,不喝或少喝含糖饮料。儿童少年、孕妇、乳母不应饮酒,成人如饮酒,天饮酒的酒精量男性不超过 25 克,女性不超过 15 克。

(六)杜绝浪费、兴新食尚

勤俭节约,珍惜食物,杜绝浪费是中华民族的美德。按需选购食物、按需备餐,提倡分餐不浪费。选择新鲜卫生的食物和适宜的烹调方式,保障饮食卫生。学会阅读食品标签,合理选择食品。创造和支持文明饮食新风的社会环境和条件,应该从每个人做起,回家吃饭,享受食物和亲情,传承优良饮食文化,树健康饮食新风。

第六章　临床营养常用诊断方法

第一节　营养诊断的定义及分类

一、营养诊断的定义

营养诊断是指营养医师根据患者由于膳食、疾病等原因而引起的营养不良或潜在营养风险而进行的诊断。

二、营养诊断的分类

(一)病因分类

1.营养缺乏

(1)原发性营养缺乏病:又称膳食性营养缺乏病,主要原因包括食品种类供应不足、不良饮食习惯、食品加工过于精细或烹调方法不合理。

(2)继发性营养缺乏病:又称条件性营养缺乏病,主要原因包括食物摄取功能障碍、营养素吸收障碍、营养素代谢及利用障碍,某些生理因素或体力活动所需营养增加。

2.营养过剩

指由于能量摄入大于消耗所造成的超重、肥胖。

(二)临床分类

1.营养不足

包括短期内营养素摄入不足,体内营养素储备下降,但功能和形态正常;营养素持续摄入不足将发生隐性营养缺乏病,功能和形态已发生异常变化,但尚未形成明显的营养缺乏症;进一步恶化就导致临床营养缺乏症的发生,功能和形态受损。

2.营养过剩

超过机体代谢负荷,造成机体一系列代谢改变。

3.营养正常

营养素摄入合适,体内营养素储备与需要量相适应,机体组织的功能和形态正常。

第二节　营养筛查

一、营养风险

营养风险是指现存的或潜在的营养因素导致患者出现不良临床结局的风险。该定义所强调的营养风险是指与营养因素有关的不良结局（比如并发症）的风险，而不是出现营养不良的风险。

（一）营养风险产生的原因

1.营养不良

已有营养不良的患者都具有营养风险。大量证据表明，营养不良是患者术后感染、并发症发生率和死亡率增高的独立危险因素。

2.疾病、手术、创伤等应激状态

疾病引起的禁食、厌食、吞咽困难以及应激状态都可造成营养物质的摄入、吸收和代谢障碍。

3.年龄因素

研究发现，营养支持有助于改善 70 岁以上老年患者的临床结局。

（二）营养风险的后果

1.住院时间延长

存在营养风险而没有获得及时、适当营养支持的患者，其疾病恢复过程往往比没有营养风险的患者要慢，其住院时间会较长。

2.并发症发生率高

研究发现，营养风险与患者并发症的发生率呈显著正相关，营养风险会增加患者并发症的发生率。

3.死亡率增加。

4.其他

影响患者的生活质量，增加住院费用。

二、营养筛查工具

目前常用的营养筛查工具主要有：营养风险筛查 2000（NRS2002）；主观全面评定法（SCA）；营养不良通用筛查工具（MUST）和微型营养评定（MNA）。

（一）营养风险筛查

NRS2002 主要适用于住院患者的营养风险筛查，并被欧洲肠内肠外营养学会（ESPEN）推荐用于临床。NRS2002 从疾病、营养和年龄三方面来评定患者是否存在营养风险、程度如何,并结合临床来决定是否需要营养支持。通过床旁问诊和简单的人体测量,结合年龄(70岁以上作为营养风险因素之一,即70岁以上加1分),采用评分的方法对营养风险加以量度,内容包括3个方面:①营养状况受损评分(0~3分);②疾病的严重程度评分(0~3分);③年龄评分,在以上评分基础上年龄≥70岁者加1分;总分为0~7分。NRS2002根据对128个关于营养支持与临床结局的随机对照研究(RCT)的分析发现,在NRS评分≥3分的患者,应用临床营养支持后,患者有良性结局的比例较高。对于评分暂时低于3分者,可以定时进行再次营养风险筛查。NRS2002初步筛查见表6-1。如果表6-1有一项为"是",则进入第二阶段正式筛选,见表6-2;若皆为"否",则每周重新评估,但若患者欲行重大手术,则必须执行预防性的营养治疗计划。

表6-1　NRS2002 初步筛查

筛选项目	是	否
BMI<20.5kg/m²		
最近3个月有体重减轻?		
最近1个星期食量是否减少?		
疾病是否严重(例如,是否在接受强化治疗)?		

表6-2　NRS2002 正式筛查

正式筛查	分数	若"是"请打钩
营养状况指标(单选)		
正常营养状态	0	
3个月内体重减轻>5％或最近1个星期进食量少于需要量的50％~70％	1	
2个月内体重减轻>5％或最近1个星期进食量少于需要量的25％~50％	2	
1个月内体重减轻>5％(或3个月内减轻>15％)或最近1个星期进食量少于需要量的25％或BMI<18.5kg/m²	3	
疾病严重程度(多选)		
骨盆骨折或者慢性疾病患者合并有以下疾病:肝硬化、慢性阻塞性肺疾病、长期血液透析、糖尿病、肿瘤	1	
腹部大手术、脑卒中、重症肺炎、血液系统肿瘤	2	
颅脑损伤、骨髓抑制、重症监护(APACHE>10分)	3	
总分(年龄≥70岁加算1分)		

(二)主观全面评定法

SGA是ASPEN推荐的临床营养状况评估工具,内容包括详细的病史和身体评估参数。病史主要强调5个方面内容:①体重改变;②进食改变;③消化道症状;④活动能力改变;⑤患者疾病状态下代谢需求。身体评估主要包括 5 个方面:①皮下脂肪丢失;②肌肉消耗;③踝部水肿;④骶部水肿;⑤腹腔积液。

研究显示,SGA 能很好预测并发症,包括透析、肝移植和人类免疫缺陷病毒(HIV)感染者,通过 SCA 评估发现的营养不足患者并发症发生率是营养良好患者的 3～4 倍。不同研究者间一致性较高,敏感度和特异度也比较好。

(三)营养不良通用筛查工具

MUST 适用于对社区人群的营养筛查,主要用于评定因功能受损所致的营养不良。营养不良通用筛查工具主要用于蛋白质,热量营养不良及其发生风险以及肥胖的筛查,包括 3 个方面评估内容:①身体质量指数(BMI);②体重减轻;③疾病所致进食量减少。通过 3 部分评分得出总得分,分为低风险、中风险和高风险,然后根据分类进行不同干预。其主要过程为以下 5 步:

1.BMI(kg/m^2)

≥20.0,0;18.5～20.0,1;≤18.5,2。

2.过去 3～6 个月体重减轻

≤5%,0;5%～10%,1;≥10%,2。

3.急性疾病影响

如果患者超过 5 天没有或者几乎没有进食,加 2 分。

4.得分相加,计算总的营养不良风险

低风险=0;中风险=1;高风险=2。

5.根据风险程度采取相应措施

(1)低风险:常规性临床照顾。露复筛检:住院患者每周 1 次,护理之家患者至少每月 1 次,社区居民>75 岁者每年 1 次。

(2)中风险:记录进食量 3 天,若情况有改善或者饮食适当可继续观察;如果情况未改善,或者饮食不足者按照住院政策进行临床密切观察。重复筛检:住院患者每周 1 次,护理之家患者至少每月 1 次。

(3)高风险:转营养师、营养治疗小组进行处理;检测和审视治疗计划。

(四)微型营养评定法

MNA 主要用于老年患者营养风险评估。MNA 比 SGA 更适于发现 65 岁以上严重营养不足的患者,不仅适用于住院患者,也可用于家庭照顾患者。MNA 既可发现营养风险以及和营养风险相关的生活方式,也可用于那些白蛋白和 BMI 均正常的人群。而且其操作较为简单,一般只需要 10 分钟即可完成。研究发现,该工具还可用于预测健康结局、社会功能、死亡率、就诊次数和住院花费。MNA 能否监测患者对于治疗的反应及内外科老年住院患者 MNA 的评分与临床结局的关系尚需进一步的研究证实。

第三节　营养评价

营养评价是指临床营养专业人员通过膳食调查、人体组成测定、人体测量、生化检查、临床检查及复合营养评定等,对患者营养代谢和机体功能等进行检查和评估,用于制定特殊患者营养支持计划,考察适应证和可能的不良反应,并监测营养支持疗效。营养评价方法包括膳食调查、人体测量、营养缺乏病的临床检查和临床生化检验。

一、膳食调查

（一）调查内容

包括患者每天所摄入的营养情况、常用的烹调方法、饮食制度、饮食习惯、餐次分配和饮食卫生等。

（二）膳食调查方法

包括询问法、称重法、查账法、食物频数法、化学分析法。

1.询问法

通过询问了解患者饮食摄入情况。特点:简便易行,费用低,但准确性较差。

2.查账法

通过查询食物出入账目,了解个体的营养摄入情况。特点:适合于集体就餐的人群,所需人力少,但难以对不同个体实际摄入各种营养素量作出较准确的估算。

3.称重法

对所消耗的全部食物在烹调前和烹调后进行称重,再根据实际就餐人数和生熟比值折算出每人实际摄入的食物重量。特点:调查结果较准确、细致,但工作量大并费时。

4.化学分析法

将被调查对象全天所摄入的食物进行备份,并在实验室进行化学分析。特点:需要一定的仪器设备,分析操作复杂,不适合一般的调查。

（三）膳食调查结果的整理及评价

1.资料整理

平均每人每日摄取的各种主、副食品的名称及数量,计算所摄每种食物所提供的能量和各种营养素的含量,计算平均每人每日各种营养素及能量的实际摄入量、所摄入三大营养素各占能量百分比、分类计算蛋白质和脂肪来源百分比、三餐或多餐的能量摄入百分比,同时有针对性地计算需要了解的某种营养素来源的百分比。

2.结果评价

将调查结果与中国居民膳食营养素参考摄入量进行比较,并做出评价。摄入食物是否种类多样;食物搭配是否合理;能量及各种营养素是否能满足被调查者的营养需要;摄入的能量及各种营养素占同类人群营养素参考摄入量的百分比;三大营养素供能的比例;蛋白质、脂肪的来源分布等是否合理。

二、人体测量

人体测量基本指标:身高、体重、皮下脂肪厚度、上臂围、腰围、臀围,处于生长发育期的儿童可加测头围、胸围及坐高。

(一)身长与体重

身长(BH)是评定营养状况的基本指标之一,分为直接测量法与间接测量法;体重(BW)是评定一般营养状况最简单、最直接而又极为重要的指标。Broca 公式计算理想体重:理想体重(kg)=身高(cm)-105;平田公式:理想体重(kg)=[身高(cm)-100]×0.9;2 岁以上儿童理想体重(kg)=年龄×2+8。体重比:实测体重与理想体重比,±10% 为营养正常,±10%~20% 为超重或消瘦,>20% 为肥胖或严重消瘦。实测体重与平时体重比:85%~95% 为轻度能量营养不良,75%~84% 为中度能量营养不良,<75% 为严重能量营养不良。体重丢失率:体重测量还应考虑其动态变化,其中体重变化的幅度与速度是两个关键因素,体重丢失率(%)=(平时体重-实测体重)/平时体重×100,体重丢失率评定,见表 6-3。

表 6-3　体重丢失率评定表

时间	中度体重丧失	重度体重丧失
1 周	1%~2%	>2%
1 个月	5%	>5%
3 个月	7.5%	>7.5%
6 个月	10%	10%

若短期内体重减少超过 10%,同时血浆白蛋白<30g/L,排除其他原因后,应考虑为严重的蛋白质-能量营养不良。

(二)体质指数

BMI=体重(kg)÷身高(m)^2:<18.5kg/m^2 为消瘦:18.5~23.9kg/m^2 为正常;24.0~27.9kg/m^2 为超重;>28.0kg/m^2 为肥胖。17.0~18.4kg/m^2 为轻度蛋白质-能量营养不良;16.0~16.9kg/m^2 为中度蛋白质-能量营养不良;<16.0k/m^2 为重度蛋白质-能量营养不良。

(三)脂肪存储量的测定

通过测量皮下脂肪厚度来推算体脂总量,可间接反映机体能量的变化。三头肌皮褶厚度参考值:男性 8.3mm、女性 15.3mm,评价标准为实测值相当于参考值 90%~110% 为正常.80%~90% 为轻度体脂亏损,60%~80% 为中度体脂亏损,60% 以下为重度体脂亏损,>120% 为肥胖,当皮下脂肪厚度<5mm 为无皮下脂肪。肩胛下皮褶厚度:临床上常以肩胛下皮褶厚度与三头肌皮褶厚度(TSF)之和来判断营养状况。评价标准:两者皮褶厚度之和男性>40mm 以及女性>50mm 为肥胖:男性 10~40mm 以及女性 20~50mm 为正常:男性<10mm

以及女性＜20mm 为消瘦。

（四）骨骼肌含量测定

上臂围（AC）可间接反映能量营养状况。我国北方地区成人上臂围正常值，见表 6-4。上臂肌围（AMC）可间接反映体内蛋白质的储存水平，且与血清白蛋白含量存在密切的关联。AMC(cm)＝AC(cm)－3.14×TSF(cm)。我国男、女 AMC 分别为 24.8cm 和 21.0cm。AC 及 AMC 大于参考值的 90％为营养正常；90％～80％为轻度营养不良；80％～60％为中度营养不良；小于 60％为严重营养不良。

表 6-4　我国北方地区成人上臂围正常值

性别	年龄（岁）		
	18～25	26～45	46～
男	25.9±2.09	27.1±2.51	26.4±3.05
女	24.5±2.08	25.6±2.63	25.6±3.32

（五）腰围、腰臀比

腰围、腰臀比是两个能较好反映脂肪分布的简便指标。评价标准：中国男性腰围≥85cm、腰臀比超过 0.9；女性腰围≥80cm、腰臀比大于 0.8 都可视为腹部脂肪蓄积。

三、营养缺乏病的临床检查

营养素缺乏的许多症状、体征特异性不强，某种症状和体征的出现可能是由于一种或几种营养素缺乏所致，或者是某种营养素缺乏可表现出多种症状和体征。详见表 6-5。

表 6-5　营养素缺乏体征

部位	临床表现	缺乏营养素
全身	消瘦、发育不良	能量、蛋白质、维生素、锌
	贫血	蛋白质、铁、叶酸、维生素 B_{12}、维生素 B_6、维生素 C、维生素 E、铜
皮肤	干燥、角化症	维生素 A
	糙皮病皮炎	烟酸
	皮下出血	维生素 C、维生素 K
	脂溢性皮炎	维生素 B_2
眼睛	角膜干燥、夜盲	维生素 A
	角膜边缘充血	维生素 B_2
	眼缘炎、畏光	维生素 A、维生素 B_2
唇	唇炎、口角炎、口唇裂	维生素 B_2
口腔	舌炎、舌猩红	烟酸、维生素 B_2、维生素 B_{12}

部位	临床表现	缺乏营养素
	舌肉红、舌水肿（齿痕可见）、地图舌、口内炎	维生素 B_2、烟酸
	牙龈炎、出血	维生素 C
骨	鸡胸、串珠肋、"O"型或"X"型腿、骨软化	维生素 D、维生素 C
神经	多发性神经炎、球后神经炎	维生素 B_1
	精神性疾病	维生素 B_1、烟酸
	中枢神经系统失调	维生素 B_{12}、维生素 B_6
循环	水肿	维生素 B_1、蛋白质
	右心肥大、舒张压下降	维生素 B_1
其他	甲状腺肿	碘
	肥胖、糖尿病、高脂血症、动脉粥样硬化、饥饿	各种营养失调

四、临床生化检验

实验室检查可早期发现营养缺乏的种类和缺乏程度，为营养评价提供客观的依据。详见表 6-6。

表 6-6　营养生化检验参考值

生化检验参考指标和临界值

蛋白质	血清总蛋白＞60g/L
	血清白蛋白＞36g/L
	血清球蛋白＞13g/L
	白/球（A/C）1.5～2.5∶1
	空腹血中氨基酸总量/必需氨基酸＞2
	血液比重＞1.015
	尿羟脯氨酸系数（mmol/L 尿肌酐系数）＞2.0～2.5
	游离氨基酸 40～60mg/L（血浆），65～90mg/L（红细胞，RBC）
	每日必要损失氮（ONL）：男 58mg/kg，女 55mg/kg
血脂	总脂 4500～7000mg/L
	甘油三酯 200～1100mg/L
	α-脂蛋白 30%～40%
	β-脂蛋白 60%～70%

生化检验参考指标和临界值

	胆固醇 1100~2000mg/L(其中胆固醇酯 70%~75%)
	游离脂肪酸 0.2~0.6mmol/L
	血酮<20mg/L
钙、磷、 维生素 D	血清钙 90~110mg/L(其中游离钙 45~55mg/L)
	血清无机磷(mg/L):儿童 40~60,成人 30~50
	血清 Ca×P>30~40
	血清碱性磷酸酶:儿童 5~15,成人 1.5~4.0 菩氏单位
	血浆 25-(OH)-D_3 10~30μg/L;1,25-$(OH)_2 D_3$ 30~60μg/L
铁	全血血红蛋白浓度(g/L):成人男>130,成人女>120,儿童>120,6 岁以下小儿及孕妇>110
	血清铁蛋白>10~20mg/L
	血红细胞压积(HCT 或 PCV):男 40%~50%,女 37%~48%
锌	乏锌(μg/g):125~250(临界缺乏<110,绝对缺乏<70)
	血浆锌:800~1100g/L
	红细胞锌:12~14mg/L
维生素 A	血清中视黄醇(μg/L):儿童>300,成人>400
	血清胡萝卜素(μg/L):>800

	24h 尿	4h 负荷尿	任意一次尿(g 肌酐)	血
维生素 B_1	>100μg	>80μg(5mg 负荷)	>66μg	RBC 转羟乙醛酶活 力 TPP 效应<16%
维生素 B_2	>120μg	>800μg(5mg 负荷)	>80μg	>140μg/L RBC
烟酸	>1.5mg	>25mg(50mg 负荷)	>1.6mg	>3mg/L 血浆
维生素 C	>10mg	>3mg(500mg 负荷)	>10mg	>3μg/L 血浆
叶酸				>0.16μg/mL RBC
其他	尿糖(-);尿蛋白(-);尿肌酐 0.7~1.5g/24h;尿肌酐系数:男 23mg/kg 体重,女 17mg/kg 体重;全血丙酮酸 4~12.3mg/L			

（一）蛋白质营养状况评价

1.血清白蛋白(ALB)与血清前白蛋白(PA)

ALB 更能反映机体较长时间内的蛋白质营养状况,持续的低白蛋白血症被认为是判断营养不良的可靠指标;PA 是一个较敏感的反映近期蛋白质营养状况的指标。

2.血浆氨基酸比值

重度蛋白质-能量营养不良患者不仅其血浆总氨基酸值会出现明显的下降,而且不同种类的氨基酸浓度也有不同程度的下降,必需氨基酸(EAA)的下降较非必需氨基酸

(NEAA)更为明显。正常营养状态下,血浆中 EAA/NEAA>2.2,如<1.8,则提示存在中度以上的营养不良。

3.尿中蛋白质代谢产物

肌酐-身高指数、尿羟脯氨酸、3-甲基组氨酸等。

4.氮平衡(NB)

要求准确地收集和分析被评价者氮的摄入量与排出量。氮平衡的公式为:氮平衡=摄入氮(g)-[24h 尿中尿素氮(g)+3.5]。

(二)无机盐与微量元素

血、尿、头发等生物材料中各元素含量的测定。

1.维生素

包括某种维生素的含量测定,水溶性维生素的尿负荷试验,某些相关酶活性的测定,还可通过生理功能检查来评价某种维生素的营养状况。

2.其他指标

血清甘油三酯、胆固醇、脂蛋白、血糖、血尿酸等可反映人体内是否存在代谢紊乱的现象,为预防和治疗代谢综合征及其并发症提供依据。

第四节　营养诊断和代谢膳食

诊断膳食是通过调整膳食成分的方法协助临床诊断,即在短期的试验期间,在患者膳食中限制或增添某种营养素,并结合临床检验和检查结果,以达到明确诊断的目的。代谢膳食是临床上用于诊断疾病、观察疗效和研究机体代谢反应等情况的一种方法,是一种严格的称重膳食。

一、胆囊造影检查膳食

(一)目的

为胆囊造影检查提供特定膳食,目的是辅助诊断胆囊和胆道疾病。

(二)原理

受检者吞咽造影剂后,造影剂在小肠部位吸收进入肝脏,与分泌的胆汁进入胆管和胆囊,此时 X 线摄片,观察胆囊大小及外形。显影后进食高脂肪膳食,可引起胆囊的收缩和排空,X线下再次观察胆囊和胆管的变化。一般 5 分钟后胆囊开始收缩,如果胆囊不缩小,表示其功能不正常。

(三)膳食要求

(1)造影前 1 天午餐进食高脂肪膳食,膳食中脂肪含量不得少于 50g,促使胆汁排空,以便含造影剂的胆汁进入胆囊。可选用煎鸡蛋、高脂牛奶、肥肉、巧克力糖等。

（2）造影前 1 天晚餐进食无脂肪高糖低渣膳食，基本为纯碳水化合物膳食，以减少胆汁分泌和排出。

（3）晚餐后口服造影剂，服药后禁饮水、禁食。

（4）检查当日禁食早餐，服造影剂 14 小时后摄片，观察胆囊显影情况。显影明显后，再进食高脂肪膳食并造影，观察胆囊、胆管收缩情况。

二、肌酐试验膳食

（一）目的

用于测定肌酐清除率、肌酐系数，从而了解患者的肾小球滤过功能和重症肌无力患者的肌肉功能。

（二）原理

肌酐是含氮物质代谢的最终产物，经肾排出。正常情况下，内生肌酐由肾小球滤过后，肾小管既不吸收又不分泌，因此，测定内生肌酐清除率可反映肾小球滤过率。受试前 2～3 天进食低蛋白膳食，使体内外源性肌酐清除干净，然后测定一天尿中的内生肌酐含量。

（三）膳食要求

（1）用试验膳食 3 天，进食低蛋白膳食，全日蛋白质供给量应少于 40g。

（2）少食鱼、瘦肉及豆制品，可食用牛奶、鸡蛋、蔬菜水果。

（3）主食全日进食量不宜超过 300g，避免植物蛋白摄入过多，可选用薯类、藕粉、点心等低蛋白食物。

三、葡萄糖耐量试验膳食

（一）目的

测定人体对葡萄糖的耐受量，协助诊断糖尿病和糖代谢异常。

（二）原理

正常情况下，一次摄入大量糖类，人体血糖会暂时升高，2h 内即可恢复正常。在调节功能异常时，口服一定量葡萄糖后血糖急剧升高，持久不能恢复正常。通过口服葡萄糖观察血糖、尿糖情况，用来辅助诊断糖尿病。

（三）膳食要求

（1）试验前 3 天患者进食正常饮食，每日饮食中碳水化合物不少于 250～300g。

（2）试验前 1 天晚餐后禁食，忌饮茶或咖啡。

（3）试验当日清晨抽空腹血，之后将 75g 葡萄糖粉剂溶于 250～300mL 水中口服，分别于口服后 0.5、1、2、3 小时抽血测定血糖。

四、隐血试验膳食

（一）目的

测定粪便隐血，协助诊断有无消化道出血。

（二）原理

检测粪便隐血的常用方法是联苯胺法，即利用血红素、过氧化氢与联苯胺会生成蓝色的联苯胺蓝，根据蓝色深浅判断出血多少。

（三）膳食要求

（1）试验期间忌食含血红素铁的肉类食物，忌食含铁丰富的深色蔬菜、水果等。

（2）可食用牛奶、豆腐、白萝卜、粉皮、大白菜、米、面等。

五、钙磷代谢实验膳食

（一）目的

协助诊断甲状旁腺功能亢进、骨质疏松。

（二）原理

甲状旁腺素分泌增多，出现溶骨作用造成钙和磷进入血液，尿钙增加。同时肾小管对磷的重吸收受到抑制，尿磷增高，血磷降低。通过对膳食中钙、磷及蛋白质的调整，测定血、尿中钙磷及肌酐的含量，来协助诊断甲状旁腺功能亢进。

（三）膳食要求

1.低钙正常磷膳食

实验前5天食用实验膳食，即每天膳食中钙含量少于150mg，磷含量在600~800mg。试验期最后一天收集24h尿液，测定尿钙含量，尿钙大于200mg/d可辅助诊断。

2.低蛋白、正常钙磷膳食

用于测定肾小管对磷重吸收功能。实验前5天食用实验膳食，每天膳食中蛋白质含量少于40g，含钙量为500~800mg，含磷量在600~800mg。实验最后一天抽空腹血测定血肌酐和血磷的含量，并留取24h尿，测定尿肌酐和尿磷含量，以计算肾小管重吸收率，若低于80%可辅助诊断。

第七章　膳食成分与能量

第一节　能量

一、能量单位与能量系数

人体维持正常的生命与健康,从事各种活动均需要能量的支持。人体所需的能量都是通过植物间接由太阳供给的。植物在生长过程中捕获太阳能并储存在自身组织中,当人体摄取植物性食物时,可将其中的化学能转变成可供人体利用的能量形式。当食用动物性食物时,摄入的化合物中所含的能量原本也是来自太阳。食物中能产生能量的营养素为碳水化合物、脂肪和蛋白质,它们在体内经过氧化、代谢后,每克碳水化合物、脂肪、蛋白质分别产能 16.7kJ(约4kcal)、37.7kJ(约 9kcal)、16.7kJ(约 4kcal)。

(一)能量单位

目前国际通用的能量单位是焦耳(J)。1 焦耳就是 1 牛顿的作用力使 1kg 重的物体在力的方向上通过 1m 的距离所做的功。营养学上使用最多的是千焦耳(kJ)或兆焦耳(MJ),兆焦耳为千焦耳的 1000 倍。以往营养学上习惯使用卡(cal)和千卡(kcal)作为能量的单位,1 千卡即是使 1L 15℃的纯水上升到 16℃时所需的能量。能量单位的换算如下:

$$1kcal=4.184kJ \quad 1kJ=0.239kcal \quad 1MJ=239kcal$$

近似计算可简化为:

$$1kcal=4.18kJ \quad 1kJ=0.24kcal$$

(二)能量来源与产热系数

人体所需要的能量来源于食物中的碳水化合物、脂肪和蛋白质。这三种营养素在氧化成二氧化碳和水的过程中,释放出大量的能量供机体利用,故称为"产热营养素"。每 1g 碳水化合物、脂肪和蛋白质氧化时所产生的能量值称为产热系数或热价。1g 产热营养素在体内氧化所产生的能量则称为生理价,在体外燃烧所释放的能量称为物理价。

用"弹式能量计"测定,1g 碳水化合物、脂肪和蛋白质在体外完全燃烧时产生的能量分别为 17.15kJ(约 4.1kcal)、39.54kJ(约 9.45kcal)和 23.64kJ(约 5.65kcal)。在体内氧化时,碳水化合物和脂肪的最终产物均为二氧化碳和水(与体外燃烧相同,产生的能量也相同)。蛋白质在体外燃烧时的最终产物为二氧化碳、水、氨和氮气等,而在体内氧化时,其最终产物为二氧化碳、水、尿素、肌酸及其他含氮有机物,即在体内氧化不如在体外燃烧充分。若将 1g 蛋白质在体内氧化产生的尿素等有机含氮物收集起来,在体外继续燃烧,还可产生 5.44kJ(约 1.3kcal)的能量,由此可推算 1g 蛋白质在体内氧化产生的能量为:

$$23.64kJ-5.44kJ=18.2kJ(约 4.35kcal)$$

然而食物中的营养素在消化道内并非 100％被吸收,正常人吃普通混合膳食时,其中碳水化合物的平均吸收率为 98％,脂肪为 95％,蛋白质为 92％。因此计算膳食的能量时,还应考虑吸收率因素。通常将 1g 产热营养素在体内氧化时实际为机体提供的能量称为营养学热价。

二、能量消耗与测定

(一)人体的能量消耗

人体每日的能量消耗主要用于维持基础代谢、满足体力活动及食物特殊动力作用的需要,对于儿童、孕妇、乳母等还要满足其特殊生理需要。

1.基础代谢

基础代谢是指人体为了维持基本生命活动所消耗的能量,如维持体温、呼吸、血液循环、肌紧张、细胞内外液中电解质浓度差及蛋白质等大分子合成。基础代谢是人体在清醒状态下最低的能量消耗状态,占每日总能量消耗量的 60％～75％。测定基础代谢的条件为:①清晨刚醒、安静平卧,全身肌肉松弛,无任何体力活动及紧张思维活动;②饥饿状态(禁食 12h 以上);③周围环境温度恒定(18～25℃)。

为了确定基础代谢的能量消耗(BEE),必须首先测定基础代谢率(BMR)。基础代谢率是指单位时间的基础代谢,通常用每小时每平方米体表面积的产能量$[(kJ/(m^2 \cdot h)]$表示。

通常可按以下几种方法计算出每天基础代谢的能量消耗。

(1)用体表面积计算:我国赵松山于 1984 年提出了一个相对适合中国人的体表面积计算公式:

$$M^2=0.00659×身高(cm)+0.0126×体重(kg)-0.1603$$

(2)直接用公式计算:Harris 和 Benedict 提出以下公式,可根据年龄、身高和体重直接计算 24h 的基础代谢能量消耗。

男性 BEE(kcal/24h)=66.5+13.8×体重(kg)+5.0×身高(cm)-6.8×年龄(岁)

女性 BEE(kcal/24h)=655.1+9.5×体重(kg)+1.8×身高(cm)-4.7×年龄(岁)

更为简单的方法是成年男性按每千克体重每小时 1kcal(4.18kJ)、女性按 0.95kcal(3.97kJ),与体重相乘直接计算,其结果相对粗略。

人体的基础代谢受许多因素的影响,如体表面积、年龄、性别和某些内分泌器官的功能等。一般来说,体表面积大者向环境中散热较快,基础代谢亦较强。基础代谢与体内瘦体组织(LBM)含量的多少也有关系。瘦体组织也称瘦体重或去脂体重,包括肌肉、皮肤、骨骼、器官、体液及其他非脂肪组织。

瘦体组织含量高,则基础代谢亦高。因为瘦体组织在代谢中的相对耗能量大于脂肪组织。基础代谢随年龄增加而逐渐降低,成人比儿童基础代谢低,老年人又比青壮年人低。同年龄女性比男性 BMR 低 5%～10%,即使在相同身高体重的情况下也是如此,这是因为女性的瘦体组织比男性少。热带地区人群的基础代谢较温带同类居民低 10%,温带地区较寒带地区同类居民低 10%。发热时,体温每升高 1℃,BMR 增加 13%;甲状腺功能亢进时,BMR 明显升高。

2.体力活动

体力活动消耗的能量是人体总能量消耗的重要部分。体力活动包括生活活动和劳动。不同体力活动所消耗的能量不同,其能量的消耗与劳动强度、劳动持续时间以及工作熟练程度有关。劳动强度越大、持续时间越长、工作越不熟练,能量消耗越多,其中劳动强度为主要影响因素。中等强度劳动时,每日消耗的能量占总能量的 15%～30%。

2001 年,中国营养学会将我国居民的活动强度由原来的五级调整为三级,即轻、中、重体力活动,成人能量的推荐摄入量用 BMR 乘以不同的体力活动水平(PAL)系数进行计算。

3.食物特殊动力作用

由于摄入食物而引起的机体能量代谢率额外增高的现象称为食物特殊动力作用(SDA)。目前认为这是由于机体对食物中的营养素进行消化吸收、食物中的营养素氧化产能以及产热营养素在体内进行合成代谢等,需要额外消耗能量所致。SDA 从进食后 th 开始,2～3h 达最大,可延续到 7～8h。不同营养素所引起的 SDA 不同,摄入蛋白质时消耗的能量相当于蛋白质本身产能的 30%左右,碳水化合物为 5%～6%,脂类为 4%～5%。成人摄入一般的混合膳食时,由 SDA 所引起的能量消耗为每日 600kJ(150kcal)左右,相当于基础代谢的 10%。

(二)人体能量消耗的测定

1.测热法

(1)直接测热法:其原理是根据人体释放能量的多少反映机体能量代谢情况。测定时让受试者进入与外界隔热的实验舱中,受试者身体散发出的能量可全部被实验舱内管道中流动的水所吸收而使水温升高。根据实验舱进、出水口的温差、测定期间的水流量和水的比热,即可计算出受试者单位时间内释放的总能量。直接测热法的准确性和测量精度高,但其测热装置结构复杂、体积庞大、操作繁琐,故实用价值不大,多用于机体能量代谢的实验研究。

(2)间接测热法:机体的能量来源于产热营养素在体内的氧化。机体在氧化蛋白质、脂肪和碳水化合物的同时,会释放一定的能量,消耗氧并产生二氧化碳和水。因此只须测出受试者的氧气消耗量或产生水量的多少,即可间接计算受试者能量的消耗。

机体消耗 1L O_2 氧化营养素所释放的能量称为氧热价。氧热价与呼吸商有关。空腹时呼吸商为 0.82,其氧热价为 20.19kJ(约 4.825kcal)。

具体方法:①采用开放式或闭合式方法测定受试者单位时间的耗氧量;②用耗氧量与摄入混合食物时的氧热价相乘,即可算出受试者的产能量或能量消耗量。举例:用闭合式方法测得某人空腹状态下的耗氧量为 1.5L/6min,计算其 1h 的能量消耗量。则应为(1.5×10)×20.19kJ＝302.85kJ/h。即此人 1h 消耗 302.85kJ 能量。

2.要因加算法

(1)测定原理:以已知的不同人群的 BMR 为基础,根据体力活动比(PAR)计算人体能量消耗量的方法。

$$能量消耗量=基础代谢率×体力活动比$$

体力活动比是指每分钟某项活动消耗的能量相当于 BMR 的倍数。不同项目的活动其 PAR 不同。

$$体力活动比=\frac{某项活动每分钟消耗的能量}{每分钟基础代谢率消耗的能量}$$

人类的活动种类繁多,为简化计算,要因加算法将各种活动归纳为 4 类,即卧床休息、职业活动、家务劳动及随意活动、休闲时间。人体 4 类活动的体力活动比用综合能量指数(IEI)表示。

$$综合能量指数=\frac{规定时间活动的能量消耗量}{同一时期的基础代谢率}$$

(2)测算方法:①详细观察记录受试者 24h 的各种活动;②按照要因加算法将受试者 1d 的各种活动归纳为上述 4 种类型,将各类活动时间汇总;③根据各类活动的 IEI 分别计算出 4 类活动的能量消耗量;④将 4 类活动的能量消耗量相加,即可得出一日总能量消耗量。

3.生活观察法

生活观察法即通过观察记录测定对象一日的各种活动,根据各种活动的能量消耗率计算出一日能量消耗量的方法。

测算方法如下:①选择身高、体重、活动有代表性的受试对象 3~5 名,派专人跟踪,详细记录受试对象 24h 从事的各种活动及时间;②将从事的同种活动时间相加,分类整理出 24h 内完成各种活动所用的时间;③分别计算出一日中各项活动的能量消耗量,将各项能量消耗量相加,得出 24h 各种活动的能量消耗总量;在计算出的能量消耗量上加 5%~10%,以补充观察记录中被遗漏或被忽视的能量消耗;④加上食物特殊动力作用消耗的能量,即可得出受试对象一日实际能量消耗量。观察时间以 3d 为宜,最后计算 3d 能量消耗的平均值作为测定结果。

4.心率监测法

机体活动和代谢增强时,不但耗氧量和能量消耗增加,其心率也加快。由于小型轻便的心率监测仪的出现和计算机技术的发展,借助这些设备可以准确地测定人体各种活动状态下的心率和耗氧量,精确地绘制出心率和耗氧量的关系曲线。根据该曲线,通过监测心率即可得出各种活动状态下的能量消耗率。此法在运动医学中应用广泛。

三、能量的膳食参考摄入量(DRIs)及食物来源

膳食能量主要来源于食物中的碳水化合物、脂肪和蛋白质。这三类营养素广泛存在于各种食物中。其中碳水化合物主要存在于粮谷类、薯类、根茎类植物中,是最经济的膳食能量来源;脂肪主要存在于各种植物油与肉类中;蛋白质主要存在于动物类和豆类食物中,蔬菜和水果一般含能量较少。

能量平衡与否对健康影响极大,因此各个国家都制订了能量参考摄入量(DRIs),包括三大产热营养素合理的摄入比。根据我国人民的膳食结构、饮食习惯及营养状况,建议成年人蛋

白质提供的能量占机体总能量的 10％～15％,脂肪占 20％～30％,碳水化合物占 50％～65％
为宜,其中脂肪提供的能量不宜超过总能量的 30％,摄入过多将不利于健康。但随着经济发
展和生活水平的提高,我国部分城市居民的脂肪摄入量远远超过 30％。中国营养学会在 2013
版制订的中国居民膳食营养素参考摄入量中,不仅对各年龄组人群的能量摄入有具体的能量
需要量,而且根据不同的身体活动水平,按轻、中、重身体活动水平提出能量需要量。

四、能量与人体健康的关系

(一)能量平衡与健康体重

体重为能量平衡的常用观察指标。为保持健康,人体摄入与消耗的能量应经常保持动态
平衡,如果出现不平衡,摄入能量过多或过少,就会引起超重、肥胖或体重减轻,影响健康。

当食物能量供大于求时,多余的能量在体内转化为脂肪而导致肥胖。对大多数人来说,肥
胖会大大增加患病和过早死亡的危险。研究表明,超重或肥胖会使患冠心病、高血压、糖尿病
等其他相关疾病的危险性显著增加。对成年人来说,控制体内脂肪含量和体重可减少相关疾
病的危险。

若每天通过食物所供应的能量不能满足人体需要或机体长期处于饥饿状态时,可致机体
能量摄入不足,体内储存的糖原会被逐渐消耗,脂肪被氧化供能,蛋白质也会被消耗,严重时会
出现负氮平衡,机体的各种生理功能就会受到影响,可出现体重减轻、全身无力、倦怠、怕冷、头
晕、目光无神、皮肤苍白、粗糙与缺乏弹性等症状。此外,当能量摄入不足时,蛋白质分解供能
增加,可继发蛋白质缺乏,出现营养不良性水肿、机体抵抗力降低、婴幼儿生长发育迟缓等一系
列蛋白质缺乏症状。

(二)住院患者的能量需要

正常人能量摄入与消耗较易达到平衡,但对于住院患者,往往要因某种检查或手术的需要
而控制饮食,从而导致能量摄入不足。尤其是危重病者,因原发性或医源性疾病,常发生厌食、
吸收不良或代谢率增高,引起不同程度的蛋白质-能量营养不良。据调查,住院患者当中约有
50％的外科患者及 40％的内科患者能量摄入不足,从而导致体重降低、生理功能紊乱、营养不
良及抵抗力下降,影响了康复的进程。所以这类患者需额外补充能量,以达到维持体重或增加
体重的目的。

(三)临床患者能量需要的计算

首先应估计临床患者能量的消耗,按身高、体重、年龄及基础代谢消耗计算能量。最经典
的计算能量需要的方法是按 Harris-Benedict 公式计算基础代谢消耗值,以此估计临床患者的
基本需要量。按 Harris-Benedict 公式计算所得 BEE 是指人体处于安静状态,不受活动、环境
温度、食物及精神等因素影响时的能量代谢率,与临床不同状态下患者的能量代谢消耗相差极
大。如在长期禁食状态下能量消耗将减少 10％～15％,而当存在发热、应激、活动等各种因素
时,能量消耗将增加。

不同疾病状态的住院患者维持体重的能量需要估计值＝正常 BMR×应激系数×1.25

不同疾病状态的住院患者增加体重的能量需要估计值＝维持体重的能量需要＋2.9～3.3MJ

第二节　宏量营养素

一、蛋白质

蛋白质是化学结构复杂的一类有机化合物,是人体的必需营养素,是一切生命的物质基础,没有蛋白质就没有生命。

(一)功能与分类

1.蛋白质的生理功能

(1)构成和修复人体组织:蛋白质是构成机体组织、器官的重要成分。机体蛋白质处于不断地分解、重建及修复的过程中,因此每天都要摄入一定量的蛋白质维持组织的更新。身体受伤后也需要蛋白质作为修复的材料。

(2)调节生理功能:蛋白质在体内构成多种重要生理活性物质的成分,参与调节生理功能。如酶、激素、抗体、载体等。

(3)供给能量:1g 食物蛋白质在体内约产生 16.7kJ(4.0kcal)的能量。但是,蛋白质的这种功能可以由碳水化合物、脂肪所代替。因此,供给能量是蛋白质的次要功能。

2.蛋白质的组成

蛋白质是自然界中一大类有机物质,从各种动、植物组织中提取出的蛋白质均含有碳、氢、氧、氮、硫几种元素,有些蛋白质还含有磷、铁、碘、锰、锌等其他元素。由于碳水化合物和脂肪中仅含有碳、氢、氧,不含氮,所以蛋白质是人体氮的唯一来源,是碳水化合物和脂肪不能代替的。大多数蛋白质的含氮量比较接近,平均为 16%,因此每克氮相当于 6.25(即 100÷16)克蛋白质,由氮计算蛋白质的换算系数为 6.25。

3.蛋白质的分类

蛋白质的分类方法很多,不同的分类方法在帮助人们了解蛋白质的主要特性上都有各自的价值。现介绍其中的几种:

(1)按照蛋白质化学成分可以分为单纯蛋白质和结合蛋白质:前者指仅由氨基酸组成的蛋白质,后者在单纯蛋白质以外还附加非氨基酸物质,如与脂类组成的脂蛋白,与核酸结合的核蛋白,与糖结合的糖蛋白,与色素结合的色蛋白(如血红蛋白)等。

(2)按蛋白质的形状分为纤维状蛋白和球状蛋白:纤维状蛋白多为结构蛋白,是组织结构不可缺少的蛋白质,如皮肤、肌腱、软骨及骨组织中的胶原蛋白;球状蛋白的形状近似于球形或椭圆形,许多具有生理活性的蛋白质,如酶、转运蛋白、蛋白类激素与免疫球蛋白、补体等均属于球蛋白。

（3）在营养学上按照食物蛋白质中必需氨基酸的组成和含量将蛋白质分为完全蛋白质、半完全蛋白质和不完全蛋白质。

①完全蛋白质：所含必需氨基酸种类齐全、数量充足、比例适当，不仅能维持健康，还能促进生长发育，如乳类中的酪蛋白、乳白蛋白，蛋类中的卵白蛋白、卵磷蛋白，肉类中的白蛋白、肌蛋白，大豆中的大豆蛋白，小麦中的麦谷蛋白，玉米中的谷蛋白等。

②半完全蛋白质：所含必需氨基酸种类齐全，但有的数量不足或比例不适当，可以维持生命，但不能促进生长发育，如小麦中的麦胶蛋白等。

③不完全蛋白质：所含必需氨基酸种类不全，既不能维持生命，也不能促进生长发育，如玉米中的玉米胶蛋白，动物结缔组织中的胶质蛋白，豌豆中的豆球蛋白等。

（二）必需氨基酸

蛋白质的基本构成单位是氨基酸（AA），氨基酸是蛋白质营养与代谢的基本单位。人类摄食蛋白质的最终目标，是获得机体所需要的各种氨基酸。

人体蛋白质均由 20 多种氨基酸组成。其中大部分可在人体内合成，但有 9 种氨基酸人体不能合成或合成的速度不能满足机体的需要，必须由膳食供给，这 9 种氨基酸称为必需氨基酸（EAA），它们是异亮氨酸、亮氨酸、赖氨酸、蛋氨酸、苯丙氨酸、苏氨酸、色氨酸、缬氨酸和组氨酸。半胱氨酸和酪氨酸在体内分别由蛋氨酸和苯丙氨酸转变而成，如果膳食中能直接提供这两种氨基酸，则人体对蛋氨酸和苯丙氨酸的需要可分别减少 30％和 50％。所以半胱氨酸和酪氨酸这类可减少人体对某些必需氨基酸需要量的氨基酸被称为条件必需氨基酸（CEAA），或半必需氨基酸（SEAA）。在计算食物必需氨基酸组成时，往往将半胱氨酸和蛋氨酸、苯丙氨酸和酪氨酸合并计算。其余 9 种氨基酸，人体自身可以合成并满足机体需要，故称非必需氨基酸（NEAA）。非必需氨基酸对人体也很重要，只是不一定要从膳食中得到。

人体蛋白质以及各种食物蛋白质，在必需氨基酸的种类和含量上存在着差异，在营养学上用氨基酸模式来反映这种差异。所谓氨基酸模式，就是蛋白质中各种必需氨基酸的构成比例。其计算方法是将该种蛋白质中的色氨酸含量定为 1，分别计算出其他必需氨基酸的相应比值，这一系列的比值就是该种蛋白质氨基酸模式。当食物蛋白质氨基酸模式与人体蛋白质氨基酸模式越接近时，食物中必需氨基酸被机体利用的程度就越高，食物蛋白质的营养价值也相对越高，这种食物蛋白质被称为优质蛋白质，如动物性食物中的蛋、奶、肉、鱼等蛋白质以及植物性食物中的大豆蛋白质。其中鸡蛋蛋白质与人体蛋白质氨基酸模式最接近，在实验中常以它作为参考蛋白。参考蛋白是指可用来测定其他蛋白质质量的标准蛋白。反之，食物蛋白质中一种或几种必需氨基酸含量相对较低，导致其他的必需氨基酸在体内不能被充分利用而浪费，造成其蛋白质营养价值降低，这些含量相对较低的必需氨基酸称限制氨基酸。其中含量最低的称第一限制氨基酸，余者以此类推。植物性食物的蛋白质往往相对缺乏赖氨酸、蛋氨酸、苏氨酸和色氨酸（如大米和面粉蛋白质中赖氨酸含量最少），所以其营养价值相对较低。为了提高植物性蛋白质的营养价值，往往将两种或两种以上的食物混合食用，从而达到以多补少的目的，提高膳食蛋白质的营养价值。这种不同食物间相互补充其必需氨基酸不足的作用称为蛋白质互补作用,如肉类和大豆蛋白可弥补米、面蛋白质中赖氨酸的不足。

(三)蛋白质的消化、吸收和代谢

蛋白质未经消化不易吸收,有时某些抗原、毒素蛋白可少量通过黏膜细胞进入体内,产生过敏、毒性反应。一般来说,食物蛋白质水解成氨基酸及短肽后方能被吸收。由于唾液中不含水解蛋白质的酶,所以食物蛋白质的消化从胃开始,但主要在小肠进行。

胃中的胃酸先使蛋白质变性,破坏其空间结构以利于酶发挥作用。同时,胃酸可激活胃蛋白酶原分解蛋白质。食物在胃内停留时间较短,蛋白质在胃内的消化很不完全,消化产物及未被消化的蛋白质在小肠内经胰液及小肠黏膜细胞分泌的多种蛋白酶、肽酶的共同作用下,进一步水解为氨基酸和部分二肽和三肽,再被小肠黏膜细胞吸收。在小肠黏膜的刷状缘中的肽酶作用下,进入黏膜细胞中的二肽、三肽进一步分解为氨基酸单体。被吸收的氨基酸通过黏膜细胞进入肝门静脉而被运送到肝脏和其他组织或器官被利用。

氨基酸通过小肠黏膜细胞膜上转运氨基酸的载体蛋白质吸收,以主动吸收为主。中性、酸性和碱性氨基酸分别由不同的载体转运。具有相似结构的氨基酸在共同使用同一种转运系统时,相互间具有竞争机制,这种竞争的结果使含量高的氨基酸相应地被吸收多一些,从而保证了肠道能按食物中氨基酸的含量比例进行吸收。如果在膳食中过多地加入某一种氨基酸,这种竞争作用就会造成同类型的其他氨基酸吸收减少。如亮氨酸、异亮氨酸和缬氨酸有共同的转运系统,若过多地向食物中加入亮氨酸,异亮氨酸和缬氨酸吸收就会减少,从而造成食物蛋白质的营养价值下降。

肠道中被消化吸收的蛋白质不仅仅来自于食物,也来自于内源性的组织蛋白质,如来自口腔、胃、小肠、肝脏和胰腺的分泌液及脱落的黏膜细胞等,每天约有 70g,其中大部分可被消化和重吸收,未被吸收的由粪便排出体外,这部分蛋白质称内源性氮,或粪代谢氮。

存在于人体各组织、器官和体液中的游离氨基酸统称为氨基酸池。氨基酸池中的游离氨基酸除了来自于食物外,大部分来自于体内蛋白质的分解产物。这些氨基酸少数用于合成体内含氮化合物,主要被用来重新合成人体蛋白质,以满足机体蛋白质更新和修复的需要。未被利用的氨基酸,则经代谢转变成尿素、氨、尿酸和肌酐等,随尿液排出体外,或转化为糖原和脂肪。因此,随尿液排出的氮应包括食物氮和内源性氮。

机体由于皮肤、毛发和黏膜的脱落,妇女月经期的失血,以及肠道菌体死亡排出等,每天损失约 20g 以上的蛋白质,这种氮排出是机体不可避免的氮消耗,称为必要的氮损失。当膳食中的碳水化合物和脂肪不能满足机体能量需要,或蛋白质摄入过多时,蛋白质才分别被用来作为能源或转化为碳水化合物和脂肪。

营养学把反映机体摄入氮和排出氮的代谢关系称为氮平衡,其关系式如下:

$$B=I-(U+F+S)$$

其中,B:氮平衡;I:摄入氮;U:尿氮;F:粪氮;S:皮肤等氮损失。

当摄入氮和排出氮相等时,为零氮平衡,健康的成人应维持在零氮平衡并富裕 5%。如摄入氮多于排出氮,则为正氮平衡,处于生长发育阶段的儿童、孕妇、恢复期患者以及运动/劳动需要增加肌肉者等,均应保证适当的正氮平衡,满足机体对蛋白质额外的需要。摄入氮少于排出氮时,为负氮平衡,人在饥饿、疾病及老年时等,一般处于这种状况,所以应注意尽可能减轻或改变这种情况。

(四)膳食蛋白质的质量评价

了解人类对蛋白质和氨基酸的需要只是第一步,同样重要的是研究如何通过膳食来满足需要。不同食物由于其蛋白质的含量、氨基酸模式等都不一样,人体对不同蛋白质的消化、吸收和利用程度也存在差异,其蛋白质营养价值不完全相同。营养学上,主要从食物蛋白质的含量、被消化吸收的程度和被人体利用程度三方面全面评价食物蛋白质的营养价值。

1.蛋白质的含量

虽然蛋白质的含量不等于质量,但是没有一定数量,再好的蛋白质其营养价值也有限,所以蛋白质含量是食物蛋白质营养价值的基础。测定食物蛋白质含量可先用微量凯氏定氮法测定食物中的氮含量,再乘以换算系数。

2.食物蛋白质消化率

消化率是反映食物蛋白质在消化道内被分解和吸收程度的一项指标,是指在消化道内被吸收的蛋白质占摄入蛋白质的百分数。由于蛋白质在食物中存在形式、结构各不相同,食物中含有不利于蛋白质吸收的其他因素等,不同的食物,或同一种食物的不同加工方式,其蛋白质的消化率都有差异。如动物性食物蛋白质的消化率一般高于植物性食物。大豆整粒食用时消化率仅为60%,而加工成豆腐后,消化率提高到90%以上。这主要是因为加工后的制品去除了大豆中的纤维素和其他不利于蛋白质消化吸收的影响因素。

测定蛋白质消化率时,无论以人或动物为实验对象,都必须检测实验期内摄入的食物氮、排出体外的粪氮和粪代谢氮,再用下列公式计算。粪代谢氮,是在试验对象完全不摄入蛋白质时粪中的含氮量。成人 24 小时内粪代谢氮一般为 0.9~1.2g。

$$蛋白质真消化率(\%) = \frac{食物氮 - (粪氮 - 粪代谢氮)}{食物氮} \times 100\%$$

上式的计算结果是食物蛋白质的真消化率。在实际应用中往往不考虑粪代谢氮。这样不仅实验方法简便,而且因所测得的结果比真消化率要低,对人具有一定安全性。这种消化率叫做表观消化率。

3.蛋白质利用率

指食物蛋白质被消化吸收后在体内被利用的程度,是食物蛋白质营养评价常用的生物学方法。衡量食物蛋白质利用率的指标有很多,各指标分别从不同角度反映蛋白质被利用的程度,大体上可以分为两大类:一类是以氮在体内潴留为基础,一类是以体重增加为基础。

(1)生物价:蛋白质生物价(BV)是反映食物蛋白质消化吸收后被机体利用程度的指标。用被机体利用的蛋白质量与消化吸收的食物蛋白质量的比值的 100 倍表示。生物价越高,表明蛋白质被机体利用程度越高,最大值为 100。

$$生物价 = \frac{储留氮}{吸收氮} \times 100$$

$$吸收氮＝食物氮－(粪氮－粪代谢氮)$$

$$储留氮＝吸收氮－(尿氮－尿内源性氮)$$

尿氮和尿内源性氮的检测原理和方法与粪氮、粪代谢氮一样。

生物价对指导肝、肾患者的膳食很有意义。生物价高，表明食物蛋白质中氨基酸主要用来合成人体蛋白，极少有过多的氨基酸经肝、肾代谢而释放能量或由尿排出多余的氮，从而大大减少肝肾的负担。

(2)蛋白质净利用率：蛋白质净利用率(NPU)是反映食物中蛋白质被利用程度的另一项指标，即机体利用的蛋白质占食物中蛋白质的百分比。由于它考虑了被测食物蛋白质消化和利用两个方面，所以能更全面地反映被测食物蛋白质的实际利用程度。

$$蛋白质净利用率(\%)＝消化率×生物价＝\frac{储留氮}{食物氮}×100\%$$

(3)蛋白质功效比值：蛋白质功效比值(PER)是以体重增加为基础的评价方法，是选择处于生长阶段中的幼年动物(一般用刚断奶的雄性大白鼠)，用实验期内其体重增加和蛋白质摄入量的比值来反映蛋白质的营养价值。由于所测蛋白质主要被用来提供生长之需要，所以该指标被广泛用来评价婴幼儿食品中蛋白质的营养价值。实验时，饲料中被测蛋白质是蛋白质的唯一来源，占饲料的 10%，实验期为 28 天。

$$蛋白质功效比值＝\frac{动物体重增加(g)}{摄入食物蛋白质(g)}$$

(4)氨基酸评分和经消化率修正的氨基酸评分：氨基酸评分(AAS)也叫蛋白质化学评分，是目前被广为采用的一种评价方法，不仅适用于单一食物蛋白质的评价，还可用于混合食物蛋白质的评价。该方法是用被测食物蛋白质的必需氨基酸评分模式和推荐的理想模式或参考蛋白模式进行比较，因此可反映蛋白质构成和利用的关系。不同年龄的人群，其氨基酸评分模式不同，不同的食物其氨基酸评分模式也不相同。

$$氨基酸评分＝\frac{被测蛋白质每克氮(或蛋白质)中某氨基酸量(mg)}{理想模式或参考蛋白质中每克氮(或蛋白质)中某氨基酸量(mg)}$$

确定某一食物的蛋白质氨基酸评分应分两步。第一步计算被测蛋白质每种必需氨基酸的评分值；第二步是在上述计算结果中，找出最低的必需氨基酸(第一限制氨基酸)评分值，即为该蛋白质的氨基酸评分。

氨基酸评分的方法比较简单，缺点是没有考虑食物蛋白质的消化率。为此，美国 FDA(FDA)通过了一种新的方法—经消化率校正的氨基酸评分(PDCAAS)。

(五)需要量及食物来源

研究蛋白质需要量的方法主要有两种：一是要因加算法，即以必要氮损失为基础，考虑消化率、利用率、个体差异等因素的方法；二是氮平衡法。理论上，成人每天摄入约 30g 蛋白质就可满足零氮平衡。但从安全性和消化吸收等其他因素考虑，应按 0.8g/(kg·d)摄入蛋白质为宜。我国传统膳食模式以植物性食物为主，所以成人蛋白质推荐摄入量为 1.16g/(kg·d)。按能量计算，蛋白质所提供的能量应占全天膳食总能量的 10%～12%，儿童青少年为

$12\%\sim14\%$。

中国营养学会制定的蛋白质推荐摄入量（RNI）中,成年男、女轻体力活动分别为75g/d和65g/d,中体力活动分别为80g/d和70g/d,重体力活动分别为90g/d和80g/d。

蛋白质广泛存在于动植物性食物之中。动物性食物蛋白质质量好、利用率高,属于优质蛋白,但同时富含饱和脂肪酸和胆固醇;植物性食物蛋白质利用率普遍较低。因此,注意蛋白质互补、适当进行搭配是非常重要的。大豆可提供丰富的优质蛋白质,是植物性来源的优质蛋白。

二、脂类

脂类在人类膳食中占有重要地位。人类膳食脂肪的来源随着时代的不同而有所变化,狩猎时代以野生动物为主要脂肪来源,进入农业时期又以植物脂肪为主,工业时代由于食品加工发达,反式脂肪酸增多。随着物质的丰富,脂肪的摄入量亦随之加大。目前我国一些大、中城市和富裕省份,人均每日脂肪摄入量占总能量的比例已接近或超过30%,脂肪相关疾病的发病率亦随之逐年上升。因此,重视合理的脂类营养,对于防治疾病和延缓衰老都有重要意义。

（一）脂类的分类与功能

由脂肪酸和醇作用生成的酯及其衍生物统称为脂类,这是一类一般不溶于水而溶于脂溶性溶剂的化合物,主要有甘油三酯、磷脂和固醇类。

1.甘油三酯

甘油三酯称脂肪或中性脂肪,是由一个甘油分子和三个脂肪酸结合而成。食物中的脂类95%为甘油三酯。人体内贮存的脂类中,甘油三酯高达99%,主要分布于腹腔、皮下和肌肉纤维之间。脂肪主要有以下生理功能:

(1)体内贮存和提供能量:当人体摄入能量不能及时被利用或过多时,就转变为脂肪而贮存起来。当机体需要时,脂肪细胞中的酯酶立即分解甘油三酯释放出甘油和脂肪酸进入血液循环,和食物中被吸收的脂类一起分解供能,以满足机体的需要。体内每1g脂肪可产生能量约为37.6kJ(9.0kcal)。

体内脂肪细胞贮存和供应能量有两个特点:一是脂肪细胞可以不断地贮存脂肪,至今还未发现其吸收脂肪的上限,所以人体可因不断摄入过多的能量而不断地积累脂肪,导致越来越胖;二是机体不能利用脂肪酸分解的含二碳的化合物合成葡萄糖,所以脂肪不能给脑、神经细胞以及血细胞提供能量。人在饥饿时,就必须消耗肌肉组织中的蛋白质和糖原来满足机体的能量需要。节食减肥的危害性之一也在于此。

(2)维持体温正常:脂肪不仅可直接提供热量,皮下脂肪组织还可起到隔热保温的作用,使体温能达到正常和恒定。

(3)保护作用:脂肪组织在体内对器官有支撑和衬垫作用,可保护内部器官免受外力伤害。

(4)内分泌作用:近半个世纪以来,脂肪组织的内分泌功能逐渐被人们所重视。现在已发现的由脂肪组织所分泌的因子有瘦素、肿瘤坏死因子(TNF-α)、白细胞介素-6(IL-6)、白细胞介素-8(IL-8)、纤维蛋白溶酶原激活因子抑制物(PAI)、血管紧张素原、雌激素、胰岛素样生长因子(IGF)、IGF 结合蛋白 3(IGFBP3)、脂联素及抵抗素等。这些脂肪组织来源的因子参与机体的代谢、免疫、生长发育等生理过程。

(5)帮助机体更有效地利用碳水化合物和节约蛋白质作用:脂肪在体内代谢分解的产物可以促进碳水化合物的能量代谢。充足的脂肪还可以保护体内蛋白质(包括食物蛋白质)不被用作能源物质,而使其有效地发挥其他重要的生理功能。

(6)机体重要的构成成分:如构成细胞膜。

(7)食物中的甘油三酯除了给人体提供能量、合成脂肪以外,还有一些特殊的营养学上的功能。如增加饱腹感,改善食物的感官性状,提供脂溶性维生素(如维生素 A、D、E、K)等。

2.脂肪分类

脂肪因其所含脂肪酸的碳链长短、饱和程度和空间结构不同,而呈现不同的特性和功能。对它们的一些特殊功能的研究也是营养学上一个重要研究开发领域。

(1)根据碳链长度分类:①短链甘油三酯(SCT):由短链脂肪酸构成,含 2~5 碳。除可由食物脂肪分解产生外,也可由肠道细菌合成;②中链甘油三酯(MCT):由中链脂肪酸构成,含 6~12 碳。MCT 具有溶解度高、不刺激胰液和胆盐的分泌、不需肉碱即可通过线粒体膜等特点,因此可以快速完全氧化供能,且不易形成脂肪肝;③长链甘油三酯(LCT):由长链脂肪酸构成,碳链为 14 碳以上。人体内的脂肪大多数是各种长链脂肪,食物中的脂肪以 18 碳为主。

(2)根据饱和程度分类:脂肪酸按其饱和程度可分为饱和脂肪酸(SFA)、单不饱和脂肪酸(MUFA)及多不饱和脂肪酸(PUFA)。脂肪随其脂肪酸的饱和程度越高、碳链越长,其熔点也越高。一般植物油和鱼类脂肪中多不饱和脂肪酸的含量比畜、禽类高。

(3)根据双键位置分类:脂肪酸分子上的碳原子用阿拉伯数字编号定位通常有两种系统,△编号系统从羧基碳原子开始,n 或 ω 编号系统则从离羧基最远的碳原子开始。因此,含 18 个碳、两个不饱和双键的亚油酸可以表示为 $\triangle^{9,12}C_{18}$ 或 $C_{18:2,n-6}$,△编号系统可显示双键的位置。

目前认为,营养学上最具价值的脂肪酸有两类:①n-3(或 ω-3)系列不饱和脂肪酸:即按 n 编号系统,第一个双键在第三和第四碳原子之间的各种不饱和脂肪酸;②n-6(或 ω-6)系列不饱和脂肪酸:即按 n 编号系统,第一个双键在第六和第七碳之间的各种不饱和脂肪酸。

(4)根据脂肪酸空间结构分类:按脂肪酸的空间结构不同可分为顺式脂肪酸和反式脂肪酸。天然的不饱和脂肪酸几乎都是以不稳定的顺式异构体形式存在。

3.必需脂肪酸

必需脂肪酸(EFAs)是指人体不可缺少而自身又不能合成,必须通过食物供给的脂肪酸。n-6 系列中的亚油酸和 n-3 系列中的 α-亚麻酸是人体两种必需脂肪酸,二者还可以转变为其他对人体有重要作用的脂肪酸,如花生四烯酸(AA)、二十碳五烯酸(EPA)、二十二碳六烯酸(DHA)等。

必需脂肪酸主要有以下一些功能。

（1）是磷脂的重要组成成分：磷脂是细胞膜的主要结构成分，所以必需脂肪酸与细胞膜的结构和功能直接相关。

（2）是合成前列腺素（PG）、血栓素（TXA）及白三烯（LT）等类二十烷酸的前体物质。这些类二十烷酸是很多生化反应的重要调节剂，在协调细胞间生理相互作用中起着重要作用。

（3）与胆固醇的代谢有关：体内大约 70% 的胆固醇与脂肪酸酯化成酯，然后被转运和代谢。如高密度脂蛋白（HDL）就可将胆固醇运往肝脏而被代谢分解。具有这种降血脂作用的脂肪酸还包括 n-3 和 n-6 系列的其他多不饱和脂肪酸，如 EPA 和 DHA 等。阿拉斯加人尽管膳食中富含高能量、高脂肪和高胆固醇，但心脏病患病率很低，原因就在于他们食用的海产品中富含这些多不饱和脂肪酸。

必需脂肪酸缺乏可引起生长迟缓、生殖障碍、皮肤损伤（出现皮疹等）以及肾脏、肝脏、神经和视觉方面的多种疾病。有关必需脂肪酸对心血管疾病、炎症、肿瘤等多方面影响的研究也是目前营养学的一个热门课题。但过多摄入多不饱和脂肪酸也可使体内有害的氧化物、过氧化物等增加，同样对机体可产生多种慢性危害。此外，n-3 多不饱和脂肪酸还有抑制免疫功能的作用。因此在考虑脂肪的供给量时，必须同时考虑饱和脂肪酸、多不饱和脂肪酸和单不饱和脂肪酸三者间的合适比例。

4.磷脂

磷脂按其组成结构可以分为磷酸甘油酯和神经鞘磷脂两类，前者以甘油为基础，其中最重要的磷脂是卵磷脂；后者以神经鞘氨醇为基础。

磷脂不仅和脂肪酸一样可以提供能量，更重要的是构成细胞膜。由于其具有极性和非极性双重特性，可以帮助脂类或脂溶性物质（如脂溶性维生素、激素等）顺利通过细胞膜，促进细胞内外的物质交流。此外，磷脂作为乳化剂，可以使体液中的脂肪悬浮在体液中，有利于其吸收、转运和代谢。

磷脂缺乏会造成细胞膜结构受损，出现毛细血管脆性增加和通透性增加，皮肤细胞对水的通透性增高引起水代谢紊乱，产生皮疹等。

由于磷脂具有乳化等特性，它在防止胆固醇在血管内沉积、改善脂肪的吸收和利用、降低血液黏度、促进血液循环等方面的作用正受到越来越多的关注。

5.固醇类

固醇类是一类含有同样多个环状结构的脂类化合物，因其环外基团不同而不同，以游离状态或同脂肪酸结合成酯的状态存在于生物体内，主要有动物固醇（如胆固醇）、植物固醇（如豆固醇、谷固醇）、酵母固醇（如麦角固醇）等。

胆固醇是细胞膜的重要成分，人体内 90% 的胆固醇存在于细胞之中。胆固醇还是人体内许多重要的活性物质的合成材料，如胆汁、性激素（如睾酮）、肾上腺素（如皮质醇）和维生素D 等。

胆固醇广泛存在于动物性食品之中，人体自身也可以合成，一般不存在胆固醇缺乏。由于它与高脂血症、动脉粥样硬化、心脏病等疾病相关，人们往往关注体内胆固醇过多的危害性，而忽略其重要的生理功能。

(二)脂类的消化吸收

1.脂肪

口腔中唾液腺分泌的脂肪酶可以水解部分食物脂肪,但这种消化能力很弱。胃液中缺乏脂肪酶,因此消化脂肪的能力也有限。成人体内脂肪的主要消化场所是小肠上段,胃、肠道的蠕动可促进食物脂肪乳化、利于消化。食糜进入小肠后,胆囊中的胆汁可将其乳化,有利于胰腺和小肠分泌的脂肪酶与脂肪充分接触,并将甘油三酯水解成游离脂肪酸和甘油单酯。

脂类消化产物主要在十二指肠下段及空肠上段吸收。中/短链甘油三酯经胆汁酸盐乳化后即可被吸收,然后被脂肪酶水解为脂肪酸及甘油,通过门静脉进入血液循环。甘油单酯和长链脂肪酸被吸收后先在小肠细胞中重新合成甘油三酯,并和磷脂、胆固醇以及蛋白质形成乳糜微粒,由淋巴系统进入血液循环。乳糜微粒是食物脂肪的主要运输形式,随血液流遍全身以满足机体对脂肪和能量的需要,最终被肝脏吸收。食物脂肪的吸收率一般在80%以上,最高可达99%,如菜籽油。

2.类脂

磷脂的消化吸收与甘油三酯相似。胆固醇则可直接被吸收,如果食物中的胆固醇和其他脂类呈结合状态,则先被水解成游离的胆固醇再被吸收。

(三)脂类的食物来源及供给量

人类膳食脂肪主要来源于动物的脂肪和肌肉组织,以及植物的种子。动物脂肪相对含饱和脂肪酸和单不饱和脂肪酸多,而多不饱和脂肪酸含量较少。植物油主要含不饱和脂肪酸。亚油酸普遍存在于植物油中,亚麻酸在豆油和紫苏子油中较多,鱼贝类食物相对含二十碳五烯酸和二十二碳六烯酸较多。

含磷脂丰富的食物有蛋黄、瘦肉以及脑、肝、肾等动物内脏,尤其蛋黄含卵磷脂最多,达9.4%。植物性食物以大豆含量最丰富,磷脂含量可达1.5%～3%,其他植物种子如向日葵、亚麻子、芝麻子等也含有一定量。大豆卵磷脂在保护细胞膜、延缓衰老、降血脂、防治脂肪肝等方面具有良好效果。

胆固醇主要存在于动物性食物,以动物内脏,尤其是脑中含量较高,蛋类和鱼子、蟹子含量也高,其次为蛤贝类,鱼类和奶类含量较低。

脂肪摄入过多,可导致肥胖、心血管疾病、高血压和某些癌症发病率的升高。限制和降低脂肪的摄入,已成为发达国家以及我国许多地区预防此类疾病发生的重要措施。目前各国关于脂肪的推荐摄入量除对脂肪的总摄入量有所建议外,对脂肪酸的组成比例也很重视。脂肪酸间的比例包括两个方面:一是饱和脂肪酸、单不饱和脂肪酸、多不饱和脂肪酸之间的比例;二是 n-6 和 n-3 多不饱和脂肪酸之间的比例。

饱和脂肪酸可使血中低密度脂蛋白胆固醇(LDL-C)水平升高,然而并非所有的饱和脂肪酸都具有同样的升高血 LDL-C 的作用。月桂酸、肉豆蔻酸和棕榈酸分别是十二碳、十四碳和十六碳饱和脂肪酸,它们升高血胆固醇的作用较强,而十八碳饱和脂肪酸的这一作用则相对较弱。饱和脂肪酸因相对不易被氧化产生有害的氧化物、过氧化物等,人体不应完全排除饱和脂肪酸的摄入。

人造奶油是用植物油经氢化饱和后制得的,其中仍会有一些未被饱和的不饱和脂肪酸,其结构可由顺式而变为反式结构。有研究发现,反式脂肪酸不仅可使血 LDL 升高,同时还能降低血 HDL 水平,增加心血管疾病的危险。这一结果虽有争论,但仍值得注意。

三、碳水化合物

(一)碳水化合物的分类

碳水化合物,也称糖类,是由碳、氢、氧三种元素组成的一类化合物。

1.糖

糖包括单糖、双糖和糖醇。

(1)单糖:单糖是最简单的糖,通常条件下不能再被直接水解为更小分子的糖,每分子含3～9 个碳原子。自然界存在的单糖多属 D 型糖。

①D-葡萄糖:即通常所说的葡萄糖,是构成食物中多种寡糖和多糖的基本单位。有些糖类完全由葡萄糖构成,如淀粉;有些则是由葡萄糖与其他糖化合而成,如蔗糖。在血液、脑脊液、淋巴液、水果、蜂蜜以及多种植物液中都以游离形式存在。葡萄糖有 D 型和 L 型,人体只能代谢 D 型葡萄糖而不能利用 L 型。所以有人用 L 型葡萄糖作甜味剂,可达到增加食品的甜味而又不增加能量摄入的双重目的。

②D-果糖:通常与蔗糖共存在于水果和蜂蜜中。果糖吸收后,经肝脏转变成葡萄糖被人体利用,也有一部分转变为糖原、乳酸和脂肪。

③D-半乳糖:半乳糖很少以单糖形式存在于食品之中,它是乳糖的重要组成成分。半乳糖在人体内需转变成葡萄糖后才能被利用。母乳中的半乳糖是在体内重新合成的,而不是从食物中直接获得的。

④其他单糖:除了上述三种重要的己糖外,食物中还有少量的戊糖,如核糖、脱氧核糖、阿拉伯糖和木糖。前两种糖动物体内可以合成,后几种糖主要存在于水果和根、茎类蔬菜之中。

(2)双糖:双糖是由两分子单糖缩合而成。天然存在于食品中的双糖常见的有蔗糖、乳糖和麦芽糖等。

①蔗糖:俗称白糖、砂糖或红糖。它是由一分子 D-葡萄糖和一分子 D-果糖以 α-键连接而成。蔗糖几乎普遍存在于植物界的叶、花、根、茎、种子及果实中,在甘蔗、甜菜和蜂蜜中含量较多。

②乳糖:由一分子 D-葡萄糖与一分子 D-半乳糖以 β-键连接而成,主要存在于奶及奶制品中。

③麦芽糖:由两分子葡萄糖以 α-键连接而成,大量存在于发芽的谷粒,特别是麦芽中。

④海藻糖:由两分子葡萄糖组成,存在于真菌及细菌之中,如食用蘑菇中含量较多。

(3)糖醇:糖醇是单糖的重要衍生物,常见有山梨醇、甘露醇、木糖醇和麦芽醇等。

①山梨醇和甘露醇：二者互为同分异构体。山梨醇存在于许多植物的果实中，甘露醇在海藻、蘑菇中含量丰富。山梨醇亲水性强，临床上常用作脱水剂，使周围组织及脑实质脱水，从而降低颅内压。甘露醇的作用与山梨醇相似。

②木糖醇：存在于多种水果、蔬菜中的五碳醇，甜度与蔗糖相等，代谢不受胰岛素调节，常作为甜味剂用于糖尿病患者的专用食品及许多药品中。

③麦芽糖醇：由麦芽糖氢化制得，可作为功能性甜味剂用于心血管病、糖尿病等患者的保健食品中。因其不能被口腔中的微生物利用，故有防龋齿作用。

2.寡糖

寡糖是指由≥3 和<10 个单糖构成的一类小分子多糖。比较重要的寡糖有棉籽糖、水苏糖、异麦芽低聚糖、低聚果糖、低聚甘露糖、大豆低聚糖等。

(1)低聚果糖：是由蔗糖分子的果糖残基上结合 1～3 个果糖而组成。主要存在于日常食用的水果、蔬菜中，如洋葱、大蒜、香蕉等。低聚果糖的甜度约为蔗糖的 30%～60%，难以被人体消化吸收，被认为是一种水溶性膳食纤维。它易被大肠双歧杆菌利用，是双歧杆菌的增殖因子。

(2)大豆低聚糖：是存在于大豆中的可溶性糖的总称，主要成分是棉籽糖（由葡萄糖、果糖和半乳糖构成的三糖）、水苏糖（是在棉籽糖的基础上再加上一个半乳糖的四糖）和蔗糖。除大豆外，还存在于豇豆、扁豆、豌豆、绿豆和花生等食物中。其甜味接近蔗糖，甜度为蔗糖的 70%，但能量仅为蔗糖的 50%。大豆低聚糖是肠道双歧杆菌的增殖因子，可作为功能性食品的基料，能部分代替蔗糖应用于清凉饮料、酸奶、冰淇淋、糕点、糖果等食品中。

3.多糖

多糖由≥10 个单糖分子脱水缩合并借糖苷键彼此连接组成的高分子聚合物。多糖在性质上与单糖和低聚糖不同，一般不溶于水，无甜味，不形成结晶，无还原性。营养学上具有主要作用的多糖有三种，即淀粉、糖原和膳食纤维。

(1)淀粉：是人类的主要食物，存在于谷类、根茎类等植物中。因其聚合方式不同分为直链淀粉和支链淀粉。前者易发生老化作用，后者易发生糊化作用。其次级水解产物相对含葡萄糖数目较少，称为糊精。

(2)糖原：也是多聚 D-葡萄糖，因几乎全部存在于动物组织，故也称动物淀粉，由肝脏和肌肉合成和贮存，具有调节血糖、提供能量的作用。食物中糖原含量很少，因此它不是有意义的碳水化合物的食物来源。

(3)膳食纤维：膳食纤维主要是不能被人体利用的多糖，即不能被人类胃肠道中消化酶所消化的，且不被人体吸收利用的多糖。非淀粉多糖是膳食纤维的主要成分，它包括纤维素、半纤维素、果胶及亲水性胶体物质如树胶及海藻多糖等组分。另外还包括植物细胞壁中所含有的木质素。近年来有人建议将不可利用的低聚糖（也称抗性低聚糖）也包括在膳食纤维的成分之中。

膳食纤维根据其水溶性的不同，分为两类：

①不溶性纤维：包括纤维素、半纤维素和木质素。①纤维素：是植物细胞壁的主要成分。

人体缺乏能水解纤维素的酶,故纤维素不能被人体消化吸收,但它可刺激和促进胃肠道的蠕动,有利于其他食物的消化吸收及粪便的排泄。②半纤维素:是谷类纤维的主要成分,能被肠道微生物丛分解。纤维素和半纤维素在麸皮中含量较多。③木质素:是植物木质化过程中形成的非碳水化合物,不能被人和动物消化,主要存在于蔬菜的木质化部分和种子中,如草莓子、老化的胡萝卜和花茎甘蓝之中。

②可溶性纤维:指既可溶解于水,又可以吸水膨胀并能被大肠中微生物酵解的一类纤维,主要有果胶、树胶和黏胶。①果胶:通常存在于水果和蔬菜之中,尤其是柑橘类和苹果中含量较多。果胶分解后可产生甲醇和果胶酸,因此过熟或腐烂的水果中、各类果酒中甲醇含量较多。果胶均溶于水,与糖、酸、某些金属离子(如 Ca^{2+})在适当的条件下能形成凝冻。②树胶和黏胶:是由不同的单糖及其衍生物组成,阿拉伯胶、瓜拉胶属于这类物质,在食品加工中可作为稳定剂。

(二)碳水化合物的功能

1.体内碳水化合物的功能

人体内碳水化合物有三种存在形式,即葡萄糖、糖原和含糖的复合物,其功能与其存在形式有关。

(1)贮存和提供能量:糖原是肌肉和肝脏内碳水化合物的贮存形式,一旦机体需要,肝糖原分解为葡萄糖进入血液循环,提供机体尤其是红细胞、脑和神经组织对能量的需要。肌肉中的糖原只供自身的能量需要。体内的糖原贮存只能维持数小时,必须从膳食中不断得到补充。1g 碳水化合物在体内氧化可产生能量 16.7kJ(4.0kcal)。

(2)构成机体的重要物质:碳水化合物同样也是机体重要的构成成分,并参与细胞的多种活动,如黏蛋白、糖脂、糖蛋白。另外 DNA 和 RNA 中也含有大量的核糖。

(3)节约蛋白质作用:当摄入足够的碳水化合物时,可以防止体内和膳食中的蛋白质发生糖异生作用,避免机体蛋白的消耗。节食减肥的危害性也与此有关。

(4)抗生酮作用:若碳水化合物不足,其代谢产物草酰乙酸则不足,脂肪酸不能被彻底氧化而转化为酮体。人体每天至少需 50~100g 碳水化合物才可防止酮血症的产生。

2.食物碳水化合物的功能

(1)主要的产能营养素:膳食中的碳水化合物是世界上来源最广、使用最多、价格最便宜的供能营养素。

(2)改变食物的色、香、味、形。

(3)提供膳食纤维:膳食纤维因其重要的生理功能,日渐受到人们的重视。

①增强肠道功能、利于粪便排出:大多数纤维素具有促进肠道蠕动和吸水膨胀的特性。一方面可使肠道肌肉保持健康和张力,另一方面粪便因含水分较多而体积增加、质地变软,这样非常有利于粪便的排出。

②控制体重和减肥:膳食纤维,特别是可溶性纤维,可以减缓食物由胃进入肠道的速度和吸水作用,从而产生饱腹感而减少能量摄入,达到控制体重和减肥的作用。

③可降低血糖和血胆固醇：可溶性纤维可减少小肠对糖的吸收，使血糖不致因进食而快速升高，因此也可减少体内胰岛素的释放。而胰岛素释放的减少可以使血浆胆固醇合成减少。各种纤维因可吸附胆汁酸、脂肪等而使其吸收率下降，也可达到降血脂的作用。另外，可溶性纤维在大肠中被肠道细菌代谢分解产生一些短链脂肪酸（如乙酸、丁酸、丙酸等），也可减弱肝内胆固醇的合成。

④预防癌症：癌症的流行病学研究表明，膳食纤维或富含纤维的食物的摄入量与结肠癌危险因素呈负相关，蔬菜摄入量与大肠癌危险因素呈负相关而与谷类呈正相关，但要得出肯定的结论需进一步研究。

（4）其他：多糖中，除了纤维以外，许多动、植物以及真菌多糖的特殊生理功能正日益受到关注。目前已发现这类多糖具有免疫调节、保护肝脏、抗衰老、肿瘤抑制等多方面的功能，并有许多产品被开发为商品。

（三）碳水化合物的消化吸收

食物中的碳水化合物主要是单/双糖、低聚糖、淀粉及膳食纤维。其中单糖可以直接吸收，双糖以上的碳水化合物要消化成单糖才能被吸收。

1.淀粉的消化吸收

口腔内唾液淀粉酶能水解少量淀粉，生成麦芽糖、麦芽寡糖和糊精。胃内没有消化淀粉的酶。淀粉及其在口腔中的消化产物将在小肠内胰淀粉酶及多种糖酶的作用下彻底消化，产生大量葡萄糖、少量果糖与半乳糖。

近20年来发现部分淀粉可以进入大肠发酵，甚至出现在粪便中。影响其消化程度和速度的内在因素包括淀粉颗粒是否被细胞壁包裹、淀粉的变性、淀粉的类型等，外在因素包括淀粉及其他成分的含量、食物中是否伴存酶抑制剂、加工/烹调方式、咀嚼程度、通过消化道的时间等。根据淀粉的消化程度将其分为三种类型：①易消化淀粉：可在小肠内完全吸收；②缓慢消化淀粉：在小肠内缓慢消化、完全吸收；③抗性淀粉（RS）：在小肠中仅部分消化。

单糖的吸收在空肠内进行，以主动吸收为主。单糖进入小肠壁毛细血管后汇合于门静脉而进入肝脏，随血液循环进入全身各个器官。在吸收过程中也可有少量单糖经淋巴系统进入大循环。

目前普遍认为，在肠黏膜上皮细胞刷状缘上有一特异的运糖载体蛋白，不同的载体蛋白对各种单糖的结合能力不同，有的单糖甚至完全不能与之结合，故各种单糖的相对吸收速率也就各异。

2.膳食纤维的消化吸收

膳食纤维及在小肠内未被消化的碳水化合物（如低聚糖）将在结肠内被结肠菌群发酵，产生氢气、甲烷、二氧化碳、短链脂肪酸等产物，其中气体可排出体外，其他产物则被吸收入血。

（四）需要量及食物来源

人体对碳水化合物的需要量常以可提供能量的百分比来表示。根据目前我国膳食碳水化合物的实际摄入量和FAO/WHO的建议，于2000年制定的中国居民膳食营养素参考摄入量中的碳水化合物的 AI 为占总能量的 55%～65%。

膳食缺乏碳水化合物时易出现酮血症,影响脑、神经、红细胞等组织的正常功能,还可造成食物蛋白质的浪费和机体蛋白质的消耗。另一方面,膳食碳水化合物过多可导致肥胖等慢性病的发生。膳食碳水化合物长期大于总能量的 80% 或小于总能量的 40% 都是不利于健康的。目前许多营养学家认为:为了长期维持人体健康,碳水化合物摄入应占总能量的 55%～60%,并应来自不同来源,包括淀粉、非淀粉多糖、低聚糖等,而限制精制糖的摄入量占总能量 10% 以下。

膳食中淀粉的主要来源是粮谷类和薯类食物。粮谷类一般含碳水化合物 60%～80%,薯类含量为 15%～29%,豆类为 40%～60%。单糖和双糖的来源主要是蔗糖、糖果、甜食、糕点、甜味水果、含糖饮料和蜂蜜等。

中国居民膳食纤维的 AI 值是根据《平衡膳食宝塔》推算出来的,即低能量(7.5MJ,1800kcal)膳食为 25g/d,中等能量(10.0MJ,2400kcal)膳食为 30g/d,高能量(11.7MJ,2800kcal)膳食为 35g/d。此数值与大多数国家所推荐的值相近。

膳食纤维主要存在于谷、薯、豆类及蔬菜、水果等植物性食物中。植物成熟度越高其纤维含量也就越多,谷类加工越精细则所含膳食纤维就越少。中国人民饮食素以谷类及植物性食物为主,在改善生活水平的同时不要丢掉传统的优良饮食习惯,应该注意到膳食纤维对人类健康的重要性。

第三节　微量营养素

一、维生素

(一)总论

1.维生素概念

维生素是维持人体生命活动所必需的一类低分子有机化合物,体内含量极微,但在机体的生长、发育、代谢等过程中起着关键性作用。

2.维生素特点

(1)维生素或其前体化合物(亦称维生素原)存在于天然食物中,人体内一般不能合成或合成量少(维生素 D 除外),不能满足需要,必须每天由食物供给。

(2)维生素在体内不能提供能量,也不是机体组织的结构成分。

(3)许多维生素常以辅酶或辅基的形式参与酶的构成,维持酶的活性,在人体物质代谢过程中起着重要的作用。

(4)生理需要量少,人体只需要极少量(每日仅以 mg、μg 计算)就能满足需要,但绝对不能缺少。缺乏任何一种维生素都能引起疾病,即维生素缺乏症。有的维生素过量会引起中毒,如维生素 A、维生素 D 等。

(5)有的维生素具有几种结构类似、生物活性相近的化合物,如维生素 A_1 与维生素 A_2,维生素 D_2 和维生素 D_3,吡哆醇和吡哆醛、吡哆胺等。

3.维生素分类

维生素种类很多,从营养学角度按其溶解性分为脂溶性维生素与水溶性维生素两大类。

1.脂溶性维生素

脂溶性维生素有维生素 A、D、E、K,其共同特点:①溶于脂肪及有机溶剂中,不溶于水;②在肠道随脂肪经淋巴系统吸收,从胆汁少量排出,当脂肪吸收不良时,它们的吸收明显减少;③能在体内贮存于脂肪组织与肝脏;④缺乏时症状出现缓慢,有的脂溶性维生素过量摄入可引起中毒;⑤在食物中常与脂类共存,脂肪酸败时,脂溶性维生素易被破坏。

2.水溶性维生素

水溶性维生素包括 B 族维生素如维生素 B_1、维生素 B_2、维生素 PP、维生素 B_6、叶酸、维生素 B_{12}、泛酸、生物素等和维生素 C。它们的共同特点:①溶于水,而不溶于脂肪及脂溶剂;②不易在体内积存,摄入过量时,多余的将从尿中排出;③过量摄入一般无明显中毒表现,但可干扰其他营养素的代谢;④水溶性维生素缺乏症状出现较快,故必须每天经膳食摄入;⑤当组织中维生素耗竭时,摄入的维生素被组织利用,从尿中排出减少,故可利用尿负荷试验鉴定其营养水平。

4.维生素命名

维生素命名方式有三种:一是按发现的历史顺序,以英文字母排序命名,如维生素 A、B、C、D、E 等;二是按生理功能和治疗作用命名,如抗干眼病因子、抗神经炎维生素、抗癫皮病因子、抗坏血酸等;三是按化学结构命名,如视黄醇、硫胺素、核黄素等。目前,三种命名方式常混合使用。

5.维生素缺乏

在营养素缺乏中以维生素缺乏多见。

1.缺乏原因

①维生素摄入量不足;②人体吸收、利用降低;③人体对维生素的需要量相对增加,而摄入未相应增加,如孕妇、乳母、青少年等及某些疾病及疾病恢复期患者,对维生素的需要量相对增高。

2.发生过程

人体维生素缺乏是一个渐进的过程,开始仅表现在组织中维生素储存量降低,然后出现相关生化指标异常,生理功能降低,继续发展则引起组织病理改变,出现维生素缺乏的临床症状和体征。临床上常发生多种维生素混合缺乏的症状和体征。

(二)维生素 A

1.概述

维生素 A 亦称视黄醇,包括所有具有视黄醇生物活性的化合物,即视黄醇类。膳食中的视黄醇类包括两种形式即存在于动(car 食物中的维生素 A 和存在于植物性食物中的类胡萝卜素,后者在体内可转化为维生素 A。

2.生理功能

(1)维持正常的视觉:参与视杆细胞内视紫红质的合成与再生,以维持正常的暗视觉。

(2)维持上皮细胞的正常生长与分化。

(3)维持正常生长与生殖功能:有助于细胞的增殖与生长,从而维持机体的生长发育。

(4)对骨骼发育的作用:视黄酸是骨骼正常生长发育所必需。

(5)预防癌症与维持机体正常免疫功能:促进上皮细胞的正常分化,预防和抑制癌症发生,尤其是皮肤及黏膜组织的癌症,临床上将其用于癌症的辅助治疗,取得较好的效果。

类胡萝卜素抑癌作用与其抗氧化性有关,它们能捕捉自由基,猝灭单线氧,提高抗氧化防卫能力,因而具有抑制超氧化物产生的作用。

(6)其他:参与铁代谢,维生素 A 与铁代谢有密切关系。维生素 A 能改变铁的吸收、贮存与转运,增强造血系统的作用。

3.缺乏与过量

(1)维生素 A 缺乏

①原因:膳食中维生素 A 与类胡萝卜素摄取量不足。

②表现:a.暗适应能力下降与夜盲症;b.干眼病;c.毛囊角化症;d.其他:维生素 A 缺乏使儿童发育迟缓,影响骨组织和牙齿正常发育,免疫功能下降及血红蛋白合成代谢异常。

(2)维生素 A 过量与中毒:过量摄入维生素 A 能引起急、慢性中毒及致畸毒性。一般经膳食途径很少发生维生素 A 过量与中毒问题,除了一次食用大量某些动物肝脏如狗肝、鲨鱼肝、北极熊肝等。维生素 A 过量与中毒,主要见于过量服用纯维生素 A 制剂引起。

4.推荐摄入量与食物来源

(1)维生素 A 的单位与换算:维生素 A 的表示单位为视黄醇当量(RE)即指膳食中所有具有视黄醇活性的物质(包括已形成的维生素 A 和维生素 A 原)的总量。常用换算关系为:

$1\mu g$ 视黄醇＝$1\mu g$ 视黄醇当量(RE)＝$0.0035\mu mol$ 视黄醇

$1\mu g$ β-胡萝卜素＝$0.167\mu g$ 视黄醇当量

$1\mu g$ 其他维生素 A 原＝$0.084\mu g$ 视黄醇当量

1IU 维生素 A＝$0.3\mu g$ 视黄醇＝$0.344\mu g$ 醋酸维生素 A 酯

膳食中总视黄醇当量(μgRE)＝视黄醇(μg)＋β-胡萝卜素$(\mu g)\times 0.167$＋其他维生素 A 原$(\mu g)\times 0.084$

(2)推荐摄入量:正常成年人维生素 A 膳食参考摄入量(RNI)为 $800\mu gRE/d$,可耐受最高摄入量(μL)为 $3000\mu gRE/d$。

(3)食物来源:维生素 A 的最好来源是各种动物肝脏、鱼卵、鱼肝油、奶油、全奶、禽蛋等;维生素 A 原的良好来源是深色蔬菜和水果,如胡萝卜、豌豆苗、红心甜薯、辣椒、空心菜、菠菜、苜蓿以及水果中的芒果、杏、柿子等。

（三）维生素 D

1.概述

维生素 D 有两个独特之处,其一是仅存在于少数几种食物中如鱼油、肝;其二为皮肤经日光中的紫外线照射后,可在体内转化合成,又将其称为"阳光维生素"。

维生素 D 有两种形式即维生素 D_3(胆钙化醇)与维生素 D_2(麦角钙化醇)。维生素 D_3 是从食物摄入或在体内合成的胆固醇在人体内转化为 7-脱氢胆固醇储存于皮下,经紫外线照射后产生;维生素 D_2 是由酵母菌或麦角中的麦角固醇经紫外线照射后产生。人体内,维生素 D 的活性形式是:$1,25\text{-}(OH)_2D_3$。

2.生理功能

维生素 D 与甲状旁腺激素共同作用,维持血钙水平的稳定和调节钙磷代谢。

(1)促进小肠钙吸收。

(2)促进肾小管对钙、磷的重吸收。

(3)促进骨与软骨的骨化。

(4)维持血钙的正常水平:当血钙水平降低时,维生素 D 能促进小肠、肾小管对钙的吸收与重吸收,并将钙从骨骼中动员出来;当血钙过高时,能促进甲状旁腺产生降钙素,抑制钙从骨骼中的动员并增加钙、磷从尿中排出,以维持血钙在正常水平。维生素 D 实质上是发挥着类似激素的作用。

(5)其他:维生素 D 还具有免疫调节功能,能改变机体对感染的反应。

3.缺乏与过量

(1)维生素 D 缺乏:维生素 D 缺乏的主要原因为膳食中缺乏维生素 D 和日光照射不足,特别是后者更重要。主要表现为:

①佝偻病:多见于小儿,典型的佝偻病表现为低钙血症、骨骼病变和牙齿萌出延迟。

②骨质疏松:多见于年长者,主要表现为骨矿物质丢失、骨小梁变细减少、骨密度下降。

③手足搐搦症:维生素 D 缺乏可引起手足搐搦症,但并非是其发生的唯一原因,当钙吸收不良、甲状旁腺失调或其他原因导致的血钙水平降低时亦可发生手足搐搦症,表现为肌肉抽搐、痉挛及惊厥等。

(2)维生素 D 过量与中毒:食源陆维生素 D 过量或中毒极罕见。

①原因:主要见于纯维生素 D 药剂或摄入过量的维生素 D 补充剂引起。

②表现:食欲不振、厌食、恶心、呕吐、烦躁、烦渴、发热、头痛、多尿等;维生素 D 使钙吸收增加,出现高钙血症、高尿钙症,使钙沉积于心脏、血管、肺和肾小管等软组织;严重的维生素 D 中毒可导致死亡。

4.推荐摄入量与食物来源

(1)推荐摄入量:维生素 D 的表示单位有用国际单位也有用重量单位,其换算关系为:1IU维生素 $D_3=0.025\mu g$ 维生素 D。正常成年人维生素 D 膳食参考摄入量(RNI)为 $10\mu g/d$,可耐受最高摄入量(UL)为 $20\mu g/d$(800IU)。

（2）来源：维生素 D 可通过日光浴和膳食两条途径获取。只要人体能坚持户外活动，经常接受充足的日光，是人体获得充足的维生素 D 的最好来源，而无须由食物提供，亦不会发生维生素 D 缺乏。

天然食物来源的维生素 D 不多，脂肪含量高的鱼肝油、海水鱼（如沙丁鱼）、动物肝脏、蛋黄、奶油和干酪等中相对较多。鱼肝油中的天然浓缩维生素 D 含量很高。目前，我国有些地区的牛奶使用了维生素 D 强化，使其维生素 D 含量明显提高。

（四）维生素 E

1.概述

维生素 E 是人体内重要的抗氧化营养素，目前已知具有维生素 E 活性的物质有两类共 8 种化合物，为 4 种生育酚（即 α-、β-、γ-、δ-生育酚）和 4 种三烯生育酚（即 α-、β-、γ-、δ-三烯生育酚），其中以 α-生育酚的量最多，约占 90％，生物活性最高。

2.生理功能

（1）抗氧化作用：维生素 E 为体内重要的抗氧化剂，能抑制细胞膜和细胞内的脂质过氧化作用，维持膜结构及细胞结构的完整性和正常功能。

（2）延缓衰老：人体随着年龄的增长体内脂褐质俗称老年斑逐渐增加，补充维生素 E 能通过抗氧化机制减少脂褐质的产生；同时，维生素 E 能改善皮肤的弹性，减轻性腺萎缩，提高机体免疫力。

（3）调节血小板的黏附力和聚集作用。

（4）与生殖功能和精子生成有关：维生素 E 与生殖功能和精子的生成有关，临床上常用维生素 E 治疗先兆流产和习惯性流产。

（5）其他：维生素 E 还对含硒蛋白、含铁蛋白等的氧化有抑制作用，保护脱氢酶中的巯基免被氧化。

3.缺乏

维生素 E 广泛存在于食物中，其缺乏在人类很少见。

4.推荐摄入量与食物来源

（1）推荐摄入量：正常成年人为维生素 E 的适宜摄入量（AI）14mg/d。

（2）食物来源：维生素 E 只能在植物中合成，含维生素 E 丰富的食物有麦胚、向日葵、硬果、植物油、豆类、种子类、某些硬果等；蛋类、绿叶蔬菜、鸡肝、鸭肝中含有一定量；鱼、肉类动物性食品、水果及其他蔬菜含量很少。

（五）维生素 B_1

1.概述

维生素 B_1 又称硫胺素，是人类发现最早的维生素之一。因发现其有预防和治疗神经炎与脚气病的作用，又称为抗神经炎因子和抗脚气病因子。在人体组织细胞内硫胺素主要以硫胺素焦磷酸酯（TPP）、硫胺素单磷酸酯（TMP）及硫胺素三磷酸酯（TTP）的形式存在，其生理活性形式主要是 TPP，占硫胺素总量的 80％。

2.生理功能

(1)硫胺素是体内重要的辅酶:TPP 是维生素 B_1 主要辅酶形式,参与体内物质代谢中的两个重要反应:一是 α-酮酸的氧化脱羧反应,另一个是磷酸戊糖途径的转酮醇酶反应。

(2)维持神经、肌肉的正常功能:硫胺素能维持神经、肌肉特别是心肌的正常功能,维持正常的食欲、胃肠蠕动和消化液的分泌,并对神经细胞膜传送高频脉冲过程起重要的作用。

3.缺乏症

(1)原因

①膳食中长期缺乏硫胺素。

②长期食用碾磨过分精细的米和面,又缺少杂粮和其他副食补充。

③长期过量摄入乙醇。

(2)表现:硫胺素缺乏症又称脚气病,依其典型症状临床上分为四型。

①干型脚气病:以多发性神经炎症状为主。早期表现为感觉神经异常,进一步发展为运动神经异常,严重者出现肌肉萎缩及功能障碍如垂腕、垂足等。

②湿型脚气病:以循环系统症状与水肿为主,表现为心悸、气短、心脏扩大(主要右心室)、心动过速及下肢水肿,如不及时治疗,将进一步发展为心力衰竭,被称为"脚气性心脏病"。

③混合型脚气病:严重者可同时出现干型脚气病和湿型脚气病的症状,如神经和心血管系统的症状。

④婴儿脚气病:发生在 6 月龄以下婴儿,多见于硫胺素缺乏的母乳喂养的婴儿。发病较成人严重且病程进展迅速,严重时有发绀、嗜睡、惊厥、深反射消失、水肿、心界扩大以至突然死于心力衰竭。

4.推荐摄入量与食物来源

(1)推荐摄入量:中国营养学会推荐的维生素 B_1 膳食营养素推荐摄入量(RNI)为成年男子1.5mg/d,成年女子 1.2mg/d。

(2)食物来源:硫胺素广泛存在于天然食物中,含量随食物种类而异,并受收获、贮存、烹调、加工等条件影响。含硫胺素丰富的食物是动物的内脏(肝、肾、心)、瘦肉,豆类、全谷和坚果;其次为小麦粉、小米、玉米、大米等谷类食物;蛋、奶、鱼类、蔬菜和;水果中含量较少。粮谷是我国人民的主食,也是硫胺素的主要来源,但是过度碾磨的精白米、精白面会造成硫胺素大量丢失。

(六)维生素 B_2

1.概述

维生素 B_2 又称核黄素。核黄素存在形式有游离型核黄素与结合型核黄素。前者对紫外光敏感,在碱性条件下光解而失去生物活性;结合型核黄素对光较稳定,食物中核黄素以结合型为主,对光比较稳定。

2.生理功能

(1)作为多种酶系的重要辅酶,参与体内生物氧化与物质代谢。

（2）参与细胞的正常生长：在皮肤黏膜，特别是经常处于活动的弯曲部，损伤后细胞的再生需要核黄素。

（3）其他：有激活吡哆醇的作用，参与色氨酸形成尼克酸的过程；与铁吸收、贮存与动员有关，在防治缺铁性贫血中起重要作用；核黄素有抗氧化活性，可能与黄素酶-谷胱甘肽还原酶的活性有关。

3.缺乏症

核黄素缺乏在我国人群中比较常见。

（1）原因：膳食摄入不足；酗酒的人容易出现缺乏。

（2）表现：物质与能量代谢紊乱，出现多种临床症状。①眼部症状：初期有羞明、流泪及视物模糊，严重者出现角膜周围血管增生、睑缘炎；②口部症状：口角炎、唇炎、舌炎、地图舌与口腔黏膜溃疡；③皮肤症状：脂溢性皮炎与阴囊皮炎（女性阴唇炎）；④其他：长期缺乏能导致儿童生长迟缓、轻中度缺铁性贫血、免疫功能下降及孕期缺乏可发生胎儿畸形。核黄素严重缺乏时常伴有其他 B 族维生素的缺乏，如影响维生素 B_6 和烟酸的代谢。

4.推荐摄入量与食物来源

（1）推荐摄入量：核黄素需要量亦与蛋白质和能量的摄入量密切相关，中国营养学会建议膳食维生素 B_2 推荐摄入量（RNI）为成年男子 1.5mg/d，成年女子 1.2mg/d。

（2）食物来源：核黄素良好的食物来源是动物性食物，如动物内脏（心、肾、肝）、乳类、蛋黄；植物性食物谷类、根茎类及蔬菜水果也有一定含量，其中以绿叶蔬菜类如菠菜、韭菜、油菜及豆类含量较多。另外，收获、加工和贮存方法不同，也会影响食物中核黄素的含量。

（七）维生素 B_6

1.概述

维生素 B_6 包括三种天然存在的形式即吡哆醇、吡哆醛和吡哆胺，它们的性质相似并均具有维生素 B_6 的活性。它们易溶于水及乙醇；对热的稳定性与 pH 有关，在酸性溶液中稳定，而在碱性溶液中易被分解破坏；对光敏感，尤其在碱性环境中。

2.生理功能

维生素 B_6 主要以磷酸吡哆醛（PLP）的形式参与许多酶系的代谢反应。

（1）参与氨基酸代谢：它作为 100 余种酶的辅酶参与多种氨基酸的转氨基、脱羧基、侧链裂解及脱水等作用。

（2）参与糖原与脂肪酸代谢：维生素 B_6 参与的酶能催化肌肉与肝中糖原转化为 1-磷酸葡萄糖、亚油酸转化为花生四烯酸，以及胆固醇的合成与转运。

（3）维生素 B_6 与一碳单位：维生素 B_6 是参与一碳代谢的丝氨酸转羟甲基酶的辅酶，在核酸和 DNA 合成中发挥作用。

（4）其他：维生素 B_6 参与神经递质如 5-羟色胺、多巴胺、牛磺酸、去甲肾上腺素的合成以及对免疫系统亦有一定影响。

3.缺乏症

单纯维生素 B_6 缺乏症极少见，临界轻度缺乏较多见，常与其他 B 族维生素缺乏同时存在。

缺乏症表现：皮肤损害、口炎、舌炎、口唇干裂、惊厥、抗体减少及神经精神症状如眩晕、精神抑郁与精神紊乱；体液和细胞介导的免疫功能受损，迟发型过敏反应减弱；并可出现高半胱氨酸血症和黄尿酸尿症以及小细胞性贫血；维生素 B_6 缺乏对儿童的影响较成人大，长期缺乏能使体重下降、烦躁、肌肉抽搐，严重者出现惊厥和脑电图异常。

4.推荐摄入量与食物来源

(1)推荐摄入量：中国营养学会推荐的维生素 B_6 的膳食适宜摄入量（AI）成年人为1.2mg/d。

(2)食物来源：维生素 B_6 广泛存在于各种食物中，肉类、动物肝脏、豆类、鱼类、葵花籽及核桃等均含有丰富的维生素 B_6，乳类、油脂等含量较低。

（八）维生素 B_{12}

1.概述

维生素 B_{12} 含有金属元素钴（Co），是唯一含有金属元素的维生素，其化学名称为钴胺素。

2.生理功能

维生素 B_{12} 在体内以甲基钴胺素（甲基 B_{12}）和脱氧腺体苷钴胺素（辅酶 B_{12}）两种辅酶形式参与体内生化反应，发挥其重要作用，从而预防巨幼红细胞性贫血。

(1)参与同型半胱氨酸甲基化转变为蛋氨酸：甲基 B_{12} 作为蛋氨酸合成酶的辅酶，从 5-甲基四氢叶酸获得甲基后转而供给同型半胱氨酸（Hcy），并在蛋氨酸合成酶的作用下合成蛋氨酸。

(2)参与甲基丙二酸-琥珀酸的异构化反应：维生素 B_{12} 作为甲基丙二酰辅酶 A 异构酶的辅酶参与甲基丙二酸-琥珀酸的异构化反应。

(3)参与胆碱的合成过程：间接参与脂蛋白形成，有利于从肝脏转运脂肪，防治脂肪肝。肝脏疾病患者常给予维生素 B_{12}，用以辅助治疗。

3.缺乏症

(1)巨幼红细胞贫血：巨幼红细胞贫血主要见于婴幼儿、孕妇与乳母，其他年龄不多见。小儿病例在初起时表现安静，不哭闹，面色逐渐苍白或可蜡黄；颜面因轻度浮肿而呈虚胖面容，头发黄而稀疏。成人可有头昏、耳鸣、心慌，皮肤出现紫癜。严重时有肝肿大、心脏扩大、心脏杂音，红细胞寿命缩短而出现黄疸。

(2)神经系统损害：进行性神经病变，出现斑状、弥漫性神经脱髓鞘。开始在末梢神经，逐渐向中心发展，累及脊髓和大脑，形成亚急性复合变性。患者症状为记忆力下降、精神抑郁、表情呆滞、易激动以及四肢震颤等神经症状。

(3)高同型半胱氨酸血症：同型半胱氨酸不能转变为蛋氨酸而在血中堆积，这与叶酸缺乏相似。高同型半胱氨酸血症是心血管疾病的危险因素，并对脑细胞产生毒性作用导致神经系统损害。

4.推荐摄入量与食物来源

(1)推荐摄入量：中国营养学会建议的膳食维生素 B_{12} 适宜摄入量（AI），成年人

为 $2.4\mu g/d$。

(2)食物来源：维生素 B_{12} 主要来源于动物性食品，肉类、动物内脏、鱼、贝壳类与蛋类含量丰富，乳及乳制品中含有少量，植物性食物含量甚少。

(九)烟酸

1.概述

烟酸又称尼克酸、抗癞皮病因子，是吡啶 3-羧酸及其衍生物的总称，在体内还包括其衍生物烟酰及尼克酰胺。

2.生理功能

(1)参与细胞内生物氧化过程：烟酸以烟酰胺的形式在体内构成辅酶Ⅰ(CoⅠ)或烟酰胺腺嘌呤二核苷酸(NAD^+)及辅酶Ⅱ(CoⅡ)或烟酰胺腺嘌呤二核苷酸磷酸($NADP^+$)，在呼吸链中起着传递氢和电子的作用，参与细胞内生物氧化的全过程。

(2)是葡萄糖耐量因子的重要成分，维持胰岛素的正常功能。

(3)其他：参与氨基酸和 DNA 的代谢，在维生素 B_6、泛酸和生物素存在下参与脂肪、类固醇等生物合成。

3.缺乏症

(1)原因：膳食中长期缺乏烟酸，常发生在以玉米为主食又缺乏其他副食补充的人群。

①玉米中的烟酸为结合型，不能被人体吸收利用。

②玉米种色氨酸含量低。如果用碱如碳酸氢钠(小苏打)处理玉米，可将结合型的烟酸水解成为游离型的烟酸，而易被机体利用。

(2)表现：烟酸缺乏可引起癞皮病，主要损害胃肠道黏膜、皮肤、口、舌以及神经系统。典型症状为皮炎、腹泻和痴呆等，称其为三"D"症状。

①初期症状：体重减轻、食欲不振、头疼、失眠、记忆力减退等，随后出现消化系统、皮肤和神经系统的典型症状。

②皮肤症状：是烟酸缺乏的特征性症状，表现为肢体裸露部位皮肤与易摩擦部位对称性晒斑样皮炎。

③消化系统症状：口腔黏膜溃疡与杨梅舌，伴有疼痛和烧灼感；消化不良、恶心、呕吐、慢性胃炎、腹痛和腹泻等。

④神经系统症状：因能量代谢障碍而使神经系统能量供给不足，出现失眠、头痛、忧郁或烦躁、记忆力减退，严重者出现肌肉震颤、神志不清、精神错乱甚至发展成木僵或痴呆。

烟酸缺乏常与维生素 B_1、维生素 B_2 缺乏同时存在。

4.推荐摄入量与食物来源

(1)推荐摄入量：色氨酸在体内可转化为烟酸，当蛋白质摄入增加时，可相应减少烟酸的摄入。烟酸的需要量或推荐摄入量用烟酸当量(NE)表示。根据测定，平均 60mg 色氨酸可转变为 1mg 烟酸，因此烟酸当量则为：

$$烟酸当量(mgNE)＝烟酸(mg)＋1/60 色氨酸(mg)$$

中国营养学会推荐的膳食烟酸的摄入量(RNI),成年男子 14mg NE/d,成年女子 13mg NE/d。

(2)食物来源:植物性食物中存在的主要是烟酸;动物性食物中以烟酰胺为主。烟酸和烟酰胺在肝、肾、瘦畜肉、鱼以及坚果类中含量丰富;乳、蛋中的含量虽然不高,但色氨酸较多,可转化为烟酸。谷类中的烟酸 80%～90% 存在于种皮中,故加工影响较大。玉米含烟酸并不低,甚至高于小麦粉,但以玉米为主食的人群容易发生癞皮病。

(十)维生素 C

1.概述

维生素 C 又称抗坏血酸,不仅是维生素中需要量最多的一种,也是具有多种生理功、应用更广泛的一种。在临床上作为多种疾病的辅助治疗用药已有多年的历史。

自然界中的抗坏血酸有两种构型,即 L 构型与 D 构型,后者无生物活性。L 型抗坏血酸存在两种异构体-脱氢型与还原型,它们均具有生物活性。还原型抗坏血酸极易被氧化为脱氢型抗坏血酸。

2.生理功能

维生素 C 是人体内生理作用最广泛的一种,这与它的结构、特性密切相关,由于这种特性,产生了多种相关的生理意义和健康价值。

(1)抗氧化作用:维生素 C 有很强的还原性,因而是能发挥抗氧化作用。

①促进铁的吸收:它能将难吸收的 Fe^{3+} 还原为易吸收的 Fe^{2+},促进铁的吸收,是治疗缺铁性贫血的辅助药物。

②促进四氢叶酸形成:能将无活性叶酸还原为具有生理活性的四氢叶酸,使其发挥生理作用,能防治巨幼红细胞性贫血。

③促进抗体形成:较高浓度的维生素 C 能促进食物中胱氨酸还原为半胱氨酸,促进抗体的形成。

(2)参与羟化反应:维生素 C 参与体内重要的羟化反应,故具有下列功能:

①参与胶原蛋白合成。

②促使胆固醇转化为胆汁酸。

③促进神经递质合成。

④增强药物或毒物解毒。

(3)其他:大量维生素 C 能缓解某些重金属离子如 Pb、Hg、Cd、As 等对机体的毒性;能阻断致癌物 N-亚硝基化合物合成,预防癌症;能降低血中胆固醇的含量,预防动脉粥样硬化的发生,维持心血管系统的正常功能与健康。

3.缺乏症

(1)原因:人类由于缺乏古洛糖酸内酯氧化酶,而不能合成抗坏血酸,故人类必需依赖食物摄入维生素 C,当长期膳食中维生素 C 缺乏时,引起缺乏病。

(2)表现:维生素 C 缺乏能引起坏血病。其早期症状:疲劳、倦怠、皮肤出现瘀点或瘀斑、牙龈疼痛出血、伤口愈合不良、关节肌肉短暂性疼痛等。典型症状：

①牙龈肿胀出血、萎缩、严重时出现牙齿松动及脱落。

②毛细血管脆性增加而导致全身内出血、鼻出血、结膜出血及皮下大片瘀斑。

③关节疼痛、骨骼变形、有机质形成不良而导致骨质疏松、肌肉纤维衰退。

④有轻度贫血以及多疑、抑郁等神经症状。坏血病患者若得不到及时治疗，可发展到晚期，此时可因发热、水肿、麻痹或肠坏疽而死亡。

4.推荐摄入量与食物来源

（1）推荐摄入量：中国营养学会建议维生素 C 膳食推荐摄入量（RNI），成年人为 100mg/d，可耐受最高摄入量（UL）为 1000mg/d。

（2）食物来源：维生素 C 主要存在于新鲜的蔬菜和水果中，柿子椒、番茄、菜花及各种深色叶菜以及水果中的猕猴桃、山楂、柑橘、柠檬、青枣等均含有丰富的维生素 C；粮食和豆类不含维生素 C；动物性食物除动物的肝、肾、血液外其他部位维生素 C 含量极微。

（十一）叶酸

天然存在的叶酸主要为多谷氨酸形式，它是含有蝶酰谷氨酸结构的一类化合物的通称。

1.生理功能

叶酸在体内的生物活性形式为四氢叶酸，人体内具有四氢叶酸的辅酶有 5 种以上。

（1）携带一碳单位：叶酸作为体内生化反应中一碳单位转移酶系的辅酶，起着一碳单位传递体的作用，在人体物质合成中发挥重要作用。

（2）参与氨基酸代谢：叶酸为氨基酸及其他重要物质转化、合成所必需，在蛋白质合成中有十分重要的作用。

（3）参与血红素的合成：当叶酸缺乏时，能使红细胞中血红蛋白生成减少，影响红细胞成熟，导致巨幼红细胞贫血。

（4）其他：叶酸参与核酸与其他生物活性物质合成。

叶酸辅酶的许多代谢过程，需维生素 C、维生素 B_{12} 与维生素 B 的参与。

2.钙缺乏与过量

（1）缺乏

①巨幼红细胞贫血：叶酸缺乏时，更新速率较快的造血系统首先受累，骨髓中幼红细胞分裂增殖速度减慢，停留在巨幼红细胞阶段，不成熟的红细胞增多，同时引起血红蛋白的合成减少。

人群观察发现，成人叶酸缺乏连续 5 个月可出现巨幼红细胞性贫血，而婴幼儿仅在 8 周内即可出现症状。

②神经管畸形：妊娠早期缺乏叶酸，是引起胎儿神经管畸形的主要原因，主要表现为脊柱裂、无脑畸形与脑膨出。育龄妇女在妊娠前一个月至妊娠后三个月，每天服用 $400\mu g$ 叶酸能有效地预防神经管畸形的发生。

③高同型半胱氨酸血症：叶酸代谢过程中，形成 5-甲基四氢叶酸，提供甲基参与同型半胱

氨酸甲基化后向蛋氨酸的转换;叶酸缺乏时,5-甲基四氢叶酸形成不足,同型半胱氨酸转换为蛋氨酸发生障碍,导致同型半胱氨酸在血中堆积,形成高同型半胱氨酸血症。高浓度同型半胱氨酸对血管内皮细胞产生损害,并可激活血小板的黏附和聚集,成为心血管疾病的危险因素。

④对孕妇影响:孕妇缺乏叶酸可使先兆子痫、胎盘早剥的发生率增高。患有巨幼细胞贫血的孕妇,易出现胎儿官内发育迟缓、早产及新生儿低出生体重。

叶酸缺乏的其他临床表现有精神萎靡、健忘、失眠、阵发性欣快症、舌炎和胃肠道功能紊乱。

(2)过量毒性叶酸虽为水溶性维生素,但大剂量服用可能产生毒副作用

①干扰抗惊厥药物的作用诱发患者惊厥发作:叶酸和抗惊厥药在肠细胞表面,也可能在大脑细胞表面相互拮抗,大剂量叶酸可促使已用抗惊厥药持续控制了癫痫症状的患者发生惊厥。

②影响锌的吸收:叶酸过量,能导致锌缺乏,使胎儿发育迟缓,低出生体重儿增加。

③早期表现导致神经系统受损害:由于巨幼细胞贫血患者大多数合并维生 B_{12} 缺乏,过量叶酸的摄入干扰维生素 B_{12} 缺乏的诊断,有可能导致严重的不可逆转的神经损害。

3.推荐摄入量与食物来源

(1)推荐摄入量:叶酸的摄入量通常以膳食叶酸当量(DFE)表示。由于食物中叶酸的生物利用率仅为 50%,而叶酸补充剂与膳食混合时生物利用率为 85%;比单纯来源于食物的叶酸利用度高 1.7 倍(85/50),因此 DFE 的计算公式为:

$$DFE(\mu g)=膳食叶酸(\mu g)+1.7\times叶酸补充剂(\mu g)$$

中医营养学会建议的我国居民叶酸膳食推荐摄入量(RNI),成年人 $400\mu g$ DFE/d,可耐受最高摄入量(UL)$1000\mu g$ DFE/d。

(2)食物来源:叶酸广泛存在于动植物食物中,尤其以绿叶蔬菜和酵母含量最丰富,动物的肝、肾和蛋类、大豆、蚕豆、甜菜、菠菜、花菜、芹菜、莴苣以及水果中的梨、柑橘、香蕉和其他坚果类均含有较丰富的叶酸。

二、矿物质

(一)总论

矿物质指除碳、氢、氧、氮以外的元素。矿物质广泛存在于自然界和食物中,人体需要的有 20 余种,按它们在人体内的含量或人体对其膳食需要量分为常量元素与微量元素。

1.概念

常量元素:也称宏量元素。在人体内的含量超过体重 0.01% 的矿物质。有钙、磷、钠、钾、氯、镁与硫 7 种,人体对其膳食需要量>100mg/d。

微量元素:在人体内的含量低于体重 0.01% 的矿物质。有铁、锌、碘、硒、氟、铜、钼、锰、铬、镍、钒、锡、硅和钴,人体对其膳食需要量<100mg/d。

必需微量元素:已确认,人体生命活动必需的微量元素有铁、锌、碘、硒、氟、铜、铬、钴、钼、锰。

2.特点

(1)在人体内分布不均匀,如钙、磷存在于骨骼和牙齿,碘集中在甲状腺,铁主要分布在红细胞,分布与功能密切相关。

(2)不能在人体内合成,也不能在代谢过程中消失。

(3)人体每天都有一定量的矿物质排出体外,故每天必须经膳食补充。

(4)从胎儿到成年人,体内矿物质含量随年龄的增长而增加,但元素间比例相对稳定。

3.功能

(1)构成机体组织和细胞成分。钙、磷构成骨骼和牙齿,铁是血红蛋白和红细胞的主要成分,锌构成人体代谢中多种关键酶等。

(2)维持机体酸碱平衡。硫、磷、氯等酸性离子与钾、钠、钙、镁等碱性离子,构成人体的缓冲体系,调节体内酸碱平衡。

(3)维持组织细胞的正常渗透压。钠、钾、氯等能调节细胞膜的通透性,并与蛋白质共同维持组织细胞的渗透压。

(4)维持神经、肌肉的正常兴奋性。

(5)构成体内生理活性物质和酶系统的激活剂。一些矿物质参与构成酶的辅酶、激素、维生素、蛋白质和核酸的成分以及作为多种酶系统的激活剂,参与人体重要生理功能。如甲状腺素中的碘、谷胱甘肽过氧化物酶中的硒、维生素 B_{12} 中的钴等,又如氯离子对唾液淀粉酶、盐酸对胃蛋白酶、钙对凝血酶有激活作用。

(二)钙

1.概述

钙是人体内含量最多的矿物质,正常成人体内含钙 $800\sim1200g$,约为体重的 $1.5\%\sim2.0\%$。人体内 99% 以上的钙分布在骨骼和牙齿;其余不足 1% 的钙分布在体液和软组织中,其中约一半以离子钙(Ca^{2+})形式存在于软组织、细胞外液和血浆中,称为混溶钙池钙;另一半与蛋白质结合,不能透过毛细血管壁;极少量以柠檬酸钙、磷酸氢钙形式存在,后二者可以透过毛细血管壁。

2.生理功能

(1)构成骨骼和牙齿,对人体起支撑和保护作用。

(2)血浆中的离子钙(Ca^{2+})对人体有多种功能:

①维持神经与肌肉的正常兴奋性。Ca^{2+} 能降低神经肌肉的兴奋性,当血 Ca^{2+} 浓度下降时,神经肌肉兴奋性升高,能引起抽搐。

②维持毛细血管的正常通透性及生物膜的完整性,防止渗出、控制炎症与水肿。

③参与调节多种激素和神经递质的释放。Ca^{2+} 为细胞内第二信使,介导激素的调节。

④调节、激活某些酶的活性。

⑤参与血液凝固,是血液凝固过程必需的凝血因子,使可溶性纤维蛋白原转变成纤维蛋白。

一些研究表明,膳食钙摄入量与高血压、结肠癌发病率呈明显负相关。

3.钙缺乏与过量

(1)钙缺乏:钙是人体最易缺乏的矿物质。

①骨骼病变

a.佝偻病:主要见于小儿,常伴有蛋白质与维生素 D 的缺乏。

b.骨质软化:见于生育次数多,哺乳时间长的青年妇女,因人体钙丢失过多,未能及时补充,骨骼逐渐脱钙导致骨质软化。

c.骨质疏松:原发性骨质疏松主要见于中老年人,随年龄增长钙丢失速度加快而发生,女性在绝经期后,男性于 60 岁以后。骨质疏松的直接原因是骨钙缺乏,而导致骨钙缺乏的原因与雌激素分泌减少、钙吸收不良、维生素 D 不足及缺乏锻炼、日晒等密切相关。

②牙齿病变:钙缺乏使牙齿钙化不全或软化,易患龋齿。

③神经肌肉兴奋性增高:Ca^{2+} 缺乏时血钙降低,引致神经肌肉兴奋性增高,孕妇常见腓肠肌痉挛,小儿常见手足搐搦症即手足屈肌群痉挛、抽搐,严重时会引起突发性痉挛。

(2)钙过量:当钙补充剂过量摄入时,将对机体产生不良作用。

①增加肾结石的危险性。高钙尿是肾结石的重要危险因素之一,其他相关因素如草酸、蛋白质和纤维素摄入量高,易与钙结合成结石。钠、磷、镁对结石形成也有影响。

②奶碱综合征。典型症状为高血钙、碱中毒和肾功能障碍。其严重程度决定于钙和碱摄入量的多少和持续时间。

③钙和其他矿物质的相互干扰作用。钙和铁、锌、镁、磷等元素存在相互作用,高钙摄入能影响这些矿物质的生物利用率。

4.推荐摄入量与食物来源

(1)推荐摄入量:我国正常成年人钙适宜摄入量(AI)为 800mg/d,可耐受最高摄入量(UL)为 2000mg/d。

(2)来源:人体内钙来源有二:即食物与钙补充剂。

①食物来源:奶和奶制品含钙丰富,且吸收率高;虾皮、海带、发菜、芝麻酱等钙含量十分丰富;豆与豆制品、坚果类、绿色蔬菜也是钙的良好来源;硬水中含有相当量的钙。

②钙补充剂:常见钙补充剂有无机钙、有机钙和复合钙剂。

(三)磷

1.概述

磷在人体内含量仅次于钙。正常成人体内磷含量 600～700g,约占体重的 1%,其中 85%～90% 的磷存在于骨骼和牙齿,主要为无机磷酸盐羟磷灰石结晶[$3Ca_3(PO_4)_2 \cdot Ca(OH)_2$];其余 10%～15% 的磷与蛋白质、脂肪、糖及其他有机物结合为有机磷形式,分布在软组织和体液中,其中约一半存在于肌肉;血浆中除少量与蛋白质结合的磷不能通过膜结构外,大部分能自由通过肾小球膜。

2.生理功能

(1)构成骨骼和牙齿:磷是构成骨骼和牙齿的主要成分。

（2）构成生命活动的重要物质：磷参与构成核酸（DNA、RNA）、磷脂、磷蛋白、多种重要酶系统的辅酶、激素的第二信使环腺苷酸（cAMP）、环鸟苷酸（cGMP）和多磷酸肌醇等，维持人体正常生命活动。

（3）在物质代谢中起重要作用：构成能源物质——高能磷酸化合物腺苷三磷酸（ATP）及磷酸肌酸（CP），提供细胞内化学能，并在能量储存、转换代谢中及生命活动中起重要作用。

（4）构成体内重要的磷酸盐缓冲体系，参与酸碱平衡的调节。

3.推荐摄入量与食物来源

（1）推荐摄入量：我国正常成年人膳食磷的适宜摄入量（AI）为700mg/d。

（2）食物来源：磷广泛存在于各类动、植物食物中，如瘦肉、蛋类、鱼类、干酪、蛤蜊、动物肝、肾、鱼子中磷的含量都很高；干豆类、花生、坚果、海带、芝麻酱等食物中含量也很高；但粮谷中的磷多为植酸磷，吸收和利用率较低。由于磷的食物来源广泛，一般膳食中不易缺乏。

（四）镁

1.概述

镁是人体内含量最少的常量元素，它在人体内含量为$20\sim30g$，其中$55\%\sim65\%$的镁存在于骨骼和牙齿，其余分布于软组织，主要在细胞内，细胞外液的镁不超过1%。镁在红细胞和血浆中有三种存在形式：①可扩散的游离镁（Mg^{2+}），约占55%；②与蛋白质（白蛋白）结合的镁，约占32%；③与柠檬酸及磷酸根结合为难解离的镁盐，约占13%。

2.生理功能

（1）酶的激活剂：镁作为多种酶的激活剂，参与300余种酶促反应，进而参与三大营养物质的代谢。

（2）维持骨骼正常结构：镁与钙磷构成骨盐，维持骨细胞正常结构、功能和生长。

（3）维持神经与肌肉的正常兴奋性：与钙相同Mg^+能降低神经肌肉的兴奋性，当血Mg^+浓度降低时，神经肌肉兴奋性升高，反之，则有镇静作用。

（4）心血管系统的保护因子：镁能维持心肌的正常结构及心脏正常节律性，其作用于周围血管系统，引起血管扩张，使血压下降。

（5）维持胃肠道的正常功能。

3.推荐摄入量与食物来源

（1）推荐摄入量：正常成年人镁适宜摄入量（AI）为350mg/d。

（2）食物来源：镁普遍存在于各种食物，含量差别很大。叶绿素是镁卟啉的螯合物，故绿叶蔬菜含镁丰富；糙粮、坚果也含有丰富的镁；肉类、淀粉类食物及牛奶镁含量中等；精制食品中镁含量较低。

除食物外，饮水中也可以获得一定量的镁。水中镁的含量差异很大，一般硬水中镁盐含量较高，软水中含量相对较低。

（五）钠

1.概述

钠是细胞外液中的主要阳离子。氯化钠是食盐的成分，是人体获得钠的主要来源，也是人体最基本的电解质。正常成人体内含钠 $62\sim69g$，其中 $44\%\sim50\%$ 的钠分布在细胞外液，$40\%\sim45\%$ 存在于骨骼，只有 $9\%\sim10\%$ 的钠存在于细胞内液。

2.生理功能

（1）维持细胞正常渗透压和机体水平衡：钠主要存在于细胞外液，是细胞外液中主要阳离子，维持着细胞外液的渗透压。

（2）维持酸碱平衡：钠在肾小管中重吸收时与 H^+ 交换，清除体内酸性代谢产物（如 CO_2），维持体液的酸碱平衡。

（3）增强神经肌肉兴奋性：钠、钾、钙、镁等离子的浓度平衡，维持着神经肌肉的正常应激性，满足需要的钠量可增强神经肌肉的兴奋性。

（4）维持正常血压：膳食钠摄入量与血压相关已成共识，为预防高血压，WHO 建议每日钠的摄入量小于 $2.3g$，约相当于食盐 $6g$。

（5）其他：钠对 ATP 的生成和利用、心血管功能、肌肉运动以及能量代谢等密切相关，钠不足将使相关作用受到影响。

3.推荐摄入量与食物来源

（1）推荐摄入量：我国正常成年人钠的适宜摄入量为 $2.2g/d$。WHO 建议每人每日食盐摄入量应在 $6g$ 以下。

（2）食物来源：钠普遍存在于各种食物中，一般动物性食物钠含量高于植物性食物，人体钠主要来源于食盐，食物加工过程中加入的钠或含钠化合物（谷氨酸钠等），如酱油、盐渍或腌制食品、酱咸菜类、烟熏食品、发酵豆制品、咸味休闲食品等。

（六）钾

1.概述

钾是细胞内液中的主要阳离子。正常成年人体内含钾总量为 $120\sim150g$，70% 的钾存在于肌肉中，10% 分布在皮肤，$6\%\sim7\%$ 在红细胞内，其余钾分布在脑、肝脏和骨骼中。正常人血浆钾浓度为 $3.5\sim5.3mmol/L$，约为细胞内钾浓度的 $1/25$。

2.生理功能

（1）维持细胞正常渗透压：钾是细胞内的主要阳离子，对维持细胞内液的渗透压起重要作用。

（2）维持神经肌肉的应激性和正常功能：细胞内的 K^+ 和细胞外的 Na^+ 联合作用，激活 Na^+，K^+-ATP 酶，产生能量，维持细胞内、外 Na^+、K^+ 浓度梯度，发生膜电位，激活肌肉纤维收缩并引起突触释放神经递质。

（3）维持心肌正常功能：心肌细胞内、外 K^+ 浓度对心肌的自律性、传导性和兴奋性起重要作用。

(4)维持细胞内外正常的酸碱平衡。

(5)降低血压：钾能对抗钠引起的高血压,补钾对高血压及正常血压者有降低作用。

(6)参与碳水化合物,蛋白质的正常代谢。

3.钾缺乏与过量

膳食因素钾缺乏与过量少见,主要见于临床疾病或医源性及其他原因。

(1)钾缺乏与低钾血症：人体内钾总量减少可引起钾缺乏症,当血钾浓度<3.5mmol/L时,称为低钾血症。

①原因：非正常情况的摄入不足或损失过多。①摄入不足,长期禁食、少食,在静脉补液内少钾或无钾;②损失过多,经消化道损失,见于频繁呕吐、腹泻、胃肠引流、长期用缓泻剂或轻泻剂;经肾损失,如多尿、肾脏疾病;经汗丢失,高温作业、重体力活动,大量出汗,使钾大量丢失。

②表现：正常人体钾下降10%时,症状不明显;当钾缺乏超过总量10%时,机体发生不同程度的功能性或病理性改变。a.神经肌肉应激性降低：肌肉无力与瘫痪,肋间肌、横膈肌无力出现呼吸困难、缺氧和窒息,平滑肌无力致腹胀、肠梗阻和麻痹,以及横纹肌肉裂解症;b.心律失常：心肌应激性增高,出现房性或室性早搏、心动过速、心音低钝、心律失常,并可出现异位搏动和房室传导阻滞;c.肾功能障碍：多尿、夜尿、口渴、多饮等。

(2)钾过量与高钾血症：血钾浓度>5.5mmol/L 时,出现毒性反应,称高钾血症。

①原因：进入人体钾过量及钾排出困难。

②表现：a.神经肌肉,全身疲乏、四肢无力,下肢较重,初起可见行走困难、肌张力减低、腱反射消失,以后上升至躯干肌群及上肢,严重时发生吞咽、呼吸及发音困难,甚至发生呼吸肌麻痹而窒息。b.心血管系统,心律缓慢、心音减低及心律失常,早期可见血压偏高,晚期下降,心电静息电位降低、房室传导阻滞、严重时心室颤动,心脏停搏于舒张期。

4.推荐摄入量与食物来源

(1)推荐摄入量：正常成年人膳食钾的适宜摄入量(AI)为 2000mg/d。

(2)食物来源：大部分食物都含有钾,豆类、蔬菜和水果是钾的最好来源,如红豆、蚕豆、扁豆、黄豆、杏干、冬菇、竹笋、紫菜、香蕉等含有十分丰富的钾。

第四节　其他膳食成分

一、水

水是营养素,它虽不提供人体所需的能量,却是人体维持生命活动不可缺少的物质之一。

(一)体内的水含量与分布

水是人体成分中含量最多的一种。人体内水含量因年龄、性别、体型、职业不同而不同,一般来讲,随年龄的增加,水含量下降。如胎儿体内含水量达 90%以上,婴儿体内约含水 75%,成人体内含水量为 55%~65%;女性含水量比男性低;运动员的含水量高于普通人。

水广泛分布于细胞内、外液和各种支持组织中，但不同细胞和组织的含水量有较大的差异。代谢活跃的组织细胞中水分含量较高，反之则较低，如骨骼含水约 $12\%\sim15\%$，皮肤含水约 $60\%\sim70\%$，肌肉与肝、肾、脑等内脏器官含水约 $70\%\sim80\%$，脂肪组织含 $20\%\sim35\%$ 水分，而血液含水 80% 以上。由于人体的肌肉组织约占体重的 40%，所以肌肉中的含水量约占全身总水量的 1/2。肥胖者体内脂肪组织较多，故含水量有所下降。

（二）水的吸收与排泄

水的吸收主要在小肠，小肠对水的吸收主要取决于渗透压的差异，即小肠在吸收所消化的固体食物后导致肠壁的渗透压增高，从而促进小肠对水的吸收。体内缺水可导致组织细胞水分含量降低，渗透压增加，也可使水的吸收增加。此外，水亦可伴随钠离子和其他物质的主动转运过程被人体吸收。

体内水排出的途径有：①经肾脏以尿液的形式排出，约占总排出量的 50%；②经皮肤以汗液的形式排出，约占 30%；③经呼吸道排出，约占 15%；④经肠道以粪便的形式排出，约占 5%。

正常情况下，人体对水的吸收与排出保持相对平衡状态，从肾小球滤出的水大部分可被重吸收，仅小部分生成尿液排出体外。运动和环境温度较高时，通过皮肤蒸发而排出的水增加。腹泻时，通过粪便排出的水增加。

（三）水的生理作用

水是组成体液的主要成分，体内水的平衡对于体温调节、将营养素或激素输送到各个细胞、将废物由细胞中带出以及润滑和催化生理化学反应，具有重要的意义。

1.是人体的基本组成成分

水是维持生命、保持细胞和组织的正常外形、构成各种体液所必需的物质。蛋白胶体中的水直接参与构成细胞和组织，这种结合水还可使组织具有一定的形态、硬度和弹性。

2.参与体内物质运输与代谢

由于水具有很强的溶解性，可使各种水溶性有机物和无机物溶于其中，某些低水溶性甚至非水溶性的物质如蛋白质和脂肪等也能在适当的条件下分散于水中，形成乳浊液或胶体溶液。由于水的流动性很强，可作为体内许多物质的载体，尤其对于各种营养素的吸收与转运、气体的运输与交换以及代谢产物的运输和排泄等有重要的作用。水不仅可以作为多种物质的溶媒和体内许多生化反应的媒介，参与细胞代谢，也可以作为反应物参与体内的许多生化反应，并参与构成细胞赖以生存的外环境条件。

3.调节体温

由于水的比热高，在代谢过程中产生的热能大多可以被水吸收，有利于维持体温的恒定；水的蒸发热大，通过出汗可以散发体内贮存的热量；水的导热性强，可以使体内各组织器官间的温度趋于一致。

4.润滑作用

由于水的黏度小，可以对体内许多重要的易摩擦部位起到良好的滑润作用，以减少磨损，如关节腔内的润滑液可减少关节转动时的摩擦,唾液能使食物便于吞咽,韧带、肌肉、被膜等组织器官的活动等也都常以水作为润滑剂。水可维持腺体组织和细胞的正常分泌,保持肌肤柔软及适当的弹性。此外,水还可以起到滋润机体组织细胞,使其保持湿润状态的作用。

5.维持良好的消化吸收功能

食物进入胃肠道,必须依靠消化道器官分泌的消化液进行消化,包括唾液、胃液、肠液、胰液和胆汁,而这些消化液含水量高达90%。

(四)人体水平衡的调节

人体每日都会有一部分水丢失,并通过饮水、摄入食物来补充水,以维持体内水平衡或称为体液平衡。机体水平衡的维持主要依赖两种途径,即通过中枢神经系统控制水的摄入和通过肾脏控制水的丢失。

机体水丢失过多时,细胞外液中的电解质,尤其是钠的浓度增加,使唾液中的水吸收增加,产生口干、口渴的感觉。同样,血中钠浓度增加还可刺激下丘脑产生一种渴感刺激物,并促进垂体分泌抗利尿激素(ADH)。ADH可促进肾对水的重吸收,减少通过肾排出的水量,血中的钠浓度增加1%即可引起口渴和ADH的分泌。此外,体内水丢失过多时,会引起血容量和血压的下降,血压降低可刺激肾细胞产生肾素,肾素进而激活血液中的血管紧张素原使之形成血管紧张素。血管紧张素是一种很强的血管收缩剂,它可使血管收缩、血压升高。此外,它还可以刺激肾上腺分泌肾上腺皮质激素,从而使肾脏减少钠和水的排出。相反,如果人体摄入的水超出需要,导致细胞外液中电解质浓度下降,此种情况下不会引起口渴的感觉,同样也不会刺激ADH的分泌,肾对水的重吸收会相应减少,以增加水从尿中的排出。机体就是通过这两种主要机制来调节水的摄入和排出,进而维持体内的水平衡。

(五)人体水的来源及需水量

1.人体水的来源

主要有三个途径,即饮用水、食物含有的水以及体内物质代谢生成的水(代谢水)。

(1)饮用水:包括各种饮料,通常占人体所需水量的一半以上。饮用水除经过滤、消毒等处理的自来水(即管道水或管网水)、泉水和井水外,还包括市售瓶(桶)装水。瓶(桶)装水主要包括两大类,即纯净水和矿泉水,前者指使用蒸馏、过滤(超滤、反渗透、离子交换)等技术生产的纯度较高(即杂质和微生物含量控制在极低水平)的水;而后者指天然形成的、含某些矿物质较多的泉水。

酒精性饮料、茶以及咖啡等虽然也是饮用水的来源之一,但这些饮料具有利尿剂的作用,可促进水从肾的排出。

(2)食物水:大多数食物(如饭、面等主食以及蔬菜水果等)中也含有一定量的水。这些水一部分以结晶水的形式存在,另一部分则以结合水的形式存在,二者都可被人体吸收利用。故通过摄入食物而同时吸收的水分也是人体所需水分的主要来源之一,约占人体水来源的30%~40%。

(3)代谢水:蛋白质、脂类和碳水化合物等物质在体内的氧化亦可生成一定量的水。如

100g 碳水化合物在体内完全氧化可产生 60g 代谢水，100g 蛋白质氧化可产生 41g 水，100g 脂肪氧化可产生 107g 水。但脂肪和蛋白质在氧化过程中本身还要消耗一部分水，蛋白质的脱氨基等反应也必须有水参加，故降低了其产生代谢水的净值。此外，脂肪氧化的增强亦可使水通过肺呼吸而排出增加。在正常情况下，人体所需的水分约 10% 来自体内生物氧化过程产生的代谢水。

2.人体水的需要量

人体对水的需求受年龄、体力活动、环境温度、膳食、疾病和损伤等多方面的影响。一般情况下人体最低需水量是 1500mL/d；水供给量按能量计是每天 $0.24 \sim 0.36$ mL/kJ（即 $1 \sim 1.5$ mL/kcal）。随年龄增长，水的相对需要量（即每千克体重的需水量）下降。随着体力活动的增加或环境温度的升高，通过汗液蒸发和呼吸所排出的水分也相应增加，需水量增加。高蛋白膳食可增加尿氮的排出，排尿量也相应增加。故高蛋白膳食者应注意补水，尤其应注意摄入高蛋白饮食的婴儿对水的需求。长期腹泻、连续呕吐以及高热等均可导致水的大量丢失。相反，充血性心脏病、肝硬化和肾炎等疾病可致体内水钠潴留，容易发生水肿。烧伤和手术等引起的损伤可导致大量失水，如不及时予以补充，可引发一系列严重的病变，甚至导致死亡。

（六）水缺乏与水过量的危害

1.水缺乏

水摄入不足或因腹泻、呕吐、排汗过多或发热等造成机体水丢失增加，均可导致机体发生水缺乏，重者可导致脱水。

缺水或长期饮水不足造成的脱水对人体健康有严重的危害。动物实验表明，当体内水分减少 8%，即会出现严重的干渴感觉、食欲丧失、消化作用减慢、并因黏膜的干燥而降低对传染病的抵抗力，长期饮水不足可使血液变得黏稠。此外，因缺水而使机体组织中的蛋白质和脂肪分解增加，氮和钠、钾离子排出增加。缺水比饥饿更难维持生命，饥饿时消耗体内绝大部分的脂肪和一半以上的蛋白质仍可生存，但人体失去水分占体重的 2% 时，就会感到口渴和尿少；失水达体重的 6% 就会全身乏力、抑郁、无尿；失水达体重的 10% 则会导致严重的代谢紊乱，出现烦躁不安、眼球内陷、皮肤失去弹性、全身乏力、体温升高、脉搏加快和血压下降；如果失水超过体重的 20% 则会导致死亡。高温季节的缺水后果比低温时更加严重。

根据水和电解质丢失的比例不同，可将脱水分为 3 种类型：

（1）高渗性脱水：特点是以水丢失为主，电解质丢失相对较少。当失水量占体重的 2% ~ 4% 时，为轻度脱水，表现为口渴、尿少、尿比重增高及工作效率降低等；失水量占体重的 4% ~ 8% 时，为中度脱水，除上述症状外，可出现皮肤干燥、口舌干裂、声音嘶哑及全身软弱无力等表现；失水量超过体重的 8% 时，为重度脱水，可出现皮肤黏膜干燥、高热、烦躁、精神恍惚等，严重可危及生命。

（2）低渗性脱水：以电解质丢失为主、水丢失较少，这一类型脱水的特点是循环血量下降，血浆蛋白质浓度升高，细胞外液低渗，可引起脑细胞水肿，肌肉细胞内水过多并导致肌肉痉挛。早期多尿，晚期少尿甚至无尿，尿比重低，尿钠离子和氯离子降低或缺乏。

(3)等渗性脱水:此型脱水是水和电解质按比例丢失,体液渗透压不便,临床上较为常见。其特点为细胞外液减少,细胞内液一般不减少,血浆钠离子浓度正常,兼有上述两型脱水的特点,有口渴和少尿表现。

2.水过量或水中毒

大量饮水而电解质摄入不足或者水在体内的异常滞留和分布可能会导致水分过多症或水中毒。

如果人体的水摄入量超过水排出量,也可出现体内水分滞留过多,细胞外液低渗,超过机体的代谢能力,导致细胞内水含量过多(细胞水肿)而引起细胞功能紊乱和体内电解质紊乱。可出现头昏眼花、虚弱无力、心跳加快等症状,当大脑细胞发生水中毒时可出现痉挛、意识障碍和昏迷,严重时甚至可危及生命。但正常情况下,水的摄入和排出受中枢神经系统控制,可通过多种途径来调节体液平衡,故正常人一般不会出现水过量和水中毒。水过量和水中毒主要见于患某些疾病(如肾、肝、心脏疾病)时。此外,在严重脱水后,如补水方法不当(如短时大量补淡水或低渗液),也可以发生水过量和水中毒。

二、植物化学物

(一)植物化学物的概述

植物由种类繁多的化学物质组成,根据产生过程将代谢产物分为初级代谢产物和次级代谢产物。前者是指在植物生命过程中,获得能量的代谢过程所产生的最基本的、共有的一些成分,这些成分一般是植物的营养物质,主要包括蛋白质、脂肪、碳水化合物,其主要作用是参与植物细胞的能量代谢和结构重建。次级代谢产物是植物代谢产生的多种低分子量的末端产物,通过降解或合成产生不再对代谢过程起作用的化合物。这些产物除个别是维生素的前体物(如 β-胡萝卜素)外均为非营养素成分,现已将它们统称为植物化学物。从广义上讲,植物化学物是生物进化过程中维持其与周围环境(包括紫外线)相互作用的生物活性分子。当我们吃植物性食物时,就会摄取到各种各样的植物次级代谢产物。植物次级代谢产物对植物本身而言具有多种功能,如保护其与生长环境之间的相互作用等。从化学结构上讲,这些次级代谢产物种类众多;从数量上讲,与初级代谢产物相比又微乎其微。早在 20 世纪 50 年代 Winter 等人就提出植物次级代谢产物对人类有药理学作用,然而直到近年来营养科学工作者才开始系统地研究植物中这些生物活性物质对机体健康的促进作用。

植物次级代谢产物对健康具有利弊双重作用。过去我们认为并一直强调植物性食品中的它们是天然毒物并对人体健康有害(如马铃薯和西红柿中存在的配糖碱、树薯中存在的氰化苷等),或因它们限制营养素的利用而认为是"抗营养"物质。对植物化学物有益作用的认识始于对农场动物的观察,这些家畜常常是连续几个月只喂饲单一的植物草料,然而却能正常生长和发育,这种情况与发达国家人群的膳食营养状况是无法相比的。在正常摄食条件下,几乎所有天然成分对机体都是无害的(除少数例外,如马铃薯中的龙葵素),而且许多过去认为对健康不利的植物化学物也可能存在各种促进健康的作用。例如过去一直认为卷心菜中存在的各种蛋白酶抑制剂和芥子油苷是有害于健康的,现在却发现它们有明显的抗氧化和抑制肿瘤的作用。在过去的二十几年中,人们对多吃富含蔬菜和水果的膳食有益于健康的认识逐渐加深。大量的流行病学调查结果证明,在蔬菜和水果中含有一些生物活性物质,它们具有保护人体健康和预防诸如心血管病和癌症等慢性疾病的作用,因此又重新引起了营养科学工作者对植物化学物的兴趣。

目前为止,天然存在的植物化学物的总数量还不清楚,但估计有6万～10万种。混合饮食者每天摄入的植物化学物约为1.5g,而素食者可能会更高一些。

(二)植物化学物的分类

植物化学物可按照它们的化学结构或者功能特点进行分类。

1.类胡萝卜素

类胡萝卜素是水果和蔬菜中广泛存在的植物次级代谢产物,它们的主要功能之一是使植物显示出红色或黄色。通常根据极性基团的存在与否将类胡萝卜素分成无氧和含氧(如叶黄素)两种类型。在自然界存在的700多种天然类胡萝卜素中,对人体营养有意义的大约有40～50种。根据个人膳食特点,人类血清中含有不同比例的类胡萝卜素,主要以无氧型类胡萝卜素的形式存在,如 α-和 β-胡萝卜素和番茄红素。而有氧型的叶黄素,如黄体素、玉米黄素和 β-隐黄素也有少量存在。在人血清中 β-胡萝卜素占总类胡萝卜素含量的15％～30％。无氧型和有氧型类胡萝卜素的区别主要表现在它们对热的稳定性不同,如类胡萝卜素中的 β-胡萝卜素是热稳定型的,而叶黄素(主要存在于绿色蔬菜中)则对热敏感。人体每天摄入的类胡萝卜素大约为6mg。

2.植物固醇

植物固醇主要存在于植物的种子及其油料中,如 β-谷固醇、豆固醇和菜油固醇。从化学结构来看植物固醇与胆固醇的区别是前者增加了一个侧链。人们每日从膳食中摄入的植物固醇为150～400mg,但人体只能吸收5％左右。影响吸收率的原因目前尚不清楚。早在20世纪中叶人们就发现植物固醇有降低胆固醇的作用,其作用机制主要是抑制胆固醇的吸收。

3.皂苷

皂苷是一类具有苦味的化合物,它们可与蛋白质和脂类结合(如胆固醇形成复合物),在豆科植物中皂苷特别丰富。根据膳食习惯和特点,平均每日膳食摄入的皂苷约为10mg,最高可达200mg以上。由于皂苷具有溶血的特性,所以以前一直被认为是对健康有害的,但是人群试验却未能证实其危害。目前一些国家已批准将某些种类的皂苷作为食品添加剂用于饮料,如美国和加拿大将其作为泡沫稳定剂用在啤酒中,英国用在无酒精饮料中。

4.芥子油苷

芥子油苷存在于所有十字花科植物中,它们的降解产物具有典型的芥末、辣根和花椰菜的味道。借助于植物中一种特殊的酶,即葡糖硫苷酶的作用,植物组织的机械性损伤可将芥子油苷转变为有实际活性的物质,即异硫氰酸盐、硫氰酸盐和吲哚。当白菜加热时,其中的芥子油苷含量可减少30％～60％。人体每日从膳食中摄入芥子油苷的量大致为10～50mg,素食者每日摄入量可高达 110mg。芥子油苷的代谢产物,如硫氰酸盐可在小肠完全吸收。

5.多酚

多酚是所有酚类衍生物的总称,主要为酚酸(包括羟基肉桂酸)和类黄酮,后者主要存在于水果和蔬菜的外层(黄酮醇)及整粒的谷物中(木聚素)。新鲜蔬菜中的多酚可高达 0.1%,例如莴苣外面的绿叶中多酚的含量就特别高。绿叶蔬菜中类黄酮的含量随着蔬菜的成熟而增高。露天蔬菜中类黄酮的含量明显高于大棚蔬菜中的含量。最常见的类黄酮是槲皮素,其每日摄入量大约为 23mg,最近的研究表明这个剂量的槲皮素对人体健康是有益的。

6.蛋白酶抑制剂

植物蛋白酶抑制剂存在于所有植物中,特别是豆类、谷类等种子中含量更高。哺乳动物肠道中的蛋白酶抑制剂主要阻碍内源性蛋白酶(如胰蛋白酶)的活性,导致机体加强消化酶形成复合物,阻断酶的催化位点,从而竞争性抑制蛋白酶。人体平均每日摄入的胰蛋白酶抑制剂约为 295mg,对于膳食以蔬菜、豆类和粮谷类为主的素食者来说所摄入的蛋白酶抑制剂更多。所吸收的蛋白酶抑制剂能以生物活性形式在各组织中被检测出来,它们主要具有抑制肿瘤和抗氧化的作用。

7.单萜类

调料类植物中所存在的植物化学物主要是典型的食物单萜类物质,如薄荷中的薄荷醇、香菜种子中的香芹酮、柑橘油中的柠檬油精。单萜类物质的每日摄入量大约为 150mg。

8.植物雌激素

植物雌激素是存在于植物中,可结合到哺乳动物体内雌激素受体上并能发挥类似于内源性雌激素作用的成分。异黄酮和木聚素在化学结构上均是多酚类物质,但也属于植物雌激素。异黄酮几乎全部存在于大豆和大豆制品中,木聚素在亚麻种子和粮食制品中含量较高。虽然植物雌激素所显示出的作用只占人体雌激素作用的 0.1%,但在尿中植物雌激素的含量可比内源性雌激素高 10~1000 倍。因此,依据机体内源性雌激素数量和含量的不同,植物雌激素可发挥雌激素和抗雌激素两种作用。

9.硫化物

植物次级代谢产物中的硫化物包括所有存在于大蒜和其他球根状植物中的有机硫化物。大蒜中的主要活性物质是氧化形式的二丙烯二硫化物,亦称蒜素,蒜素中的基本物质是蒜苷。当大蒜类植物的结构受损时,蒜苷在蒜苷酶的作用下形成蒜素。新鲜大蒜中蒜素的含量可高达 4g/kg。白菜中也含有硫化物,但由于缺少蒜氨酸酶而不能形成具有生物活性的硫化物代谢产物。

10.植酸

又称肌醇六磷酸酯(IP6),是天然存在于谷类和豆类食物中,富含磷的一种有机化合物。植酸主要存在于种子胚层和谷皮中。植酸的螯合能力较强,因此降低了某些矿物质的生物利用率;利用植酸与蛋白质结合的特性,可从天然植物中分离提取植酸。植酸在抗癌、抗氧化、调节免疫功能、抗血小板等方面的生物学活性已逐渐被证实。

(三)植物化学物的生物学作用

1.抗癌作用

癌症是发达国家的第二位死因,营养是癌症危险性相关的主要外源性因素,33%左右的各种癌症与营养有关。某些营养因素可促进癌症发生,但其他营养相关因素可能会降低癌症危险性。蔬菜和水果富含植物化学物多有防癌的潜在作用,有30余种植物化学物可降低人群癌症发生率,并有实际意义。欧洲某些国家坚持推荐食用蔬菜、水果和富含食物纤维的谷类食品,明显降低胃癌发生率。因植物食品有潜在防癌的生物活性,目前这些国家食品法典委员会推荐蔬菜和水果每日消费量增加5倍。

癌症发生为多阶段,植物化学物几乎在每个阶段都可抑制肿瘤发生。根据离体、动物、人体等不同实验系统的研究结果,获得有关蔬菜、水果及提取植物化学物抗癌作用的资料。在动物实验中,给动物喂饲某些植物性食物或为取得剂量-效应关系而直接给予提取植物化学物,均获得植物化学物可抑制自发性肿瘤和化学物诱导性肿瘤证据。但值得指出的是人群研究,特别是流行病学干预实验或生物标记相关研究将有更重要意义。

致癌物如亚硝胺等,通常以未活化形式摄入体内。由Ⅰ相酶(依赖单加氧酶的细胞色素P450)介导内源性生物活化是致癌物与DNA相互作用产生遗传毒性先决条件;而Ⅱ相酶谷胱甘肽-S-转移酶(GST)常是对已活化致癌物发挥减毒作用。植物化学物(如芥子油苷、多酚、单萜类、硫化物等)通过抑制Ⅰ相酶、诱导Ⅱ相酶抑制致癌作用,如十字花科植物提取的芥子油苷代谢物萝卜硫素;人体实验每天食用300g布鲁塞尔芽甘蓝,可增加男性GST活性,但女性无此作用。某些酚酸与活化致癌剂结合并掩盖DNA与致癌剂结合位点,此机制可抑制由DNA损伤所致的致癌作用。

2.抗氧化作用

活性氧可以损伤几乎所有的细胞成分,如蛋白质、酶、DNA、RNA等生物大分子及细胞器,甚至引起细胞的氧化应激损伤,导致细胞突变。许多与年龄相关的疾病如心脏病和癌症都与过度的分子氧化有关。人体对这些活性物质的保护系统包括抗氧化酶系统(超氧化物歧化酶、谷胱甘肽氧化酶等)、内源性抗氧化物(尿酸、谷胱甘肽、α-硫辛酸、辅酶 Q_{10} 等),以及具有抗氧化活性的必需营养素(维生素 E 和维生素 C 等)。现已发现植物化学物,如类胡萝卜素、多酚、植物雌激素、蛋白酶抑制剂和硫化物等也具有明显的抗氧化作用。

植物性食物中的抗氧化物质有多种,试验研究发现在这些抗氧化物质中多酚的抗氧化作用最强。血液中低密度脂蛋白胆固醇浓度升高是动脉硬化症的主要原因,但低密度脂蛋白只有经过氧化后才会引起动脉粥样硬化。有报道红葡萄酒中的多酚提取物以及黄酮醇在离体条件下与等量具有抗氧化作用的维生素相比,可更有效地保护低密度脂蛋白胆固醇不被氧化。

活性氧在癌变的发生过程中起着重要作用,氧自由基可使细胞内的 DNA、RNA、蛋白质等生物大分子发生氧化损伤,导致细胞突变和癌变发生。研究发现染料木黄酮可抑制促癌剂诱导中性白细胞和 HL-60 细胞内过氧化氢(H_2O_2)的生成。染料木黄酮不仅本身有抗氧化作用,还可诱导机体器官或细胞的抗氧化酶活性增高。动物实验表明,染料木黄酮可显著提高实验动物小肠、皮肤等器官的抗氧化酶(如过氧化氢酶、SOD、GSH-Px 等)的活性。鉴于自由基在癌变发生过程中的重要作用,故认为染料木黄酮的抗氧化及诱导机体抗氧化酶活性升高作用可能是其抗癌主要机制之一。

3.免疫调节

免疫系统的主要功能是抵御病原体的入侵,对机体起一种屏障作用,同时也涉及在癌症及心血管病病理过程中的保护作用,适宜的营养是免疫系统维持正常功能的基础,如能量、脂肪及某些微量营养素的数量和质量。

迄今为止,已进行了有关多种类胡萝卜素对免疫系统次级作用的动物实验和干预性研究,其结果均表明类胡萝卜素对免疫功能有调节作用。但其他植物化学物对免疫系统功能的影响目前只做了较小范围的研究。对类黄酮的研究几乎全部是在离体条件下进行的,多数研究表明类黄酮具有免疫抑制作用;而皂苷、硫化物和植酸具有增强免疫功能的作用。由于缺少人群研究,目前还不能准确对植物化学物影响人体免疫功能的作用进行评价,但可以肯定类胡萝卜素及类黄酮对人体具有免疫调节作用。

4.抗微生物作用

很久以来,某些食用性植物或调料植物就被用来处理感染。后来由于磺胺及抗生素的发现以及它们成功的抗感染作用,使人们降低了从食物中寻找具有抗感染作用植物成分的兴趣。但近年来,考虑到化学合成药物的副作用,又重新掀起了从植物性食物中提取具有抗微生物作用成分的热潮。

早期研究证实球根状植物中的硫化物具有抗微生物作用。蒜素是大蒜中的硫化物,具有很强的抗微生物作用。芥子油苷的代谢物异硫氰酸盐和硫氰酸盐同样具有抗微生物活性。混合食用水芹、金莲花和辣根后泌尿道中芥子油苷的代谢物能够达到治疗尿路感染的有效浓度,但单独食用其中一种则不能达到满意的疗效。

5.降胆固醇作用

动物实验和临床研究均发现,以皂苷、植物固醇、硫化物为代表的植物化学物具有降低血胆固醇水平的作用,血清胆固醇降低的程度与食物中的胆固醇和脂肪含量有关。曾有人用提取的植物固醇,如 β-谷固醇治疗高胆固醇血症,取得一定效果。植物化学物可抑制肝中胆固醇代谢的关键酶,其中最重要的是羟甲基戊二酸单酰 CoA 还原酶(HMG-CoA),其在动物体内可被生育三烯酚和硫化物所抑制。据报道在动物实验花色素中的茄色素和吲哚-3-甲醇也有降胆固醇作用。这些实验中受试对象食用的均是植物化学物单体,而植物性食物中还存在诸如膳食纤维等其他的降胆固醇物质。

(四)植物化学物的代谢

了解植物化学物的代谢过程,对于阐明植物化学物发挥其生物学作用的可能机制以及为其有效利用提供理论依据和科学基础具有重要意义。

植物化学物的代谢过程贯穿整个胃肠道,如:①在口腔受口腔内微生物和唾液酶的作用;②在胃内时受胃里的酸性环境影响;③在小肠或大肠的肠腔内受胰酶或微生物酶类的作用;

④在跨细胞转运过程中受内源的Ⅰ、Ⅱ相酶作用;⑤在肝受肝的Ⅰ、Ⅱ相酶作用;⑥在体内各组织中受组织中的Ⅰ、Ⅱ相酶作用。由此可见,不同的消化道吸收场所对植物化学物的代谢过程分为活性基团的改变、化合物部分或完全解体、化合物与其他分子结合等几个步骤。下面以多酚为例来探讨植物化学物的代谢情况,这将为我们理解其他植物化学物在类似体系中的代谢提供帮助。

1. 吸收

类黄酮是多酚类植物化学物的一种,它又包括六个亚类:黄酮与黄酮醇类、黄烷醇、异黄酮、双黄酮及花色苷等其他类。这些物质结构相似,只是母环上的活性基团的位置上有所不同。通常类黄酮总是以糖基化的形式存在,即与糖类结合的形式,而不同的糖基将直接影响它吸收。人体在摄入槲皮素-3-鼠李糖苷(芦丁,含双糖苷)后,两种槲皮素在血浆中的分布情况是完全不同的:含单糖苷者可被迅速吸收且在血浆中保持较高的水平;而含双糖苷者的吸收随其在肠内的含量而变化且在血浆中的清除保持较高的水平;产生这种情况的原因可能是在小肠黏膜上存在槲皮素-3-葡萄糖苷的钠依赖葡萄糖转运蛋白,而槲皮素-3-鼠李糖苷的吸收基本上是由结肠内的菌群来完成的,从而减少了它的可吸收量。

在类黄酮是否以原型吸收的问题上一直存在争议。有研究表明,受试者摄入富含槲皮素-3葡萄糖苷或槲皮素-3-鼠李糖苷的补充剂后,在其血浆中没有检测到槲皮素葡萄糖苷,这为判断吸收前还是吸收后去糖基提供了依据。有研究证实,摄入含有不同糖苷的槲皮素后,受试者的代谢物构成相似。类黄酮糖苷的去糖基化作用可能是由肠黏膜细胞内的溶酶体、β-糖苷酶以及存在于肠腔刷状缘的细菌β-糖苷酶等来完成的。人类肠道内的菌群主要集中在结肠(大约 $10^{12}/g$)。在小肠内发现的微生物相对较少。许多结肠内的微生物具有β-糖苷酶的活性,可水解 O-葡萄糖苷链,一些微生物还可进一步代谢类黄酮。

2. 胃肠循环

吸收后的类黄酮在透过小肠黏膜的过程中被小肠细胞所吸收,并在进入体循环或被胆汁排除前在肝内进行下一步的代谢。胆汁可直接由胆囊排入小肠上半段,其中的类黄酮化合物可被重吸收。这一连续的循环过程称为胃肠循环。

动物实验证实,类黄酮的代谢产物可能经胆汁排出。由于来自胆汁的结合型代谢产物是亲水性的,因此不可能在肠黏膜上皮细胞重新吸收。因此,类黄酮代谢产物会沿着胃肠道继续前行直到接触小肠远端或结肠内的微生物区。结肠内的菌群种类丰富,且具有强大的催化能力,可充分水解其结合产物。在此过程中被释放出的苷元可重新被吸收或接受下一步的代谢过程。

3. Ⅰ相代谢

类黄酮物质被肠道吸收后就要经历由Ⅰ相、Ⅱ相酶参与的代谢过程。羟基化和去甲基化反应是细胞色素 P450 单加氧化酶系的主要作用形式,它们可能都参与了类黄酮的代谢过程。Nielesen 等证实,从正常大鼠体内制备的微粒体能够羟基化某些黄烷醇。其发挥此代谢的条件是 B 环上无羟基或只存在一个羟基基团;B 环上有 2 个或更多的羟基基团时将阻止其进一步羟基化。去甲基作用见于甲基团位于 4 而不是 3 位置上。然而,4-单羟基的类黄酮如芹菜素,则未见以羟基代谢产物的形式出现在受试模型的尿液中。在人群干预实验中,也未发现芹菜素可发生 P450 介导的羟基化反应。人体在摄入芹菜素后只有母体化合物而不是木犀草素(B 环上也有 2 个羟基)被排出。在柑橘苷元的人群试验中发现,受试者摄入纯的柑橘苷元后,尿液中也未检测到圣草酚(B 环上有 2 个羟基)。这些结果表明,大多数膳食类黄酮在体内进行 Ⅰ 相代谢过程的程度并不明显,可能是因为在类黄酮的反应位点上已经存在的羟基基团而更加容易发生 Ⅱ 相结合反应的缘故。

4.Ⅱ相代谢

类黄酮被吸收后主要进行结合反应(主要与葡萄糖醛酸和硫酸结合)。结合反应是个普遍的解毒反应,它可减少活性羟基集团的数量,增加溶解度和分子量,从而使物质易于通过胆汁和尿液排出。葡萄糖醛酸糖苷发挥作用需要 UDP-葡萄糖醛酸转移酶和辅助因子 UDP-葡萄糖醛酸;后者在细胞内含量丰富,可确保结合反应即使是在底物浓度很高的条件下也不会被饱和。硫酸转移酶需要辅助因子 3-磷酸腺苷-5-磷酸硫酸的作用,它在细胞内含量有限,因此硫酸化作用只有在多酚浓度较低时才会占主导地位。由于膳食中的类黄酮含量相对较低,因此可将小肠内某些结合酶的表达水平(存在个体差异)作为某种代谢产物形成的决定因素,而不是以其饱和度作为衡量的指标。

类黄酮的结合反应可发生在酚类结构中的一个或多个位点上,但并不是所有的位点均易于发生结合反应。Boutin 等的研究证实,类黄酮的 5 —羟基基团一般情况下不能参与结合反应,除非这是唯一的可结合位点。UDP-葡萄糖醛酸转移酶与 4′位的亲和性最强。人在摄入富含槲皮素的洋葱后,发现血浆内的主要代谢产物是槲皮素-3-葡萄糖醛酸苷、3-甲基槲皮素-3 葡萄糖醛酸苷和槲皮素-3-硫酸盐。

此外,结合位点不同会极大地影响结合产物的生物活性。例如,结合反应发生在槲皮素 B 环上的儿茶酚基团(在结构—功能研究中发现儿茶酚基团可明显提高抗氧化能力)可降低槲皮素的抗氧化能力;当异黄酮上能与雌激素受体 α、β 受体相结合的 7-羟基基团发生结合反应时,异黄酮与雌激素受体发生作用的能力将大大降低。

当然,类黄酮的结合反应也同样可能存在种属间差异,如在动物体内(如大鼠)占主导地位的代谢途径(如槲皮素的甲基化反应)在人体内可能只是一条次要的途径。

5.微生物代谢

肠道内的微生物(肠道菌群)在类黄酮的代谢过程中具有重要作用,二者可以说是互相依赖。微生物可利用类黄酮类物质为自身提供能量,而类黄酮类物质又要依赖微生物的分解作用使其分解为分子量更低的物质以进行下一步的代谢。因此,有理由认为类黄酮的吸收在很大程度上受到肠道内菌群构成的限制(存在个体差异),而且胆汁的排出和胃肠循环确保了类黄酮能够持续地受到肠道菌群的作用,使这种互相依赖得以维持。在 Walle 等人采用[14]C 标记槲皮素的人群试验中发现,口服 72 小时后,81% 的槲皮素被代谢为 CO_2,只有 2%～5% 被排出到粪便中,3%～6% 在尿液里。这表明槲皮素可在肠道细菌和组织的代谢作用下生成由各种代谢物组成的混合物。

（五）几种主要植物化学物的介绍

以下逐一介绍下列几种主要的植物化学物：多酚类化合物、类胡萝卜素、萜类化合物、含硫化合物。

1.多酚类化合物

食物中的酚化合物有类黄酮、茶多酚、酚酸、单宁等。

（1）类黄酮泛指两个苯环（A 与 B 环）通过三碳链相互连接而形成一系列化合物，母体为二苯基丙烷。

常见的类黄酮主要包括：

①黄酮类及黄酮醇类：黄酮类及黄酮醇类中的槲皮素（也称栎精）及其苷类是植物界分布最广的黄酮类化合物。

②二氢黄酮类及二氢黄酮醇类：二氢黄酮及二氢黄酮醇类主要存在于精炼玉米油中。

③黄烷醇类：茶叶中茶多酚的主要成分儿茶素即属于黄烷醇类。

④异黄酮类及二氢异黄酮类：异黄酮类及二氢异黄酮类主要存在于豆科、鸢尾科等植物中，如大豆异黄酮、葛根素等。

⑤双黄酮类：双黄酮类多见于裸子植物中，如银杏双黄酮。

⑥其他：如查耳酮、花色苷等。

大豆异黄酮：大豆中含有较多的异黄酮类化学物，统称为大豆异黄酮。

食物来源与化学结构：异黄酮类化合物广泛存在于多种植物中，尤以大豆中含量较高。但不同品种大豆中的异黄酮含量可有很大的差异，主要与生长环境条件（温湿度、光照等）、生长期和提取方法等有关。豆制品中异黄酮的种类与含量则主要取决于加工方法。

大豆异黄酮主要包括三羟异黄酮（亦称染料木素或金雀异黄素）、二羟异黄酮（亦称黄豆苷元）和二羟甲氧基异黄酮（亦称大豆黄素）。

生理作用和保健功能：大豆异黄酮是重要的植物雌激素。植物雌激素是指植物中存在的能与哺乳动物体内雌激素受体结合并发挥类似雌激素作用的化学物，主要包括某些异黄酮类、香豆雌酚、木酚素以及某些萜类和皂苷等。

与污染食品的其他具有雌激素活性的环境内分泌干扰物和真菌毒素不同，大豆异黄酮对生物体常可显示出双向性作用，即在一定剂量范围内可表现出抗氧化、抗突变、抗肿瘤、抑制血小板凝集、降低心血管疾病发生危险性、抗骨质疏松和防治妇女更年期综合征等有益作用，而在较大剂量下则可表现出内分泌干扰活性和雌激素相关的其他不良反应。

流行病学研究表明，亚洲人中血管疾病、乳腺癌、前列腺癌和结肠癌的发病率低于美国人和西欧人与亚洲人膳食中有更多的大豆及其制品有关。有报道表明，成人每日摄入 40～50mg 的大豆异黄酮便可有效地预防前列腺癌的发生，异黄酮的摄入量每天达到 1.5～2.0mg/kg 即可发挥明显的抗癌效果。有研究认为，仅有苷元形式的大豆异黄酮能明显抑制肿瘤细胞的增殖。

研究表明,每天摄入 45g 大豆食品,血中染料木黄酮的浓度可达 $120\sim148$mg/mL,黄豆苷元的浓度可达 $64\sim75$ng/mL,比正常女性的血清雌二醇浓度($0.0024\sim0.534$ng/mL)高数百倍。大豆异黄酮抗骨质疏松、防治妇女更年期综合征等生理保健作用与其类雌激素样作用密切相关。有研究结果表明,心脏病死亡率、心脏病发作的发生率与来自水果、蔬菜、茶中的类黄酮摄入量呈负相关。

(2)茶多酚:茶叶含大量的多酚类化合物,统称为茶多酚,约占其干重的20%~35%。按其化学结构可将茶多酚分为四类,即儿茶素、黄酮及黄酮醇类,花青素及花白素类,酚酸类和缩酚酸类。

绿茶提取物中具有生理活性的多酚类化合物主要是表没食子儿茶素没食子酸酯(EGCG)和表没食子儿茶素(EGC)。EGCG 和 EGC 在绿茶中的含量远远高于红茶,1.2g 去咖啡因绿茶浸泡于 200mL 水中,含 88mg EGCG 和 EGC。许多研究表明,茶叶尤其是绿茶,对实验性肿瘤具有一定的化学预防作用,已证实其主要物质基础是茶多酚,其他物质如维生素 C、维生素 E、胡萝卜素、微量元素硒等物质也有一定的防癌作用。此外,茶多酚还有降胆固醇、降血压的作用。

(3)酚酸:苹果汁中的酚酸主要是绿原酸,脱脂后的黄豆粉中酚酸有 p-羟苯甲酸、丁香酸、反-p-香豆酸、反阿魏酸、反咖啡酸。谷类和豆类中也含有酚酸,玉米中反阿魏酸、反-p-香豆酸、丁香酸含量较高,其酚酸总量为米、面粉的 3 倍多。去壳燕麦粒含 N-奎酰氨茴酸,有抗组胺和抗哮喘的作用。

(4)单宁:单宁是多酚中高度聚合的化合物,能与蛋白质、消化酶形成难溶于水的复合物,影响食物的消化吸收。单宁也是强抗氧化剂,它在授"质子"后自身转化为稳定型自由基,即终止链式反应,可抗诱变、阻滞癌变进展。全谷和豆类中的单宁含量较多,主要集中在外壳和种皮里,高粱脱壳除皮后可失去 98%,干豆和豌豆中的单宁含量(按儿茶素当量或按单宁酸当量表示)约为 0.5%~2%,剥壳去皮或水煮后大大降低。

2.类胡萝卜素

类胡萝卜素是植物来源的一大类脂溶性色素,目前已发现 700 种以上,在黄、绿、红等深色植物中含量较多。某些类胡萝卜素可在体内转变成维生素 A,故称之为维生素 A 原,如 α-胡萝卜素、β-胡萝卜素、γ-胡萝卜素和隐黄素等,而其他大多数类胡萝卜素(如番茄红素、叶黄素、玉米黄素和辣椒红素等)不能转变为维生素 A,即无维生素 A 原活性。

无维生素 A 原活性的类胡萝卜素以往并未受到重视。但近来已有许多研究表明,有不少类胡萝卜素对人体可产生多方面的生物学作用。其中研究最多的是番茄红素和叶黄素。

番茄红素是番茄中的主要色素,无维生素 A 原的活性,以往主要作为天然色素用于食品工业。但最近十多年的研究显示,番茄红素具有比其他类胡萝卜素更好的抗氧化、抗衰老、增强免疫力和抗肿瘤等作用,故日益受到重视。

(1)来源与理化性质:番茄红素主要存在于番茄、西瓜、葡萄柚和木瓜等食物中,少量存在于胡萝卜、南瓜、芒果、李、柿、桃、葡萄、石榴等蔬菜水果中。人体主要从番茄和番茄制品获得番茄红素(约占总摄入量的 80％以上)。番茄红素在番茄中的含量随品种和成熟度的不同而异,成熟度越高、含量亦越高。普通番茄中番茄红素的含量约为 3～14mg/100g,而某些地区所产番茄的番茄红素含量可高达 400mg/100g 以上。

番茄红素属于烃类类胡萝卜素,其元素组成和分子量与 β-胡萝卜素相同,但由于不具备 β-胡萝卜素那样的芷香酮环结构,故不能转变为维生素 A。

由于番茄红素的结构中含有 11 个共轭双键,故理论上可能存在两千种以上的异构体,但实际上目前仅发现 70 余种。天然植物中的番茄红素以反式构型的比例较高,而在人体中以顺式构型的比例较高。番茄红素易被氧化破坏和发生构型转变,在提取分离、加工处理和保藏的过程中,光、热、酸、碱及表面活性剂等可促进这些变化。抽真空和充氮包装可降低其氧化速度,在分离提取过程中添加抗氧化剂也可减少其氧化和异构化的发生。

番茄红素不溶于水,难溶于甲醇等极性溶剂,可溶于乙醚、石油醚、己烷、丙酮等,易溶于油脂和氯仿、二硫化碳、苯等有机溶剂。

(2)消化吸收与代谢:哺乳动物和人体不能合成番茄红素,必须从食物获得。食物中的类胡萝卜素常与某些大分子紧密结合在一起而影响其吸收,食前加热可促进番茄红素与这些大分子分离,提高其吸收率。将番茄加工成果汁、果酱、果泥、调味酱等,番茄红素能更有效地被人体吸收,可能与加工和热处理过程改变了番茄红素的构型,使顺式异构体增加有关。

番茄红素能完整地被吸收,吸收率高于 α-胡萝卜素和 β-胡萝卜素,但很多因素都可影响其吸收。食物中的蛋白质-胡萝卜素复合物、果胶等可溶性膳食纤维、结合胆固醇和树脂,以及缺铁、缺锌和肠道疾病等都可使番茄红素的吸收减少。脂肪则可促进其吸收,热加工后番茄红素的吸收利用率也可明显提高。

人血清中含有多种类胡萝卜素,其中 β-胡萝卜素和番茄红素的含量最高,番茄红素约占血中总类胡萝卜素的 20％～40％。番茄红素也是组织中的主要类胡萝卜素,在睾丸和肾上腺中含量最高,在肝、肺、前列腺、结肠及皮肤内含量亦较多。血浆番茄红素的含量随年龄的增加而有所下降。

(3)生物学作用与保健功能:①抗氧化:番茄红素有很强的抗氧化活性,能有效地淬灭单线态氧和清除自由基,作用强于 β-胡萝卜素和 α-生育酚。调查表明,血中的番茄红素浓度越高,氧化物就越少。②抑制肿瘤:流行病学调查发现,通过膳食摄入番茄及其制品可减少某些肿瘤的发生,对前列腺癌和消化道肿瘤的预防作用尤为明显。血液和组织细胞中番茄红素的水平与前列腺癌、食管癌、胰腺癌、胃肠癌、乳腺癌、皮肤癌、膀胱癌等多种肿瘤发生的危险性呈负相关。每周食用 5 次以上番茄者,前列腺癌发生的危险性明显下降。每周食用 10 次或 10 次以上的番茄或番茄制品可使前列腺癌发生的风险减低 35％。病例一对照研究表明,高番茄红素摄入可使胃癌、肝癌、结肠癌、直肠癌、宫颈癌、肺癌等肿瘤发生的危险性降低。体外研究和动物试验也证实,番茄红素有较强的抗癌活性,其作用机制可能与其有抗氧化、诱导细胞间隙连接通讯、调控细胞增殖等作用有关。③预防心血管疾病:番茄红素的抗氧化作用有助于防止DNA 和脂蛋白的氧化,减少胆固醇氧化产物的形成,故可预防动脉粥样硬化和相关心血管疾病的发生。在一项对 10 个欧洲国家 1400 名男性的研究中发现,血浆中番茄红素含量与冠状动脉疾病的发生危险性和死亡率呈负相关。调查表明,食用富含番茄红素食品的男性不易患心脑血管疾病。每天服用 10mg 番茄红素就能使增高的血清胆固醇显著降低。每天食用 1～2 次番茄汁、空心粉沙司酱以及其他番茄红素含量较高的食品,持续食用一周,可显著降低 LDL 的氧化水平,同时血中的番茄红素含量可提高一倍。④抗辐射、保护皮肤:番茄红素可有效保护肌肤免受辐射和紫外线的损害。研究表明,当紫外线照射皮肤时,其中的番茄红素首先被破坏,增加皮肤内番茄红素的含量可减轻紫外线对皮肤的损伤,起到保护皮肤的作用。⑤延缓衰老和其他作用:补充番茄红素有助于延缓衰老,预防由于衰老而引起的疾病。研究表明,血中番茄红素的水平与衰老程度和 LDL 胆固醇水平呈负相关,而与老年人的自理和自控能力以及性功能呈正相关。血浆中番茄红素含量很低的人患白内障的可能性比正常人高 2 倍以上,补充番茄红素可预防白内障的发生。最近的研究还发现,番茄红素能提高精子的质量,可用于原因不明的男性不育症的辅助治疗。

3.萜类化合物

萜是以异戊二烯为基本单元,以不同方式首尾相接而构成的聚合体,而在水果、蔬菜、全谷类等食物中富含的甲羟戊酸则是合成异戊二烯的前体物质。萜类化合物主要存在于某些调料类植物和药用植物中,是其芳香味的主要物质基础。常见的单萜类化合物有香芹酮、薄荷醇、柠檬烯、薄荷脑苎烯、桉树脑、紫苏子醇等,而多萜类化合物主要是三萜与糖形成的皂苷。

较重要的萜类化合物有苎烯、柠檬苦素类化合物和皂苷。

(1)柠檬烯:柠檬烯又名 d-苎烯或柠檬油精,属单环单萜,是柑橘类等多种水果、蔬菜和香料中存在的天然成分之一,在柑橘果皮精油中含量最多,如橙皮精油中的含量可高达 90%～95%。某些食品香料和调料,葡萄酒、米糠油、橄榄油、棕榈油等植物油也是异戊二烯类化合物的主要来源。柠檬烯由于具有柠檬样香味和气味,故广泛用作食物、饮料、口香糖等的调味剂以及肥皂、香水的调香剂。柠檬烯能溶于水,在消化道内可完全被吸收,代谢较快。体内和体外研究表明,柠檬烯有一定的防癌抗癌作用,可降低动物乳腺癌的发生率。柠檬烯及其衍生物紫苏子醛还可抑制胆固醇的合成,具有降血脂作用。

(2)柠檬苦素类化合物:柠檬苦素类化合物系一组三萜衍生物,是柑橘的苦味成分之一。常以葡萄糖衍生物的形式存在于成熟的果实中,以葡萄子中的含量为最高。此类化合物可诱导谷胱甘肽硫转移酶,亦有一定的抗癌活性。

(3)皂苷:皂苷亦称皂角苷,系三萜与糖所形成的苷,在大豆和甘草中含量较多。甘草的主要有效成分——甘草甜素即三萜葡糖苷酸,其糖苷配基即甘草酸。甘草甜素有消炎和抗变应性反应等作用,并可诱导干扰素生成,发挥抗单纯疱疹病毒等作用。

大豆皂苷是由低聚糖与齐墩果烯三萜连接而成,其配基为脂溶性,糖苷为水溶性,故具有较强的表面活性。提纯的皂苷为白色粉末,具辛辣和苦味,对人体各部位的黏膜均有刺激性,故大量摄入可致急性胃肠炎。

大豆皂苷具有抗氧化、降血脂、增强免疫力、抗突变和抗肿瘤等作用。可清除体内产生的过量自由基,并能增加体内 SOD 的含量,从而减少自由基对细胞膜的损伤。可降低电离辐射诱发的小鼠骨髓细胞染色体畸变和微核形成,可抑制人类多种肿瘤细胞(如胃癌、乳腺癌、前列腺癌等)的生长,在体外试验中对 YAC-1 白血病细胞的 DNA 合成有明显的抑制作用。可抑制血中脂类氧化,减少过氧化脂质的生成,从而降低血胆固醇并可防止过氧化脂质对细胞的损伤。大豆皂苷对 T 细胞的功能有明显的增强作用,可促进 T 细胞产生淋巴因子,使白介素-2(IL-2)分泌增加,同时亦可提高 B 细胞的转化增殖,增强体液免疫功能。大豆皂苷还可改善心肌缺血和对氧的需求,延长缺氧小鼠的存活时间。还可降低冠状动脉和脑血管的阻力、增加冠状动脉和脑血管的供血量,减慢心率。

因皂苷类化学物具有溶血作用,以往曾把大豆皂苷视为抗营养因子。但近年的研究表明,大豆皂苷可激活纤溶系统,抑制血小板聚集,还可抑制纤维蛋白原向纤维蛋白转化,具有较好的抗凝血和抗血栓作用。

大豆皂苷具有广谱抗病毒能力,不仅对单纯疱疹病毒和腺病毒等 DNA 病毒有抑制作用,对脊髓灰质炎病毒和柯萨奇病毒等 RNA 病毒也有明显的作用,最近有报道大豆皂苷对人类艾滋病病毒也具有一定的抑制作用。

4.含硫化合物

某些植物性食物中含有一定量的有机硫化合物,大蒜、葱、韭菜等百合科植物和芥菜、辣根、萝卜等十字花科植物的辛辣味主要就是来源于硫化物。植物中常见的有机硫化合物包括蒜素等葱属含硫化合物、异硫氰酸盐、二硫醇硫酮等。这些含硫化合物大多具有杀菌和抑制肿瘤等生物学活性。

(1)蒜素:大蒜中含硫化合物多达 30 余种,包括蒜苷、二丙烯基-硫化物、二丙烯基二硫化物(即蒜素)和二丙烯基三硫化物等。大量研究表明,大蒜的生物学活性主要与其中含硫化合物有关,尤以蒜素的作用最强。

大蒜中含有蒜苷,在蒜氨酸酶的作用下可生成蒜素。新鲜大蒜中蒜素的含量可达 4g/kg。白菜等蔬菜中也含有硫化物,但由于缺少蒜氨酸酶,故不能转变成具有生物活性的硫化物。

大蒜及其水提物对羟自由基、超氧阴离子自由基等活性氧有较强的清除能力,故有较强的抗氧化作用。蒜素和其他活性硫化物可抑制肝中胆固醇代谢的关键酶——羟甲基戊二酸单酰辅酶 A 还原酶(HMG-CoA),故有助于降低血浆胆固醇。大蒜提取物能抑制胃中的硝酸盐还原为亚硝酸盐,从而阻断亚硝胺的合成,并可阻断多种"前诱变剂"的代谢活化。大蒜水提取物可拮抗甲基硝基亚硝基胍(MNNG)、丝裂霉素、苯并芘等诱导的致突变和致癌作用。鲜蒜泥和蒜油均可抑制黄曲霉毒素 B_1 的致癌作用,大蒜还可抑制二甲基苯并蒽诱发的大鼠乳腺癌。

大蒜能够提高免疫功能低下小鼠的淋巴细胞转化率,提高血清溶血素的含量和碳廓清指数,对环磷酰胺所致的胸腺和脾萎缩亦有拮抗作用,即可提高机体的免疫功能。有报道表明,用大蒜治疗 98 例艾滋病患者,其中 64 例症状出现明显好转。大蒜提取物能延长正常细胞的寿命,具有延缓衰老的作用。蒜素还具有很强的抗微生物(杀菌)作用。

(2)异硫氰酸盐类化合物:异硫氰酸盐类化合物(ITCs)是一类具有 N＝C＝S 结构的小

分子化合物的总称,目前已发现大约 20 多种 ITCs。

①食物来源与化学结构:人类通过食物摄入的 ITCs 主要来源于芥子苷的水解,而芥子苷则主要来源于十字花科植物。

十字花科植物是一大类富含芥子苷(亦称芥子油苷、芥子甙、硫葡糖苷)的植物的总称,许多蔬菜,如茎椰菜、孢子甘蓝、萝卜、白菜、花椰菜、莴苣、辣根、水田芥、高丽菜等都属于十字花科植物。

芥子苷的化学结构为 β-硫葡萄糖苷 N-羟硫酸盐。在十字花科植物中存在 120 种以上的芥子苷,其共同结构是由 1 个 β-D 硫代葡萄糖基、1 个磺化肟基和 1 个侧链组成。

在十字花科植物细胞中还含有一种硫代葡糖苷酶,即黑芥子酶,当十字花科植物因收割、加工、咀嚼等而使其细胞破碎时,黑芥子酶释放出来,即可使芥子苷水解为异硫氰酸盐、硫氰酸盐和腈。有研究表明,肠道内的微生物也能发挥类似黑芥子酶的活性,水解芥子苷生成异硫氰酸盐而发挥抗癌作用。各种十字花科植物中含有的芥子苷种类各不相同,数量也相差甚远。故芥子苷水解产物的种类和构成受植物种属和食用部分、水解反应的部位(在植物体内还是在食用者的肠道内)、辅助因子(如维生素 C 等),以及环境因素如温度、pH、湿度等许多因素的影响。如茎椰菜中有 80%～90% 的萝卜苷水解成莱菔硫烷腈,只有 10%～20% 水解成莱菔硫烷;而日本萝卜中几乎所有的萝卜苷都水解成莱菔硫烷。

②体内代谢:ITCs 进入人体后主要通过硫醚氨酸途径代谢,即 ITCs 首先在谷胱甘肽 S-转移酶(GST)的催化下,与谷胱甘肽(GSH)结合,生成谷胱甘肽结合物,即 GS-ITC,后者又依次在 γ-谷氨酰转肽酶(γ-GT)、半胱氨酸甘氨酸酶(CG)、N-乙酰基转移酶(NAT)的修饰作用下生成一系列 ITC 结合物,统称为二硫代氨基甲酸酯(DTCs)。人在摄入水田芥 24 小时后,体内生成的苯乙基异硫氰酸盐(PEITC)约有 50% 以 N-乙酰半胱氨酸(NAC)-PEITC(NAC-PEITC)的形式从尿中排出,NAC-ITCs 是其在机体内发挥抗癌作用的主要代谢产物。

在整体动物实验条件下,用 14C 标记的 PEITC 给小鼠灌胃 1 小时后,各组织中都能检测到 14C-PEITC,并可持续达 8 小时。给 F344 大鼠口服 $50\mu mol$ 的莱菔硫烷 1 小时后就能在血浆检测到,并且在摄入后 4 小时即达峰值。

③生物学作用与保健功能:完整的芥子苷几乎没有抗癌活性,且有研究表明芥子苷能活化Ⅰ相代谢酶,对细胞产生毒性作用。芥子苷只有在水解成异硫氰酸盐后,才能发挥抗癌作用。动物实验表明,ITCs 对啮齿类动物的肝癌、乳腺癌、肺癌、食管癌和前胃癌等都有明显的抑制作用,其机制可能与其能有效抑制细胞色素 P450 酶对前致癌物的代谢活化、增强Ⅱ相代谢酶的活性、抑制肿瘤细胞分化和诱导肿瘤细胞凋亡,以及清除自由基和抗氧化能力等有关。

在十字花科植物茎椰菜(绿花椰菜)中含量较多的莱菔硫烷(SFN,又称莱菔子素)是研究最多的 ITCs。SFN 易溶于水,分子式 $C_6H_{11}S_2NO$,分子量为 177.3,是迄今为止在蔬菜中发现的最强抗癌成分之一。SFN 也是一种Ⅱ相酶的诱导剂,能诱导入和鼠肝细胞内的Ⅱ相代谢酶如谷胱甘肽转移酶(GST)、醌还原酶(QR)、环氧化物水解酶和 UDP-葡糖醛酰转移酶等,对肝癌、前列腺癌、食管癌、结肠癌、乳腺癌等具有良好的抗癌活性。动物实验表明,SFN 可阻断化学物诱发肿瘤的起始阶段,日常膳食剂量的 SFN 即足以显著降低细胞 PhIP-DNA 加合物的形成。SFN 还可防止二甲基苯蒽(DMBA)诱导的小鼠乳腺癌癌前病变和大鼠乳腺肿瘤的发生,并可通过抑制人和啮齿动物的细胞色素 P450 对苯并(a)芘的活化及其与 DNA 的结合,从而起到抑癌作用。SFN 还可诱导细胞分化,使细胞周期停止和癌细胞凋亡。研究发现,SFN 对 N-亚硝基苯甲胺诱导的食管肿瘤的抑制作用也与其抑制致癌物与 DNA 的结合有关。目前认为,SFN 可在肿瘤发生的多个阶段发挥抑癌作用,有望作为辅助治疗肿瘤的药物和保健食品。

芥子苷的代谢物(异硫氰酸盐和硫氰酸盐)亦有较好的抗微生物(杀菌)作用。

第八章　临床常见疾病营养治疗

第一节　慢性阻塞性肺疾病

慢性阻塞性肺疾病(COPD)是一种以气道气流受限为特征的呼吸道疾病,慢性阻塞性肺疾病防治全球倡议(GOLD)和美国胸科学会/欧洲呼吸学会(ATS/ERS)的关于 COPD 的指南,都采用 1 秒钟用力呼气容积/功能残气量(FEV_1/FVC)低于 70% 来定义气流受限,而不是采用低于人群正常值的低限(LLN)进行定义的。气流受限不完全可逆,并呈进行性发展,与肺部对有害颗粒物质或有害气体引起的异常炎症反应有关。COPD 包括慢性支气管炎和肺气肿,通常慢性支气管炎指每年咳嗽、咳痰 3 个月以上,并连续 2 年以上,且能排除慢性咳嗽的其他病因者。肺气肿则指气道远端的气腔到终末细支气管出现异常,持久的扩张,并伴有肺泡壁和细支气管的破坏,而无明显纤维化。当慢性支气管炎、肺气肿患者肺功能检查出现气流受限,并且不能完全可逆时,即能诊断为 COPD。

一、COPD 患者的营养代谢变化

1.机体能量消耗增加

COPD 患者由于气道阻力增加和胸肺有效顺应性减低,使呼吸功和氧耗量(VO_2)增加,并且由于肺脏过度充气,使膈肌收缩效率降低。

COPD 患者每日用于呼吸的耗能为 1799~3012kJ(430~720kcal),较正常人高 10 倍,尤其以肺功能严重障碍者更为明显,死亡率高。Sridhar 等观察到 VO_2 的增加与气道阻塞程度即一秒钟用力呼气容积(FEVl)呈负相关(r=-0.83)。提示 COPD 患者在确定热卡需要时,应充分考虑到静息能量消耗(REE)的增加。

感染增加能量消耗,多种炎症因子增加蛋白质分解,免疫功能低下,造成恶性循环。COPD 患者在长期病程中易发生并发症,如急性呼吸道感染,甚至发生呼吸衰竭。

2.胃肠道消化吸收功能障碍

由于长期缺氧、高碳酸血症和心功能不全,胃肠道淤血,以及长期使用广谱抗生素,胃肠道正常菌群失调,导致消化和吸收功能障碍。易发生多种营养素缺乏病。

3.营养物质摄入减少

部分患者可由于心肺功能严重不全或进食活动受限,限制了营养物质和必需营养素的摄入。抗生素和茶碱等药物对胃黏膜的刺激也影响患者的进食。

4.机体分解代谢增加

由于感染、细菌毒素、炎性介质、缺氧、焦虑、恐惧等因素引起机体内分泌紊乱,使之处于严重的应激和高分解状态,能量消耗和尿氮排出量显著增加。COPD患者的大量排痰也是氮丢失的一个途径。有学者观察到机械通气患者排痰中氮量为 $0.4 \pm 0.2g/d$,最多者达 $0.7g/d$,相当于蛋白质 $4.3g/d$。

COPD的药物治疗常用皮质激素类控制感染和减轻症状,激素对蛋白质合成有抑制作用,也加速呼吸肌的萎缩和降低肌肉的耐力。

高代谢、高消耗、负氮平衡、体重进行性下降。严重营养不良发生率达 $20\% \sim 60\%$,根本原因是高代谢状态下能量消耗大于摄入能量,病情越严重基础能量消耗越高,体重下降速度越快。呼吸肌能量储备减少,肌肉萎缩,组织缺氧,呼吸功能衰竭。另一方面COPD患者因肺部慢性炎症,蛋白分解加速,导致蛋白质-能量营养不良,并且COPD患者营养不良呈持续发展。

二、营养治疗

COPD时合并营养不良可损害患者的呼吸肌结构和功能,引起通气功能障碍,还可加重患者原有的肺气肿程度;且营养不良可致患者全身和呼吸系统局部免疫防御机能降低,易诱发肺部感染,加重呼吸衰竭,形成恶性循环,成为COPD呼吸衰竭患者死亡的重要原因。正确评价COPD患者的营养状态,并给予相应的营养支持疗法,对降低此类患者的病死率,延长其生存期和改善生活质量,具有十分重要的意义。

(一)目的

维持理想体重,恢复或保存机体的瘦体组织,防止过多丢失,维持患者呼吸肌的力量和质量,维持有效呼吸通气功能,增强机体免疫力,预防和减少急性并发症。

对急性期患者,营养支持治疗目标为尽量维持良好营养状态,提高机体免疫力,以利度过急性呼吸道感染期,而在急性发作后期则使体力尽早得到恢复。

COPD患者一般病程长,食欲差。慢性缺氧使消化道淤血,影响食欲及食物的消化吸收,形成恶性循环。所以对营养不良患者进行早期评价及相应的营养治疗,打断恶性循环,可望改善其呼吸肌功能和肺功能。

(二)营养治疗

1.饮食医嘱是高蛋白、高脂肪、低碳水化合物饮食。

2.确定每日的总热量供给

通常采用 Harris-Benedict 公式先计算出的热量为休息状态下所需的 BEE。

能量消耗计算公式:

每日能量=基础能量消耗(BEE)×活动系数×体温系数×应激系数×校正系数

活动系数:卧床1.2,下床轻度活动1.25,正常活动1.3(中度活动为1.5;剧烈活动为>1.75)。

体温系数:38℃取1.1,39℃取1.2,40℃取1.3,41℃取1.4。

应激系数：体温正常 1.0,发热 1.3。

校正系数：男性 1.16,女性 1.19。

为使患者降低的体重得以纠正,应再增加 10% 的 BEE。因此,对合并营养不良的 COPD 患者,每日的热量供给应为：上值×1.1。

3.确定热量供给的分配比例

(1)COPD 稳定期营养不良患者营养支持的能量分配为碳水化合物占 50%~55%,脂肪占 30%~35%,蛋白质占 15%~20%,即蛋白质至少 1g/(kg·d)。

(2)如果患者处于应激状态,分解代谢增强,蛋白质供给量需增加至 20%~50%。如果仅以碳水化合物作为单一的能量来源,必定要产生大量的 CO_2 和消耗大量的 O_2,对通气储备功能较差的 COPD 患者来说,势必会增加通气负担,过多补充可能会加重呼吸衰竭患者的高碳酸血症(营养性高碳酸血症)。对于严重肺部感染患者,大量使用高碳水化合物能增加 CO_2 产量和呼吸商,导致通气功增加,恰当使用脂肪乳剂、氨基酸可改善肺的血管张力,影响炎症过程,能补充人体必需脂肪酸、必需氨基酸。而支链氨基酸是肌细胞的重要能源,提供外源性氨基酸,可补充肌细胞所丢失的氨基酸。营养支持治疗增加患者内脏蛋白合成,有利于机体度过应激期。

对 COPD 急性加重期患者,尤其是合并呼吸衰竭行机械通气者,在早期治疗中给予合理、有效、足量的 PN 支持是减少并发症,及早撤离呼吸机,降低死亡率的关键手段之一。但营养成分的选择应恰当,避免高热量、高糖、过高蛋白质,脂肪乳剂宜选用 MCT/LCT,以免进一步加重患者的呼吸功能损害。

已有专门用于 COPD 患者的肠内营养配方,这些配方通常含有较低的碳水化合物(27%~39%)和较高的脂肪能量(41%~55%)。例如肺疾患专用肠内营养制剂 Pulmocare 中,碳水化合物的产热比为 28%,脂肪产热比为 55%,蛋白质产热比为 17%,非蛋白热量/氮为125:1。

4.注意电解质和微量元素的补充

特别是影响呼吸肌功能的电解质如磷、钾、镁等。Fiaccadori 等发现 COPD 患者呼吸肌和外周骨骼肌磷含量明显减低,肌肉磷耗竭可见于 50% 的 COPD 患者。

COPD 患者病情严重时可出现高碳酸血症,组织细胞缺氧,抑制肾小管排酸,泌 H^+ 下降,促进大量阳离子 K^+、Na^+、Ca^{2+}、Mg^{2+} 等从尿中排出,血液中的含量相对减少,并且由于使用支气管扩张药如 B 受体激动药、茶碱药和抗胆碱能药以及糖皮质激素等,造成血清 K^+、Na^+、CI^-、p^{3-}、Ca^{2+}、Mg^{2+} 等电解质代谢紊乱。K^+ 能营养肌肉组织,缺乏时使神经肌肉应激性降低,肌肉无力,如肋间肌、横膈肌无力,出现呼吸困难、缺氧、窒息。Mg^{2+} 除能舒张血管平滑肌外,还能舒张气管平滑肌。Ca^{2+} 是构成骨骼肌和牙齿的主要成分,起支持和保护作用,并与 K^+、Na^+、Mg^{2+} 等离子保持一定的比例,使组织保持适当的应激性。及时纠正 COPD 患者的低 K^+ 血症、低 Mg^{2+} 血症和低 Ca^{2+} 血症,可减少代谢性碱中毒的发生机会。

每日进食维生素 C 100mg、维生素 A5000 国际单位,利于增强支气管黏膜上皮的防御能力,维持正常的支气管黏液分泌和纤毛活动,改善呼吸道感染症状,促进支气管黏膜修复。

(5)少量多餐,因疲乏、呼吸困难及胃肠功能障碍(恶心、饱胀、便秘)等影响食欲及食物的消化吸收。COPD 有明显缺氧的患者,可在餐前或餐后作吸氧治疗。危重 COPD 患者,如使用面罩或人工气道辅助机械通气者,可鼻饲或肠外营养支持。

6.营养支持途径

(1)对缓解期和轻症患者的 COPD 患者多主张采用经胃肠道营养治疗或使用短期静脉营养支持治疗续贯以口服补充治疗。经口饮食不能或受限时采用肠内营养,肠内营养输入途径:输入以鼻肠管为主,必要时可行胃造口或空肠造口。

①经胃肠道营养治疗:患者需要营养补充时,应首先推荐经口胃肠道营养。

其优点是符合正常生理要求:

a.口腔咀嚼分泌唾液可促进胃肠等消化腺的分泌,有助于消化和吸收;

b.可直接提供肠黏膜所需的营养物质,维护其功能;

c.在重症患者可减少应激性溃疡和胃肠道出血的发生。不能经口进食者,可采用鼻饲,但进食的内容和量将受到限制。

②短期静脉营养支持治疗:胃肠道营养补充不足时,可由外周静脉补充,但要注意输入的内容及其效价。同时输注脂肪和氨基酸可达到节氮效应,保持氮平衡。

(2)危重患者、重度营养不良和机械辅助通气者采用短期胃肠外营养,根据病情调整营养支持的途径。

慢性阻塞性肺疾病(COPD)患者常合并营养不良,尤其在粉喘型(PP)者更为明显,严重者可表现为肺恶液质综合征。其原因在于:①患者处于应激状态,体内分解代谢亢进、消耗增加;②气道阻力增加,使呼吸功显著增加;③长期缺氧致胃肠功能紊乱,摄入不足。据统计,我国 COPD 患者营养不良发生率高达 60%。此类患者在急性加重期合并呼吸衰竭、施行人工通气时,营养不良将进一步加重。营养不良势必影响机体免疫功能,易发生严重感染和多脏器衰竭,同时也是呼吸肌衰竭的高危因素,对生存率和预后均有严重的影响,长时间机械通气者能否撤机也与患者的营养状况密切相关。故积极进行合理的营养支持已成为这类患者综合治疗中的重要组成部分。因此,当 COPD 患者经口摄食不能满足每日需要量的 50%时,可合并应用肠内、肠外营养,尽快纠正患者的负氮平衡及电解质紊乱,提高 COPD 患者的生活质量。但目前 PN 运用于呼吸衰竭患者仍存在争议,如 PN 后出现的高碳酸血症、脂肪诱导的肺功能变化等。

7.营养补充时应注意的问题

(1)加重通气负担:进食或输注过多的碳水化合物可产生大量的 CO_2,呼吸商增大,加重通气负担。

(2)胃肠功能障碍:经消化道过多的补充可引起腹胀、腹泻、恶心,呕吐。腹泻的原因是乳酸缺乏和脂肪吸收不良。此时应立即停止肠道营养 1～2 天,待腹泻停止后,再缓慢恢复肠道营养。

（3）在静脉营养治疗特别是过量葡萄糖输入可引起胰岛素分泌和释放增加,使葡萄糖和磷酸结合而进入骨骼肌和肝,出现或加重低磷血症,导致呼吸肌无力和疲劳。过多的葡萄糖摄入超过肝细胞的氧化量,可引起肝脂肪变性。

（4）饮食应注意:①选择清淡利于排痰的食物。②避免食用过冷、过热、生硬食物,凶其可刺激气管引起阵发性咳嗽。⑨茶碱类药物易引起胃肠道副反应,应注意避免饮用咖啡、茶和可口可乐等饮料。

（三）营养护理要点

1.缓解期及轻症患者

一般需要给予胃肠营养,合理的饮食搭配及供给可以为患者提供足够的营养。

（1）碳水化合物摄入一般<60%,因碳水化合物可增加二氧化碳生成量,加重呼吸肌负荷;避免进食含糖量高的饮食,以免引起痰液黏稠;

（2）蛋白质摄入量为 1.0~1.5g/(kg·d),并保证优质蛋白质的摄入;

（3）可适当增加摄入含游离脂肪酸较丰富的食物,如植物油、海产和鱼类食品;

（4）限制钠盐摄入,以免引起水钠潴留;

（5）进食高纤维素、易消化饮食,防止便秘、腹胀而加重呼吸困难;

（6）少食多餐,减少用餐时的疲劳;

（7）进食前后漱口,保持口腔清洁,促进食欲。

2.重症患者

从肠外、肠内营养逐渐向口服自然饮食过渡。

3.做好电解质、营养状况监测,避免电解质紊乱与营养不良的发生。

4.现举例说明 COPD 患者的营养配方

一男性 COPD 患者,68 岁,身高 174cm,实际体重 57kg。因Ⅱ型呼吸衰竭给予机械通气治疗。

男性每日能量需求为 30kcal/kg·d,体重是指理想体重和实际体重的均值即(174−105＋57)/2＝63kg,故 TEE-63×30＝1890kcal。

脂肪产热比为 55%,即 1040kcal;

碳水化合物产热比为 28%,即 529kcal;

蛋白质产热比为 17%,即 321kcal;相当于 80.3g 蛋白质(13g 氮)。

该营养配方的非蛋白热量/氮＝(1890：321)/13＝120：1。

第二节　胃食管反流病

一、概述

胃食管反流病(GERD)是指胃内容物反流入食管,引起不适症状和(或)并发症的一种疾病,其典型症状为烧心、反酸、胸骨后疼痛。根据内镜下表现,胃食管反流病可分为非糜烂性反流病、糜烂性食管炎和 Barrett 食管三种类型。改变生活方式是胃食管反流病的基础治疗,抑制胃酸分泌是目前治疗胃食管反流病的主要措施。

二、营养代谢特点

超重是胃食管反流病的危险因素,反流性食管炎多伴有肥胖,尤以腹型肥胖易发。肥胖患者横膈上移使食管高压带松弛或消失,易造成反流。经常过量饮烈酒、浓茶、咖啡等食物,也易引起食物反流。

三、营养治疗原则

胃食管反流病营养治疗目的在于减轻胃肠负担;帮助黏膜修复;通过调整饮食结构纠正营养不良。

1.能量

减轻体重可减少胃食管反流病患者反流症状。能量供给以维持理想体重或适宜体重为目标,三大产能营养素配比合理。患者能量摄入 $104.6 \sim 146.4$kJ/(kg·d)[$25 \sim 35$kcal/(kg·d)]。对于超重和肥胖的患者应实施减重饮食。

2.蛋白质

蛋白质的供应与健康人基本一致。蛋白质每日的摄入量占总能量的 $10\% \sim 15\%$。

3.脂肪

脂肪具有刺激胆囊收缩素分泌,导致胃排空延缓和胆汁反流。患者脂肪摄入量应适当减少。脂肪产能占每日的摄入量占总能量的 $20\% \sim 25\%$。在选择肉类、家禽、豆类、牛奶或奶制品时,要选瘦的,低脂肪或不含脂肪的食物。

4.碳水化合物

碳水化合物产能占总能量的 $55\% \sim 60\%$。少选用含单、双糖的食物。

5.矿物质

矿物质的供应与健康人基本一致,需要量可参考我国居民营养素参考摄入量(DIRs)中的 RNIs 或 AIs 来确定。患者宜摄入足量的来源于天然食物的矿物质。

6.维生素

维生素的需要量可参考我国居民营养素参考摄入量(DIRs)中的 RNIs 或 AIs 来确定。患者宜摄入足量的来源于天然食物的维生素。如维生素 C、维生素 E、硒、胡萝卜素和其他类胡萝卜素充足摄入有助于预防 Barrett 食管的恶变。

7.水

水的需要量与健康人基本一致,应保证每日饮水约 1200mL。但患者要减少摄入可以降低食管下段括约肌(LES)压力的食物(如浓茶、咖啡等);患者应禁酒。

8.膳食纤维

患者膳食纤维需求量与健康人一致,每日 $20 \sim 35$g。患者应选择富含膳食纤维的食物,如水果、蔬菜,提倡全谷类食物的摄入。

四、健康指导

(1)患者急性期可短时间应用清流食。禁食刺激性、坚硬、油煎炸食物。

(2)病情缓解后饮食过渡方法是清流食-流食-厚流-无渣半流-软食-普食;烹调应多采用清蒸、清炖、凉拌等方法,避免油炸。

(3)餐次从少食多餐,逐渐过渡到一日三餐。

五、出院指导

(1)患者应养成进食平衡膳食习惯,控制能量和脂肪摄入量,保持理想体重,如肥胖减轻体重要循序渐进,以每周减 1kg 为宜。

(2)食物清淡,少盐,不吃刺激性食物和调味品,减少摄入可以降低食管下段括约肌(LES)压力的食物(如巧克力、薄荷、浓茶、咖啡、洋葱、大蒜等)。忌餐后喝菜汤和肉汤。抬高床头、睡前 3 小时不进食。戒烟酒。保持大便通畅。

第三节 消化性溃疡

消化性溃疡是发生在胃和十二指肠球部的慢性溃疡病变,可分为胃溃疡和十二指肠球部溃疡。

一、病因和发病机制

尚未完全明了,最常见、目前比较证实的原因有:

(1)幽门螺杆菌感染,胃肠黏膜充血水肿。

(2)药物引起,如阿司匹林、吲哚美辛,因其能干扰前列腺素分泌,使胃肠黏膜失去保护,胃肠屏障被破坏。

(3)饮食因素吸烟、长期大量饮酒。

(4)长期不稳定的精神情绪等。

(5)遗传因素。

由于以上原因可引起胃肠黏膜和胃肠屏障功能的损害,使胃酸分泌过多,胃蛋白酶原被激活,发生胃内的自我消化和破坏作用,造成黏膜缺损可超过黏膜肌层而成溃疡。

二、临床主要表现

1.上腹部慢性反复发作性疼痛

胃溃疡疼痛的特点:在餐后 0.5～1h 发作,下次进餐前缓解。患者常叙述说进食则疼,因惧怕疼痛而不敢进食。

十二指肠球部溃疡疼痛的特点:餐后 2~4h 发作,疼痛有节律性,常在午夜发作。患者叙述说饥饿疼,常常自行携带饼干、馒头类食品缓解疼痛。

2.与季节和精神情绪有关。

3.伴随症状

嗳气、反酸、上腹部胀。

4.胃镜检查可确诊。

5.并发症

出血、穿孔、梗阻。

三、饮食因素与消化性溃疡的关系

1.脂肪

脂肪可强烈刺激胆囊收缩素的分泌,延长胃排空时间,食物刺激胃酸分泌的作用加大,增加胃酸对黏膜损伤;胆囊收缩素的分泌增加,易造成胆汁反流,加重对胃黏膜的腐蚀作用,不利黏膜修复。

2.蛋白质

虽是弱碱性食物,摄入过多反而增加胃酸分泌。

3.碳水化合物

对胃酸的分泌无明显影响,但单糖、双糖可刺激胃酸分泌。

4.酒

可刺激胃酸分泌增加,有文献报道,果酒和啤酒比高度酒刺激性更强。

5.牛奶

一直作为传统性治疗消化性溃疡的食物,现已证实:牛奶是强促胃酸分泌剂。

6.咖啡

溃疡病发作期,咖啡可加重溃疡病的消化不良症状和胃酸分泌。

7.食盐

过咸食物可增加胃酸分泌。

四、健康指导

(一)营养治疗的目的

消除病因、减少胃酸分泌、控制或缓解症状、促进溃疡愈合、预防复发和并发症。

(二)营养治疗的饮食原则

低脂、适量蛋白质、低膳食纤维软食。

（三）营养治疗要点

1.配膳

遵守平衡膳食原则,纠正营养不良。

(1)能量供给按 126kJ/(kg·d)[30kcal/(kg·d)]

(2)蛋白质 1.0g/kg 理想体重为宜。

(3)脂肪:占总能量 20%～25%。

(4)碳水化合物约占总能量的 65%～70%,在食物选择上宜用复合的碳水化合物,避免使用过多的精糖。

(5)关于餐次:餐次传统的治疗方法主张少食多餐,实际应用中不能缓解症状,反而增加胃酸分泌量。目前主张每日定时定量进正常三次食,勿过饥过饱,应细嚼慢咽以利消化,并在轻松愉快气氛中用食。急性活动期,仍主张少食多餐,一日 4 餐即可。

(6)食物的选择:强调个体适应,不必长期使用切碎制软的制备方法,但应避免患者不能耐受的食物。

2.无并发症时

(1)经制酸抗 HP 治疗,病情可迅速改善,对食物无需特殊限制,但须注意个体适应。

(2)疼痛发作频繁者,选用低脂、适量蛋白质、低膳食纤维软食。

3.合并出血时

(1)当出血量大时,表现为疼痛加剧、黑便者,应暂禁食,使胃酸、胃蛋白酶的分泌及胃肠道蠕动减少;

(2)一旦出血得到控制,则可进凉或微温的流食,一日 6～8 次。流食不宜过甜以免返酸,也可甜咸间隔;

(3)少量出血时,表现为大便外观基本正常,但大便隐血试验阳性,可进食少渣半流,然后选用少渣软饭;

(4)患者很容易出现缺铁性小细胞性贫血,应增加含铁丰富的食物:动物血、肝、肾、瘦肉、鱼禽等;

(5)维生素 C 可促进铁的吸收。

4.幽门梗阻

重度幽门梗阻,原则上应手术治疗。如由于幽门痉挛而造成的一时性部分梗阻,先将胃内容物洗净,然后给予热量充足、各种营养素配备齐全的配方流食,可口服也可持续胃内滴注。

5.溃疡穿孔

应禁食并接受手术治疗。

（四）营养护理要点

营养护理宣教开始前,做好以下准备:了解病史、病程、发作原因、疼痛和饮食关系、有否并发症、用药情况、饮食习惯等。

(1)帮助患者找出不能耐受的食物,避免之。

（2）叮嘱患者养成良好饮食习惯：细嚼慢咽、不暴饮暴食；生活规律、精神愉快；戒烟限酒。

（3）叮嘱患者避免粗糙、刺激性食物；如蒜、辣椒、芥末、咖喱、陈醋、胡椒；粗纤维的蔬菜和加工粗糙的食品。

（4）叮嘱患者选择适宜的烹调方法用蒸、煮、氽、热拌、爆炒方法，避免不适宜的烹调方法有煎炸、熏烤、腌制。

第四节　冠心病

一、概述

（一）定义

冠状动脉粥样硬化性心脏病（CHD）是指由于冠状动脉硬化使管腔狭窄或阻塞导致心肌缺血、缺氧而引起的心脏病，和冠状动脉功能性改变（痉挛）一起统称为冠状动脉性心脏病，简称冠心病，亦称缺血性心脏病。

（二）病理基础

冠心病主要的病理基础是冠状动脉粥样硬化，使冠状动脉血流减慢、狭窄或阻塞导致心肌缺血、缺氧而引起的心脏病。动脉粥样硬化有三种基本的病理改变：

（1）脂肪条纹形成；

（2）纤维斑块形成：导致管腔狭窄、变形、血流缓慢，是进展性动脉粥样硬化的特征性病变和各种临床症状的最主要原因；

（3）进展性斑块形成：大量的脂质聚集、逐渐坏死、崩解，并引起结缔组织的增生和炎症，发生钙化，使冠脉管腔严重狭窄或完全性闭塞。冠心病的发生发展是一个缓慢渐进的过程，患者从青少年起即开始有血管壁的脂肪条纹形成，至 40 岁左右病变的血管逐渐明显变窄，冠脉供血减少，并可能发生出血、溃疡、血栓等改变，导致相应的临床症状，如心绞痛、心肌梗死、冠脉猝死等。

（三）流行病学

冠心病是一种严重危害人类健康的心血管疾病，在工业化国家占全部死亡人数的 1/3 左右，在一些发展中国家冠心病的危险因素已升高，发病率和死亡率逐渐增加。全球疾病负担研究资料表明，每年死亡的 4000 多万例（发达国家 1200 万，发展中国家 2800 万）中有 1000 多万例死于心血管疾病，其中发达国家和发展中国家各占 1/2。过年某年我国原卫生部统计资料表明，无论城市还是农村，心脑血管疾病都居死因的首位，分别占总死因的 37.49％和36.33％。近 10 年来我国冠心病死亡率继续呈上升趋势，冠心病危险因素在增长，如经济增长、生活方式变化、高血压、血脂水平、吸烟、膳食变迁、人群中超重和肥胖比例增加、精神压力等，是促使我国冠心病发病增加的病因基础。

（四）分类和临床表现

1.隐匿性冠心病

患者无症状,静息时或负荷后有心肌缺血的心电图改变,病理检查无改变。

2.心绞痛型冠心病

有发作性胸骨后疼痛,为一时性心肌供血不足,病理检查无改变。

3.心肌梗死型冠心病

持久的胸骨后剧烈疼痛、发热、白细胞计数和血清心肌酶增高以及心电图进行性改变,可发生心律失常、休克或心力衰竭,属冠心病的严重类型。

4.心力衰竭和心律失常型冠心病

表现为心脏增大、心力衰竭和心律失常,为长期心肌缺血导致心肌纤维化引起。

5.猝死型冠心病

原发性心搏骤停而猝然死亡,多为缺血心肌局部发生电生理紊乱引起严重心律失常所致。

二、营养代谢特点

随着各种研究资料的积累,大量的心血管疾病的危险因素已被确定,这些危险因素包括:吸烟、总胆固醇和低密度脂蛋白胆固醇(LDL-C)水平升高、超重和肥胖、高血压、糖尿病、久坐少动的生活方式、高密度脂蛋白胆固醇(HDL-C)水平降低、甘油三酯水平升高、载脂蛋白(a)水平增加等。其中许多因素都可以通过膳食和生活方式调控,膳食营养因素无论是对冠心病的发病还是防治都具有重要作用。

（一）脂类

1.总脂肪

目前尚未发现总脂肪摄入量与心血管疾病的关系,膳食中脂肪的种类比总脂肪摄入量的影响更大。一般认为总脂肪的摄入量不应超过30%。

2.饱和脂肪酸

作为总脂肪和总能量组成成分的各种脂肪酸的比例已经受到了重视,因为这些脂肪酸与心血管疾病尤其是冠心病的危险性密切相关。SFA可以显著升高血浆HDL-C和LDL-C的水平,但是不同长度碳链的SFA对血脂的作用不同。碳原子少于12、大于或等于18的饱和脂肪酸对血清总胆固醇无影响,而含12～16个碳原子的饱和脂肪酸,如月桂酸($C12:0$)、肉豆蔻酸($C14:0$)、软脂酸(即棕榈酸,$C16:0$)可明显升高血清总胆固醇、LDI;C水平,含18令碳的硬脂酸($C18:0$)不升高血清总胆固醇、LDL-C。最近美国膳食推荐量建议,SFA应占总能量的7%～8%。我国营养学会推荐SFA低于总能量的10%。

3.单不饱和脂肪酸

用MUFA代替SFA可降低血浆LDIL-C和甘油三酯,并且不会降低HDL-C。MUFA可使2型糖尿病患者血糖和甘油三酯水平降低,因而有助于降低LDL对氧化修饰的敏感性。最近美国在膳食推荐量中建议,MUFA应增加到总能量的13%～15%,我国营养学会推荐量为总能量的 8％～10％。

4.多不饱和脂肪酸

用亚油酸和亚麻酸替代膳食中的 SFA,可使血清中总胆固醇、LDL-C 水平显著降低,并且不会升高甘油三酯。膳食亚油酸和 α-亚麻酸在体内可分别转化为 n-6PUFA(如花生四烯酸)和 n-3PUFA(如 EPA,DHA),它们都可转化为二十碳烷酸,但两个系列脂肪酸分别转化生成的二十碳烷酸的生物学作用相反,因此摄入比例平衡的 n-6,n-3PUFA 非常重要,亚油酸/a-亚麻酸的比值应当<10。我国营养学会提出 n-6：n-3PUFA 为(4～6)：1。

世界各地的流行病学研究表明,膳食中海洋鱼类的摄入量与心血管疾病的发病率和死亡率呈负相关。鱼对心血管的保护作用主要是由 n-3PUFA(EPA,DHA)介导的。n-3PUFA 的生物学作用相当广泛,涉及对血脂和脂蛋白、血压、心脏功能、动脉的依从性、内皮功能、血管的反应性、心脏电生理学的作用,还有强烈的抗血小板凝集和抗炎作用,包括降低中性粒细胞与单核细胞的生成。

5.反式脂肪酸

研究表明,增加反式脂肪酸的摄入量,可使 LDL-C 水平升高、HDL-C 降低,使胆固醇与HDL-C 的比值增高,LDL-C/HDL-C 比值增加,以及载脂蛋白(a)升高,明显增加心血管疾病的危险性。反式脂肪酸致动脉粥样硬化的作用比 SFA 更强。膳食中反式脂肪酸大多数来自于氢化的植物油。目前认为反式脂肪酸摄入量应低于总能量的 1％。

6.膳食胆固醇

摄入高胆固醇膳食是引起血清胆固醇升高的主要决定因素,并使心脑血管疾病发病的危险性增加。人体中胆固醇 30％～40％为外源性,即直接来源于食物,其余在肝脏内源性合成。由于高胆固醇动物性食物的饱和脂肪酸含量也高,因此限制膳食胆固醇有利于防止高胆固醇血症。

综上所述,降低膳食中饱和脂肪酸、胆固醇和反式脂肪酸含量,增加 MUFA 和 PUFA 摄入量,控制总脂肪和总能量,将有利于降低冠心病的危险性。研究发现,用 PUFA 替代部分SFA 对降低冠心病危险性的作用最好,其次为 MUFA 和碳水化合物。用反式脂肪酸替代SFA 会使冠心病危险性明显增加。

(二)碳水化合物

1.碳水化合物总量

进食大量碳水化合物,特别是能量密度高、缺乏纤维素的双糖或单糖类,使糖代谢增强,细胞内 ATP 增加,脂肪合成增加。我国膳食中碳水化合物的含量较高,人群中高甘油三酯血症较为常见。

2.血糖指数

高 GI(GI>70)食物进入胃肠道后,消化快、吸收完全,葡萄糖迅速进入血液;而低 GI(GI<50)的食物在肠道内停留时间长,释放缓慢,葡萄糖进入血液的速度慢、峰值低。低 GI 的膳食可以增加 2 型糖尿病患者对胰岛素的敏感性,降低血浆胆固醇和 LDL-C。因此在判断碳水

化合物对血脂和冠心病的影响时,不能只看膳食中碳水化合物的总量,其种类更为重要。目前可以推荐的低 GI 食物有大豆和其他的杂豆类。

3.膳食纤维

膳食纤维有调节血脂的作用,可降低血清胆固醇、LDL-C 水平,摄入量与心血管疾病的危险性呈负相关。可溶性膳食纤维比不溶性膳食纤维的作用更强,前者主要存在于大麦、燕麦、豆类、水果中。

4.低聚糖

低聚糖广泛存在于自然界和天然食品中,也可通过酶解发酵等工艺制成。近年来有人认为低聚糖应属于膳食纤维的范畴,它不能在上消化道被消化酶分解,也不能被小肠吸收,而是以原形进入大肠被细菌发酵,并产生 H_2、CO_2 和短链脂肪酸等代谢产物。低聚糖发酵后产生的短链脂肪酸可提供 $1\sim2kcal/g$ 的能量,远低于可消化的碳水化合物($4kcal/g$)。目前常见的品种有低聚果糖、低聚半乳糖等。

低聚糖对人体健康具有多方面的作用,包括促进益生菌生长、调节血脂和脂蛋白、促进微量元素吸收利用等。但大多数人对低聚果糖的耐受量低于 $30g/d$,超过此剂量会出现胃肠道的不适。

(三)膳食蛋白质

1.动物蛋白

一些人体试验发现,当用低脂肪的动物蛋白,如瘦牛肉、鱼肉、禽肉、脱脂奶等,替代碳水化合物时,血脂发生一系列有利的变化,包括血浆胆固醇、甘油三酯、LDL-C、VLDL 降低,HDL-C 升高,但机制目前还不清楚。

虽然有研究表明,蛋白质摄入量增加至总能量的 $20\%\sim25\%$ 有利于降低心血管疾病的危险因素,但是推荐这种膳食须谨慎。因为通过动物性食物增加蛋白质时,如果不是选择瘦肉和脱脂奶,将会增加脂肪和胆固醇的摄入,会减弱或抵消高蛋白膳食可能产生的健康效应。因此还需要更多的研究来评估高蛋白质膳食的长期安全性。

2.大豆蛋白

摄入大豆降低胆固醇的作用与基础胆固醇水平有关,血胆固醇水平越高其作用越明显,可以潜在性地使冠心病的危险性降低 $20\%\sim40\%$。大豆中抗动脉粥样硬化的因素至今仍未完全明了。已知大豆蛋白中精氨酸含量高,精氨酸是 NO 合成的底物,具有舒缓血管、改善血管内皮功能的作用。增加精氨酸摄入量可诱导餐后胰岛素/胰高糖素比值降低,使脂肪合成受到抑制而导致血清胆固醇降低。此外,大豆中含有许多生物活性物质(如异黄酮类),具有降低血清胆固醇、抗动脉粥样硬化和改善血管功能的作用。大豆还可作为植物雌激素与体内的雌激素受体结合,具有与雌激素相似的保护心血管的作用。

(四)抗氧化膳食成分

自由基介导的氧化反应及其产物在动脉粥样硬化形成、发展过程中起重要作用,LDL 被氧化是脂质条纹形成的初始条件,导致动脉壁的吞噬细胞对修饰后的 LDL 摄取增加,产生泡沫细胞,并进一步损伤内皮,引起内膜增生、纤维化、钙化、血管反应性及血栓形成等病理改变。体内和体外试验表明,维生素 E、维生素 C、β-胡萝卜素有抗氧化和清除自由基的作用,因此应当鼓励人们食用平衡膳食,从天然食物中摄取丰富的抗氧化营养素。

硒也是一种重要的抗氧化物质,它是谷胱甘肽过氧化物酶(GPX)的重要组成成分。GPX能使细胞膜中的脂类免受过氧化氢和其他过氧化物的作用,从而保护了细胞膜和细胞。硒对降低心血管疾病发病率、保护心血管和心肌健康的作用是肯定的。硒含量最丰富的食品是海产品、动物内脏,其次为肉类、乳类、谷物以及蔬菜。

(五)B 族维生素与同型半胱氨酸

20 世纪 90 年代以后,通过诸多的实验研究、流行病学、营养素补充干预研究得出基本结论,血浆同型半胱氨酸(Hcy)水平增高是冠心病的独立危险因素。

血浆同型半胱氨酸水平在 $5\sim15\mu mol/L$ 之间为正常,若在 $16\sim100\mu mol/L$ 之间就定义为轻、中度高同型半胱氨酸血症,$>10\mu mol/L$ 则定义为重度高同型半胱氨酸血症。血浆同型半胱氨酸升高导致心血管疾病的机制主要有以下几个方面:

(1)损伤内皮细胞;

(2)促进血栓形成;

(3)增强 LDL 致动脉硬化作用;

(4)促进血管平滑肌细胞增生;

(5)增加氧化应力和氧自由基。

同型半胱氨酸代谢过程中需要维生素 B_6、维生素 B_{12} 和叶酸作为重要辅助因子。当上述三者缺乏时,同型半胱氨酸不能进一步代谢,导致血中同型半胱氨酸水平增高。膳食中叶酸、B 族维生素主要来源于蔬菜水果、蛋类和肉类。建议冠心病患者或高危人群每天补充含 $400\mu g$ 叶酸的多种维生素,这是可能有助于防止冠心病进展的安全剂量。

(六)蔬菜、水果

人们普遍认为多吃蔬菜、水果可促进健康,但是直到最近才证实其对冠心病、脑卒中有显著的保护作用。其作用机制与所含的膳食纤维、有抗氧化作用的营养素以及多种生物活性物质有关。

(七)坚果

坚果中的脂肪酸通过对膳食中总脂肪酸组成的调整而有降低血清胆固醇的作用。此外,坚果还含有丰富的膳食纤维。但是坚果中脂肪含量较高,在推荐食用量时要考虑它所提供的能量,以保持能量平衡。

(八)酒精

前瞻性研究表明,适度饮酒对心脏具有保护作用,可降低冠心病和缺血性脑卒中的危险,但是长期大量饮酒($>60g/d$ 酒精)使总死亡率和各种类型脑卒中的危险性增加。酒精对心脏的保护作用可能与以下的机制有关:

(1)增加血清 HDL-C 水平；

(2)降低血小板凝集或凝血；

(3)促进纤溶；

(4)有些酒精性饮料中含有多酚类物质(如葡萄酒)，具有抗氧化剂或血小板抑制剂的特性。但是值得注意的是，饮酒引起血浆 HDL-C 升高的同时，也使血浆甘油三酯水平升高，影响脂质代谢。因为酒精除提供能量外，还可刺激脂肪细胞释放脂肪酸，使肝脏合成甘油三酯的前体 VLDL-C 增加，并使 VLDL-C 与乳糜微粒的清除速度减慢，导致血清甘油三酯水平升高。如果饮酒的同时摄入较多脂肪，这种现象会更明显。

(九)茶和咖啡

茶和咖啡是人类膳食中抗氧化物质的主要来源，其类黄酮、多酚类、绿原酸等物质的含量比蔬菜、水果高出数倍。动物实验和流行病学调查表明，饮茶有降低胆固醇在动脉壁沉积、抑制血小板凝集、促进纤溶、清除自由基等作用。但咖啡豆中含有的萜烯酯(又称咖啡酯，cafestol)具有强烈的升高血清胆固醇作用，因此应适量饮用。

(十)禽蛋

禽蛋中胆固醇含量高。最近 WHO/FAO 的专家在报道中提出，对禽蛋的摄入量宜限制在 3～4 枚/周为好。

(十一)奶制品

奶及奶制品是膳食脂肪的重要来源，可以使饱和脂肪酸和胆固醇增加。但是奶及奶制品也是钾、镁、钙等矿物质的良好来源。根据目前已有的研究证据，应当推荐摄入低脂的奶制品以保护心血管。

(十二)宫内营养不良

冠心病的"胎源"假说是近 10 年来冠心病危险因素的新观点。目前已经发现，宫内营养不良与成年期高血压、葡萄糖-胰岛素代谢紊乱、血脂异常及凝血因子浓度升高等冠心病生物学危险因素密切相关。宫内营养不良增加冠心病患病危险是通过引起机体器官和组织结构、生理和代谢的一系列变化产生的。

冠心病的"胎源"假说对解释冠心病的某些流行现象和特征提供了一定的依据。如随着人群(包括孕妇)营养状况的改善，尽管 20 年来一些西方人群的生活方式变化不大，但冠心病的发病率出现了显著下降。另一个明显的流行特征是，目前发展中国家的冠心病患病率随经济的繁荣而迅速升高并超过富裕地区。一个更合理的解释是，经历宫内营养不良的个体对生活方式的改变更敏感。

"胎源"假说强调，在充分认识成人生活方式中冠心病的危险因素后，应该重视生命早期环境因素的影响，因为这些因素在出生时就决定了个体对冠心病等成年疾病的"易感性"。

三、营养治疗原则

(一)食物多样、谷类为主

多选用复合碳水化合物,多吃粗粮、粗细搭配,少食单糖、蔗糖和甜食。限制含单糖、双糖高的食品,如甜点心、各种糖果、冰淇淋、巧克力、蜂蜜等。

(二)多吃蔬菜、水果

蔬菜水果中含大量的光化学营养物质,多种维生素、矿物质、膳食纤维等,每日摄入 $400\sim500g$ 新鲜蔬菜、水果有助于降低冠心病、高血压、脑卒中的危险。增加叶酸、维生素 B_6、维生素 B_{12} 的摄入量可降低血清同型半胱氨酸的水平,有利于降低冠心病的发病率和死亡率。绿叶蔬菜、水果、豆类等食品含丰富的 B 族维生素。

蔬菜、水果和薯类富含膳食纤维,膳食纤维不被人类胃肠道的酶所消化,而且有保留水分的作用,使纤维在胃肠道中所占体积增加,能量密度相对降低,总能量因而减少。纤维素还能使胃排空时间延长,小肠蠕动增加,使食物在小肠中停留时间缩短,从而使能量吸收减少。有些水溶性纤维能与胆固醇结合,使胆固醇的排出量增加。纤维素还能与胆盐结合,一方面使脂肪和胆固醇的吸收减少,另一方面使胆盐的肠肝循环减弱,使体内由胆固醇合成胆汁的活动加强,血脂及血清胆固醇水平因而降低。

研究证明钾与血压升高呈负相关,而高血压是冠心病的重要危险因素。钾的主要来源是新鲜蔬菜、水果,故冠心病患者应多吃新鲜蔬菜、水果,以提高膳食中钾及纤维素的摄入量。膳食中钾的摄入量应与钠相等,即钠/钾比例为 1∶1。多吃蔬菜、水果或应用高钾低钠的盐可提高钾的摄入量。

(三)常吃奶类、豆类及其制品

奶类除含丰富的优质蛋白质和维生素外,含钙量较高,且利用率也很高,是天然钙质的极好来源,缺钙可以加重高钠引起的血压升高。因此冠心病患者要常吃奶类,但以脱脂奶为宜。大豆蛋白含有丰富的异黄酮、精氨酸等,增加大豆制品摄入量可对血脂产生有利的影响,具有降低血清胆固醇和抗动脉粥样硬化的作用,每天摄入 25g 以上大豆蛋白可降低心血管疾病的危险性。

(四)适量瘦肉,少吃肥肉和荤油与煎炸食品

控制膳食中总脂肪含量及饱和脂肪酸的比例,摄入充足的单不饱和脂肪酸。SFA 少于总能量的 10%,在此范围内尤其要控制肉豆蔻酸、棕榈酸的摄入。少用氢化油脂以减少反式脂肪酸摄入量,反式脂肪酸少于总能量的 1%。不吃肥肉,选用低/脱脂奶及其制品。膳食中总脂肪的摄入量一般不超过总能量的 30%。用 MUFA 代替 SFA 可降低血浆 LDL-C 水平,并且不会升高甘油三酯。含 MUFA 丰富的食物有橄榄油、茶油及花生、核桃、榛子等坚果类食品。每周食用 $1\sim2$ 次鱼和贝类食品。据估计,高危人群摄入海鱼 $40\sim60g/d$(或 $200\sim300g/w$)可以提供 200mg EPA 和 DHA,使冠心病引起的死亡率降低大约 50%。在以谷类、根茎类

和乳类为主的素食者膳食中,植物油、大豆和绿叶蔬菜中不含 EPA、DHA,因此可提供富含合成 EPA/DHA 所需前体物质——α-亚麻酸的植物油和坚果等食品。PUFA 占总能量的 6%～10%,并能保持 n-6 与 n-3PUFA 的适宜比例,二者应分别占总能量的 5%～8%、1%～2%。来自脂肪的其余部分能量由 MUFA 提供。

烹调菜肴时,应尽量不用猪油、黄油等含有饱和脂肪酸的动物油,最好用香油、花生油、豆油、菜籽油等含有不饱和脂肪酸的植物油。应尽量减少肥肉、动物内脏及蛋类的摄入,增加不饱和脂肪酸含量较多的海鱼、豆类的摄入,可适当吃一些瘦肉、鸡肉,少用煎炸食品。

(五)保持能量摄入与消耗的平衡

(1)控制总能量,增加运动,防治超重和肥胖。

(2)吃清淡少盐的膳食。膳食中各种来源的钠都可影响人群的血压水平,因此应当限制钠的摄入量以降低冠心病和脑卒中的危险。目前的研究表明,钠的摄入量控制在 70mmol/d 或 1.7g/d(相当于摄入氯化钠 4g/d)有助于降低血压,且不会产生不良反应。冠心病患者的饮食宜清淡,改变嗜咸的饮食习惯,减少食盐、食品添加剂和味精等使用量有助于控制膳食钠摄入量,盐的摄入量每人每天以不超过 4g 为宜。

(3)限制饮酒。通常认为少量饮酒(指每日摄入酒精 20～30g,或白酒不超过 50g),尤其是葡萄酒对冠心病有保护作用,但不提倡将饮酒作为冠心病的预防措施。

四、健康指导

(一)宜用食物

(1)富含优质植物蛋白的豆类及其制品。

(2)富含膳食纤维的粗粮,如玉米、小米、高粱等。

(3)富含维生素、矿物质及膳食纤维的新鲜蔬菜、水果。

(4)富含优质蛋白质及不饱和脂肪酸的深海鱼类。

(5)富含特殊成分,有降脂、降压作用的海带、香菇、木耳、洋葱、大蒜等。

(二)忌(少)用食物

(1)动物油脂及油炸食品,如肥猪肉、炸鸡腿等。

(2)过咸、过甜的食品,如咸菜、大酱、食用糖、蜂蜜等。

(3)如饮酒,应适量。

第五节　高血压

1999 年 2 月世界卫生组织/国际高血压学会(WHO/ISH)高血压治疗指南及 1999 年 10 月中国高血压防治指南均将高血压定义为在未服用抗高血压药物的情况下,收缩压(SBP)≥140mmHg 和/(或)舒张压(DBP)≥90mmHg,1mmHg=0.133kPa。测量 3 次非同日血压均符合上述标准,即可诊断为高血压。患者既往有高血压史,目前正服抗高血压药,血压虽已低于 140mmHg/90mmHg,也应诊断为高血压。

一、常见症状

高血压病的症状,往往因人、因病期而异。早期多无症状或症状不明显,偶于体格检查或由于其他原因测血压时发现。常见的症状有:

1.头晕

头晕为高血压最多见的症状。有些是一过性的,常在突然下蹲或起立时出现,有些是持续性的。头晕是患者的主要痛苦所在,其头部有持续性的沉闷不适感,严重的妨碍思考、影响工作,对周围事物失去兴趣,当出现高血压危象或椎-基底动脉供血不足时,可出现与内耳眩晕症相类似症状。

2.头痛

头痛亦是高血压常见症状,多为持续性钝痛或搏动性胀痛,甚至有炸裂样剧痛。常在早晨睡醒时发生、起床活动及饭后逐渐减轻。疼痛部位多在额部两旁的太阳穴和后脑勺。

3.烦躁、心悸、失眠

高血压病患者性情多较急躁、遇事敏感,易激动。心悸、失眠较常见,失眠多为入睡困难或早醒、睡眠不实、噩梦纷纭、易惊醒。这与大脑皮质功能紊乱及自主神经功能失调有关。

二、预防

世界高血压联盟提出,合理膳食、适量运动、戒烟限酒、心理健康为人类心脏健康的"四大基石",并强调防治高血压,要加强自我保健。平时应注意以下几方面:

1.减轻体重

超重 10% 以上的高血压患者,体重减少 5 千克就能明显降低血压,同时对减少血脂升高、糖尿病等危险因素有益。

2.限制食盐

建议每天食盐量小于 6 克。

3.戒烟。

4.限制饮酒

提倡不饮酒,有饮酒习惯的高血压患者应限制饮酒量,饮酒可能引起血压升高。

5.合理膳食

热量适当、必需的蛋白质、低盐高钾钙镁、丰富的维生素和纤维素,避免过多的动物脂肪和高胆固醇。

6.适当运动。

7.松弛训练

如松弛默想、练气功、打太极拳等。

8.心理健康

生活规律、保持良好的心境和情绪稳定。

三、营养与高血压病

1.钠

食盐摄入与高血压病显著相关,食盐摄入量高的地区,高血压发病率也高,限制食盐摄入可改善高血压症状。爱斯基摩人淡食,食盐 4g/d,患高血压病少;日本北部居民食盐 26g/d,高血压发病率为 40%。过多的钠进入机体,刺激"肾素-血管紧张素-醛固酮系统激素"分泌增加,引起细小动脉痉挛,血压升高。同时,由于钠盐吸附水分,大量钠盐进入体内,在肾的保钠排钾功能作用下可导致水钠潴留。肾性高血压可因钠的影响而恶化,减少钠摄入可改善症状。高血压病死者,动脉壁钠和水明显增高。妊娠毒血症若不限钠,病情迅速恶化,给低盐饮食症状改善、血压降低,均说明钠是引起高血压病的主要因素。

2.热能

肥胖者高血压发病率比正常体重者显著增高,临床上多数高血压患者合并有超重或肥胖,两者之间有明显的正相关关系。超重及肥胖的人患高血压的危险性高于体重正常者。而限制热能摄取,使体重减轻后,血压就会有一定程度降低。

3.蛋白质

摄入量在总热量的 15% 水平或以上,可以降低胆固醇水平、降低血压。不同来源蛋白质对血压的影响不同,蛋白质代谢产生的有害物质,可引起血压波动,某些蛋白可使高血压病和脑卒中的发病率降低,酪氨酸有降低血压的功效;大豆蛋白虽无降压功能,但也有预防脑卒中发生的作用。

4.脂肪和胆固醇

脂肪摄入过多,可引起肥胖症和高血压病,高血压病是冠心病的主要患病因素之一。高脂肪高胆固醇饮食容易致动脉粥样硬化,故摄入过多的动物脂肪和胆固醇对高血压病防治不利。

5.其他营养素

维生素 C 和 B 族维生素,可改善脂质代谢,保护血管结构与功能。

6.烟、酒和茶

卷烟中尼古丁刺激心脏,心跳加快,血管收缩,血压升高;促使钙盐、胆固醇等在血管壁上沉积,加速动脉粥样硬化的形成。传统医药认为少量饮酒可扩张血管,活血通脉,助药力,增食欲,消疲劳。饮酒与高血压之间有明显相关性。与不饮酒的人群相比,持续饮酒的男性在 4 年内发生高血压的危险性增加 40%。重度饮酒者(相当于每天饮 65g 酒精)高血压发病率是不饮酒者的两倍。长期饮酒者体内的升压物质含量较多。同时酒精还能影响细胞膜的通透性,使细胞内游离钙浓度增高,引起外周小动脉收缩,导致血压升高。所以高血压患者以不饮酒为宜。一时难以戒酒者,每天饮酒量应控制在少于 20 克(每日红葡萄酒 50~100mL,或白酒 25毫克,或啤酒 300 毫克左右)。茶叶中的茶碱和黄嘌呤等多种成分对防治高血压病的有效,其中以绿茶为好。

7.营养素与药物相互作用

治疗高血压病时,常用单胺氧化酶抑制剂如优降宁等治疗,用药期间患者不宜食用含酪胺高的食物,如扁豆、蘑菇、腌肉、腌鱼、干酪、酸牛奶、香蕉、葡萄干、啤酒、红葡萄酒等食物。酪胺可促使去甲肾上腺素大量释放,使血压急剧升高而发生高血压危象。

另外降压治疗时,患者不宜服用天然甘草或含甘草的药物,如甘链片;因甘草酸可引起低钾血症和钠潴留。

用利尿药时易起电解紊乱,应注意调整食物中钠、钾、镁含量。

茶叶易和药物结合沉淀,降低药物效果,故服降压药时忌用茶水送服。

四、营养治疗的原则

营养治疗要适当控制热能及食盐量,降低脂肪和胆固醇的摄入水平,控制体重,防止或纠正肥胖,利尿排钠,调节血容量,保护心、脑、肾血管功能。采用低脂低胆固醇、低钠、高维生素、适量蛋白质和热能饮食。

1.限制总热能

控制体重在标准体重范围内,供能可按 20~25kcal/kg·d。另外每餐不要过饱,因为饱餐可使高血压患者的血管舒张调节功能降低,从而引起血压的显著波动。

2.适量蛋白质

调配饮食时应考虑蛋白质生理作用,应选高生物价优质蛋白,按 1g/kg 补给,其中植物蛋白质可占 50%,可多选食豆腐及豆制品、脱脂牛奶、酸奶、鱼虾、鸡肉、牛肉、鸡蛋白、猪瘦肉等。

3.限制脂类

减少脂肪,限制胆固醇;脂肪供给＜总能量的 25%(或 40~50g/d),(S＜总能量的 10%,P占 1.0%,M 占 10%),烹调多选用植物油(除椰子油外),豆油、菜油、花生油、芝麻油、玉米油、红花油等植物油均含维生素 E 和较多亚油酸,对预防血管破裂有一定作用。可多吃一些鱼,海鱼含有不饱和脂肪酸,能使胆固醇氧化,从而降低血浆胆固醇,还可延长血小板的凝聚,抑制血栓形成,预防中风,还含有较多的亚油酸,对增加微血管的弹性,预防血管破裂,防止高血压并发症有一定作用。同时患高脂血症及冠心病者,更应限制动物脂肪摄入。如长期食用高胆固醇食物,如动物内脏、脑髓、蛋黄、肥肉、贝类、乌贼鱼、动物脂肪等,可引起高脂蛋白血症,促使脂质沉积,加重高血压病,故饮食胆固醇应在 300~400mg/d。

4.进食多碳水化合物

宜占总能量的 50%~60%,主食除米面外,鼓励多吃各种杂粮及豆类,如小米、玉米面、燕麦片、高粱米、芸豆、红豆、绿豆等,它们含有丰富的膳食纤维,能促进肠道蠕动,有利于胆固醇的排出。葡萄糖,果糖及蔗糖及各类甜点心、含糖饮料等,均有升高血脂之忧,故应少用。

5.矿物质和微量元素

(1)钠:食盐含大量钠离子,人群普查和动物试验都证明,吃盐越多,高血压病患病率越高,每天吃 10g 盐,发病率为 10%,而 20g/d 则为 20%,限制食盐后血压降低。低钠饮食时,全天钠应保持 500mg,维持机体代谢,防止低钠血症。我国人食盐摄入量较高,每人每天约12～16g 以上,但不同的地区也有差异,世界卫生组织建议每人每天食盐摄入量以低于 5g 为宜。我国膳食中的钠 80% 来自烹饪时的调味品和含盐高的腌制品,包括食盐、酱油、味精、辣椒酱、腌熏食品(如咸菜、咸肉、咸鱼、酱菜)等。因此限盐首先要减少烹调用调料,少食各种腌制品。对轻度高血压或有高血压家族史者,每日食盐量 3～5g。中度高血压,每日 1～2g 食盐(折合酱油 5～10mL)。重度高血压,应给予无盐膳食。限制钠盐的摄入,可使许多患者血压降低,并且可减少对降压药的需求。

(2)钾:限钠应注意补钾,钾钠比至少 1.5:1;有些利尿药可使钾大量从尿中排出,故应供给含钾丰富食物或钾制剂。含钾高食物有紫菜、龙须菜、菠菜、豌豆苗、多叶青菜、莴笋、芹菜、丝瓜、茄子、香蕉、西红柿、柿子、橘子、桃、橙、葡萄干、西瓜、大豆、马铃薯、玉米。每天吃两个西红柿和两棵菠菜就能补充大约 1 克的钾,满足人体的需要。

(3)钙:钙治疗高血压病有一定疗效,1000mg/d,连用 8 周可使血压下降;部分人不给降压药,亦可使血压恢复正常。奶和奶制品是钙的主要来源,其钙含量丰富,吸收率也高。发酵的酸奶更有利于钙的吸收。虾皮、鱼、海带、芝麻酱中也含有丰富的钙。

(4)镁:高血压患者使用某些利尿剂,可使镁的排泄增加。国外学者推荐,对这类患者可按每公斤体重每日给予 8mg 镁剂补充,以防止低镁。镁含量较高的食物有:粗粮、豆制品、坚果类、绿叶蔬菜、肉类、海产品等。

(5)碘含量较高的食物多见于牡蛎、瘦牛肉、瘦羊肉、瘦猪肉、黄鱼、海带、紫菜、花生、燕麦杏仁、榛子、荔枝等,故高血压患者可适当摄食上述食物。

6.维生素及膳食纤维

多吃绿叶蔬菜和新鲜水果,它们富含多种维生素及膳食纤维,有助于高血压病的防治。美国波士顿大学医学院等研究每日 500mg 维生素 C,一个月后,高压低压都降低了 9%,患者的高压从 155 降到 142,低压从 87 降到 79。大剂量维生素 C 可使胆固醇氧化为胆酸排出体外,改善心脏功能和血液循环。橘子、大枣、番茄、芹菜叶、油菜、小白菜、莴笋叶等食物中,均含有丰富的维生素 C。

7.膳食安排

(1)以谷类为主:根据不同年龄、性别和体力活动强度,其食用量掌握在 300～500 克左右。同时注意粗细搭配,多吃一些粗粮、杂粮(包括薯类)。

(2)多吃新鲜蔬菜和水果:保证每天食用新鲜蔬菜 400～500 克,水果 100～200 克,以增加膳食中有益于心血管健康的维生素 C,胡萝卜素,膳食纤维,钾等营养素的摄取量。

(3)豆类及豆制品:可以提供优质蛋白,并补钙,大豆蛋白虽无降压作用,但也有报告有防止脑卒中与降低血胆固醇的作用。平均每日可食用 50～100 克。

(4)奶类:每天 250 克牛奶或一瓶酸奶,以增加钙的摄入。

(5)肉、禽类:每天 50～100 克,应以含优质蛋白的瘦肉和禽类为主,动物内脏是高胆固醇食物,应少吃或不吃。

(6)蛋类:可提供优质蛋白,但胆固醇含量较多(一个鸡蛋含 300 毫克胆固醇),因此,每天食用不超过 1 个,合并冠心病患者,每周不超过 3 个。

(7)鱼类:鱼类中所含的优质蛋白和多不饱和脂肪酸有利于心血管防治,近年来临床着重研究鱼油的多不饱和脂肪酸,尤其是二十碳五烯酸(EPA)与二十二碳六烯酸(DHA)对改善血液凝固的良好作用。有人报告摄食富含 EPA 与 DHA 的沙丁鱼油和青花鱼油等可使血小板凝集和血液黏度降低。认为鱼油的这些作用对防止动脉硬化、冠心病和血栓形成有好处。血脂分析表明,食用鱼油者血胆固醇含量降低,而磷脂/胆固醇比值却明显增高。可多吃一些,如每周 1～2 次,每次食用 150～200 克。近年来还发现某些水产品,尤其是甲壳类动物的壳中含有一种降低血胆固醇的有效成分—甲壳素。动物实验表明,若于饲料中加入 2%～5% 甲壳素,则可引起血胆固醇和甘油三酯明显下降,其调节血脂的作用甚至可与有效降脂药物消胆胺相比。甲壳素无明显副作用。

(8)食用油:每天 25 克,应选用饱和脂肪少的植物油,少用或不用动物油。

(9)糖果和糕点:不宜多吃。进食太多甜食容易引起肥胖。

(10)合理分配三餐:注意定时定量,不暴饮暴食,避免过饱。一般早、中、晚的能量分别占总能量的 30%、40%、30%。

(11)膳食宜清淡:主张氽、煮、炖、清蒸、凉拌等烹调方式。忌食兴奋神经系统的食物:浓茶、咖啡以及辛辣的刺激性食物。忌食油炸食物。

(12)少盐多醋:可在菜肴烹调好后再放入盐或酱油,以达到调味的目的。也可以先炒好菜,再蘸盐或酱油食用。在注意减少钠盐的同时,应注意食物中的含钠量,例如挂面含钠较多。蒸馒头时,避免用碱,应改用酵母发面。可用食盐代用品如无盐酱油等,都有利于高血压病患者。醋:患高血压和动脉硬化的人,每天喝适量的醋,可减少血液流动的阻塞。

(13)应饮茶戒烟,最好忌酒。

(14)多吃能保护血管和有降血压及降血脂作用的食物:

①能降压的食物有芹菜、荠菜、胡萝卜、番茄、荸荠、黄瓜、木耳、香蕉等。

②降脂食物有山楂、香菇、大葱、大蒜、洋葱、海鱼、绿豆、海带、豆腐及豆制品等。此外草菇、香菇、平菇、蘑菇、黑木耳、银耳等蕈类食物营养丰富,味道鲜美,对防治高血压病、脑出血、脑血栓均有较好效果。

8.高血压合并症营养治疗。

五、营养护理

(1)重视高血压的预防宣教,提高知晓率:可以"人类心脏健康的四大基石:合理膳食、适量运动、戒烟限酒、心理健康"为主要内容。

(2)高血压患者的营养护理宣教可侧重以下几点:

①适当控制热能,防止或纠正肥胖。

②减少食盐量。

③降低脂肪和胆固醇的摄入水平。

④戒烟限酒。

⑤具体膳食安排参见营养治疗部分。

附:H型高血压

H型高血压为伴有高同型半胱氨酸血症-简称高血同(Hcy≥10μmol/L)的原发性高血压。北京大学第一医院李建平教授等在一项6城市(北京、上海、南京、沈阳、哈尔滨、西安)的研究数据显示,我国成年高血压患者中,H型高血压约占75%(男性占91%,女性占60%)。

1.病因

引起原发性高血压的原因有:

(1)遗传因素。

(2)饮食,高钠低钾膳食有关。

(3)精神应激,长期处于紧张、高压状态。

(4)肥胖。

(5)口服避孕药。

引起Hcy升高的原因主要有:

(1)维生素B_6、B_{12}与叶酸摄入不足,尤以叶酸摄入不足导致的同型半胱氨酸生物合成代谢中蛋氨酸循环障碍密切相关

(2)与遗传基因有关,研究证实MTHFRC677TTT基因型的同型半胱氨酸水平是CT/CC基因型的两倍

(3)富含蛋氨酸蛋白饮食。

2.发病机制

高同型半胱氨酸血症是以血Hcy水平增高为特点,是动脉粥样硬化与动脉硬化的独立危险因素,与外周血管疾病及脑血管疾病、高血压及高血压心脏病、冠状动脉阻塞及血栓形成的发生密切相关。许多研究证据发现Hcy可破坏血管内皮细胞,引发血管结构发生改变等,导致血管功能紊乱。2010年美国学者对有关机制的研究进行了综述:高同型半胱氨酸血症引起血管功能紊乱主要通过两条途径:第一条为升高血压;第二条为损害内皮NO源性血管舒张活性。Hcy激活金属蛋白酶诱导胶原合成导致弹力与胶原比值的失衡而损害血管的弹性。血管内皮的高Hcy的代谢产物影响平滑肌细胞,导致血管功能紊乱而引起高血压;Hcy在体内代谢产生硫化氢(H2S),而H2S是很强的抗氧化剂及血管舒张因子。当高Hcy血症时,通过抑制胱硫醚-γ-合成酶(CSE)引起H2S产生减少,从而引起高血压及血管疾病。

另外,高同型半胱氨酸血症引起高血压的学说还与血管紧张素转化酶活性增加有关。有研究显示H2S阻滞内皮细胞血管紧张素转化酶(ACE)活性。还有研究显示Hcy诱导血管内皮细胞AT1受体相关的金属蛋白酶-9和胶原合成,导致高血压血管重构的发生。

3.临床危险性

H型高血压即是高血压合并高同型半胱氨酸,二者协同增加心脑血管事件的风险,产生1

+1＞2 的效应。Graham 等的大样本流行病学研究证明，"H 型"高血压患者心血管事件发生率较单纯存在高血压的患者高出约 5 倍，较正常人高出25～30 倍。该研究还确证了"H 型"高血压患者的两种危险因素——高血压和高同型半胱氨酸血症，在导致心血管事件上存在明显的协同作用，在男性约增加 12 倍风险，在女性达 28 倍，而同型半胱氨酸升高与高血脂、吸烟等危险因素之间的协同作用不明显。

大量研究表明，血浆同型半胱氨酸水平（Hcy）升高是心脑血管疾病的一个独立危险因素，血浆 Hcy 水平与发生心脑血管事件的风险呈正相关，与高血压一样，无明确分界值。

Wald 等的 Meta 分析表明，血浆 Hcy 每升高 5μmol/L，脑卒中风险增加 59％（OR＝1.59；95％ CI：1.30～1.95）；而 Hcy 降低 3μmol/L 可降低脑卒中风险约 24％（15％～33％），同型半胱氨酸的高低对卒中发生风险的影响大于冠心病。国内具有代表性的一项研究同样表明，脑卒中患者 Hcy 水平显著升高，高 Hcy 人群脑卒中风险增加 87％（OR＝1.87；95％ CI：1.58～2.22）。高 Hcy 的危害已经被广泛认可并列入脑卒中防治指南中。

我国高血压防治指南指出，在我国人群血压升高导致卒中发病的强度为西方人群的1.5倍。

与西方人群相比，我国人群的 Hcy 水平较高，Hao L 等的研究表明，中国人群高 Hcy 发生率高，以血浆 Hcy＞16μmol/L 为判断标准，南方为 7％，北方为 28％。以血浆 Hcy＞10μmol/L 为判断标准，则南方为 32％，北方为 58％，平均 45％。高血压人群 Hcy 水平显著高于正常人群。李建平等研究中国高血压人群基线 Hcy 均值约为 15μmol/L，如以血浆 Hcy＞10μmol/L 为标准，总体高 Hcy 发生率为 75％，其中男性 91％，女性为 63％，男性 Hcy 平均水平高于女性。

我国人群 Hcy 水平较高具有遗传、环境和生活习惯多方面的原因。首先，我国人群的MTHFR677TT 基因型的携带率约为 25％，远高于西方国家 10％～16％的水平。TT 基因型患者的血浆 Hcy 水平高，叶酸水平低。荟萃分析同样表明，MTHFRC677TTT 基因型与脑卒中的发生呈显著正相关（OR1.50；95％ CI：1.23～1.84）。

其次，食物中的叶酸摄取主要是通过水果和绿色蔬菜，但是我国饮食的特点是富含叶酸食物摄入量少，且习惯把蔬菜等食品烹调后食用，使大量的叶酸遭到破坏。

因此，中国人群特别是高血压人群是高 Hcy 血症的高发人群，在脑卒中防治中具有重要的干预价值。

据 Wei JW 全球健康研究所在我国 2006-2007 年期间，在 48 家三级医院和 14 家二级医院5255 名脑卒中患者调查结果的报告，平均每位急性脑卒中住院患者的医疗费用是 11216 元人民币，相当于我国居民平均年薪酬的一半以上。据原卫生部卫生经济研究所报告，脑卒中给我国每年带来的社会经济负担达 400 亿元以上。慢病发病年龄的提前和人口老龄化趋势的加速，不仅脑卒中防控的形势更加严峻，而且它的经济负担也是我国经济社会发展水平、政府社会的投入、家庭承受能力所难以应对的。每年大量脑卒中患者的发生和复发也是"看病难，看病贵"问题继续恶化的一个重要原因。但是，脑卒中是可预防、可干预的一类疾病，有效控制 H 型高血压约可以减少 72％的脑卒中发生。

（四）治疗

1.治疗方案

中国高血压防治指南 2010 在评估危险因素指标中增加了对同型半胱氨酸血浆水平的测定，并规定≥10μmol/L 为高同型半胱氨酸血症，为独立心血管病危险因素。H 型高血压的治疗方案：控制及管理血压的同时，控制高同型半胱氨酸血症即是否有效降低 Hcy。有荟萃分析结果显示，每降低血浆同型半胱氨酸 3μmol/L，即可降低冠心病风险 11%，降低卒中风险 19%。

控制 H 型高血压关键在于降低血压并降低 Hcy，改善生活方式及积极药物治疗是关键。

生活方式干预包括适当控制富含蛋氨酸蛋白饮食，补充富含叶酸、维生素 B_{12} 的食物，例如：猕猴桃、菠菜、黄豆等。

为进一步明确补充降低 Hcy 对预防脑卒中的效果，一项共纳入 16000 多例受试者（多伴有心、脑、肾损伤、糖尿病或多重危险因素）Meta 分析结果表明，服用叶酸超过 36 个月（RR=0.71；95% CI:0.57~0.87）和 Hcy 降低超过 20%（RR=0.77；95% CI:0.63~0.94）的人群中更为显著。Albert 等，一项大规模随机、对照、双盲试验研究 WAFACS 证实血管紧张素转化酶抑制剂（ACEI）类药物和补充叶酸在降低患者心脑血管事件风险方面具有协同作用（ACEI＋叶酸治疗组 RR=0.81，非 ACEI＋叶酸治疗组：RR=1.15，P=0.03）。未见其他降压药有类似协同作用。

服用叶酸日剂量 0.8mg 可以达到降低 Hcy 最佳效应。一项 Meta 分析涉及受试者 2596人，分析了不同剂量的叶酸以及合用维生素 B12 和 B6 对血浆 Hcy 水平的影响。在以性别标化和治疗前血浆叶酸浓度在 12nmol/L 和 tHcy 水平在 12μmol/L 的前提下，分析结果显示，叶酸剂量为每日 0.2mg，0.4mg，0.8mg，2.0mg 和 5.0mg 时，Hcy 浓度下降 13%，20%，23%、23% 和 25%；同时加服维生素 B_{12}（400μg/d）可使 Hcy 进一步下降 7%，而加服维生素 B_6 似乎没有明显增强叶酸降低 Hcy 的作用。研究者认为，每日服用 0.8mg 叶酸可能会产生最好的降低 Hcy 的作用。Wald DS 等的一项随机对照临床研究同样表明，0.2mg，0.4mg，0.8mg，1.0mg/d 叶酸剂量组中，0.8mg/d 叶酸剂量具有最佳的降低 Hcy 疗效。

马来酸依那普利叶酸片以经典 ACEI 依那普利与 0.8mg 叶酸为基础组方。经 RCT 临床验证，依那普利叶酸片用于轻、中度原发性高血压患者降压、降低 Hcy 安全、有效。通过进一步分析表明，那普利叶酸片对 H 型高血压（Hcy＞10μmol/L）患者疗效最佳，这表明依那普利叶酸片是 H 型高血压患者的最佳选择和基础用药。

研究表明，使用依那普利叶酸片固定复方降压、降低 Hcy 疗效明显优于降压药和叶酸的简单联合。

中国高血压的防治重点应该是在控制血压的同时，降低同型半胱氨酸。阜外高血压诊治中心吴海英教授在北京举办的"北京国际心血管病论坛"上发表了上述观点。

我国科学家针对我国脑卒中是第一位死因特点，研发出的一类新药依那普利叶酸片复方制剂,可以同时降低血压和同型半胱氨酸,为我国 H 型高血压控制和脑卒中预防提供了一个重要手段。大量研究表明:0.8mg 叶酸降同型半胱氨酸作用最强,而且安全。常用规格的依那普利叶酸片含有 0.8mg 的叶酸,是唯一批准上市的最佳剂量规格。2010 年版中国高血压指南中明确指出:

(1)我国高血压人群伴有 HHCY * 比例较高 75% 属 H 型高血压;

(2)降低同型半胱氨酸可以有效降低脑卒中;

(3)HHCY * 是脑卒中的独立危险因素,显著增加高血压患者血管事件风险,指导高血压高危分层管理;

(4)HHCY * 检测具有临床诊断、筛查和防治干预价值的界值是 $\geqslant 10\mu mol/L$;

(5)采用多效固定复方制剂"依那普利/叶酸片(依叶)",具有降低心脑血管事件风险的优效性。

2.治疗误区

改变饮食可以降低同型半胱氨酸吗。

Hcy 是人体必需氨基酸——蛋氨酸代谢中不断产生的中间产物;Hcy 升高可能因为环境因素(不良的饮食结构及习惯)或者基因因素(MTHFR 限速酶活性下降使 Hcy 代谢异常),因此改变饮食减少富含蛋氨酸食物的摄入,多食新鲜的蔬菜水果有益降 Hcy。但是叶酸是一种 B 族维生素,人体自身不能合成,必须每天从食物、饮料、药物等外源性物质中获得来维持机体代谢的需要。含叶酸的食物很多,但由于天然的叶酸极不稳定,易受阳光、加热的影响而发生氧化,所以人体真正能从食物中获得的叶酸并不多。专家观点:控制 Hcy 水平,行为改变要先行,药物治疗是关键。

上市的叶酸有 0.4mg,5mg 两种规格,0.4mg 小剂量叶酸片,在 2000 版药典用法用量中明确为"预防用药",主要用作预防神经管畸形的初发和再发,而且能够起到预防孕妇贫血、重度妊娠反应、自然流产和促进胎儿中枢神经系统正常发育,预防胎儿宫内发育迟缓等作用。5mg 为"治疗用药",主要用作维生素 B_{12} 缺乏引起的巨幼红细胞性贫血。

马来酸依那普利叶酸片 10mg/0.8mg 是唯一获得国家药监局批准的用于治疗伴有血同型半胱氨酸升高的高血压的药物。

高血压患者应走出不愿意服药、不规律服药、不难受不吃药的误区,积极进行药物治疗。

高血压患者服药"三不"特点主要表现为,一是不愿意服药;二是不规律服药,不遵医嘱,一味地根据广告和别人的用药经验服药;三是不管血压升高程度,自己凭感觉服药,感觉不难受不吃药。建议高血压患者一定到医院查找病因,检查有无糖尿病、心肾损害或相关疾病,并按规律服药,平稳降压。特别重要的是,高血压"高危和很高危"患者必须立即开始药物治疗,H 型高血压作为特别危害中国人的高危类型,必须最大程度地对高血压本身和相关的、能够改变的心血管病危险因素进行干预治疗。

六、针灸治疗

1.针灸疗法

治则:肝火亢盛、阴虚阳亢者滋阴降火、平肝潜阳;痰湿壅盛者,健脾化痰、清利头目;气虚血瘀者,益气养血、化瘀通络;阴阳两虚者,滋阴补阳、调和脏腑。

处方:百会、曲池、太冲。

加减:肝火亢盛加风池、行间平肝泻火;阴虚阳亢加太溪滋阴潜阳;痰湿壅盛加丰隆健脾化痰;气虚血瘀加膈俞益气活血;阴阳两虚加关元、肾俞调补阴阳;头晕头重加太阳清利头目;心悸怔忡加内关宁心安神。

方义:百会居于巅顶,为诸阳之会,并与肝经相通,针之泻诸阳之气,平降肝火;曲池清泻阳明,理气降压;太冲为肝经原穴,疏肝理气,平降肝阳。

操作:痰湿壅盛、气虚血瘀、阴阳两虚者,百会可加灸;太冲应朝涌泉方向透刺,以增滋阴潜阳之力;其他腧穴常规针刺。

2.三棱针疗法

取耳尖、降压沟、印堂、曲池等穴。每次选1～2穴,点刺出血3～5滴。2～3天1次。

3.耳穴疗法

(1)取穴

①肝火亢盛型:肝、肾、角窝上、结节、耳背心、耳背肝、耳背肾、耳背沟。

②肝肾阴虚型:肾、交感、皮质下、耳背心、耳背肝、耳背肾、耳背沟。

③阴阳两虚型:心、肾、耳背肝、耳背心、耳背肾、耳背。

④痰湿壅盛型:脾、三焦、耳背心、耳背肝、耳背肾、耳背沟。

(2)操作

①耳穴压丸法:根据证型取穴,在穴区敏感点上压丸,耳背沟可串压3～5粒王不留行籽。肝火亢盛型,肝穴、结节穴用对压强刺激泻法,肾穴用轻柔按摩补法,其余各穴用平补平泻法;肝肾阴虚型,全部穴位用平补平泻法;阴阳两虚型,心、肾两穴用轻柔按摩补法,其余穴用平补平泻法;痰湿壅盛型,脾、三焦穴用轻柔按摩补法,其余穴位用平补平泻法。每次压一侧耳穴,两耳交替,每隔3天换压另一侧耳穴,10次为1个疗程,每天自行按压不少于3次。

②耳穴磁疗法:选用体积小,磁场强度为 0.05～0.08T 的磁珠,置于 0.6cm×0.6cm 的胶布中央,贴敷于选定的耳穴上。每次一侧耳穴,每隔5～7天换贴另一侧耳穴,6次为1个疗程。注意:个别患者用耳穴磁疗后,血压反而升高,则应改用其他耳穴疗法。

4.拔罐疗法

取第7颈椎至骶尾部督脉及其两侧膀胱经内侧循行线。采用走罐法至皮肤紫红为度,有心脏病或肾脏病者,走罐后于心俞、志室穴上闪罐4～5次,然后取曲池、足三里、三阴交穴,留罐 10min,隔日1次,10次为1个疗程。

5.皮肤针疗法

叩刺项后、腰骶部和气管两侧，力度依病情虚实和患者体质强弱而定。每日 1 次。

6.穴位敷贴疗法

方法一：①方药组成及制备：取川牛膝 100g，川芎 100g，吴茱萸 50g，牛黄 5g，蓖麻仁 50g。分别将上药研末，前 4 味混匀装瓶，蓖麻仁另装备用。②用法：首先将药末用食醋调成糊状，同蓖麻仁糊一起摊在油纸上（或纱布敷料），做成直径为 5cm，厚度为 0.5cm 的小饼，然后将药饼贴在双足心涌泉穴上，胶布固定，每日 1 次，10 次为 1 个疗程。共治疗 3 个疗程，疗程间相隔 3～4 日。

方法二：①方药组成和用法：白花蛇 3 条，蜈蚣 9 条，土鳖虫 6g，地龙 9g，蝉蜕 9g，葛根 15g，黄连 6g，甘遂 3g，白芥子 6g，细辛 3g，延胡索 6g，三七 3g，以上共研细末，麝香 1g，姜酊适量。将药粉用姜酊拌成膏，做成饼，直径 2cm，厚 0.2cm。药饼中心放少许麝香末，置放在有纱布的塑料纸上。将两侧心俞、肝俞、肾俞及关元穴，用酒精擦净，然后将药饼贴敷其上。②局部药物反应：贴药后，局部有凉爽感，从 45min 至 60min，逐渐发热，随着时间延长局部产生灼热感，重者起水疱，敷药时间为 8～12h，气候凉爽时可延长到 24h，总之去掉膏药时间要以局部有灼热感为标准。

参考文献

[1]陈卫文.内科学[M].北京:高等教育出版社,2017.

[2]曾和松,汪道文.心血管内科疾病诊疗指南[M].3版北京:科学出版社,2016.

[3]郑和艳,吕翠红,边兴花.肿瘤科疾病临床诊疗技术[M].北京:中国医药科技出版社,2016.

[4]田安德.消化疾病诊疗指南[M].北京:科学出版社,2016.

[5]陆付耳.中医临床诊疗指南[M].北京:科学出版社,2016.

[6]樊新生.实用内科学[M].北京:科学出版社,2015.

[7]胡品津,谢灿茂.内科疾病鉴别诊断学[M].北京:人民卫生出版社,2014.

[8]侯波.实用内科疾病诊断流程与治疗策略[M].北京:科学技术文献出版社,2014.

[9]陈灏珠,林果为.实用内科学[M].14版.北京:人民卫生出版社,2013.

[10]陈卫昌.内科住院医师手册[M].3版.南京:江苏科学技术出版社,2013.

[11]廖玉华.心血管疾病临床诊疗思维[M].北京:人民卫生出版社,2013.

[12]屠佑堂.中医实用诊疗大全[M].武汉:湖北科学技术出版社,2013.

[13]程丑夫,谭元生,刘建和.心血管内科疾病诊疗操作手册[M].长沙:湖南科学技术出版社,2012.

[14]胡大一.心血管疾病防治指南与共识[M].北京:人民军医出版社,2012.

[15]李嗣生.营养与膳食[M].南京:东南大学出版社,2015.

[16]石汉平.营养筛查与评估[M].北京:人民卫生出版社,2014.

[17]蔡东联.营养师必读[M].北京:人民军医出版社,2014.

[18]江松敏.营养健康与疾病预防[M].北京:军事医学科学出版社,2015.

[19]张爱珍.临床营养学[M].北京:人民卫生出版社,2012.

[20]蔡威.临床营养学[M].上海:复旦大学出版社,2012.

[21]孙长颢.营养与食品卫生学[M].北京:人民卫生出版社,2012.

[22]李敏.现代营养与食品安全学[M].上海:上海第二军医大学出版社,2013.

[23]雷敏.实用临床营养治疗与护理[M].石家庄:河北科学技术出版社,2013.

[24]姜雯,马静,杨兰菊.疾病的营养评估与营养治疗[M].北京:军事医学科学出版社,2013.